韩冰

奇经八脉辨治妇科病理论与临床

宋殿荣　主编

中国中医药出版社
·北　京·

图书在版编目（CIP）数据

韩冰奇经八脉辨治妇科病理论与临床/宋殿荣主编 . —北京：中国中医药出版社，2016.8（2021.2 重印）

ISBN 978 – 7 – 5132 – 3314 – 9

Ⅰ. ①韩⋯　Ⅱ. ①宋⋯　Ⅲ. ①中医妇科学 – 临床医学 – 经验 – 中国 – 现代　Ⅳ. ①R271. 1

中国版本图书馆 CIP 数据核字（2016）第 092489 号

中 国 中 医 药 出 版 社 出 版
北京经济技术开发区科创十三街31号院二区8号楼
邮政编码　100013
传真　010 64405721
三河市同力彩印有限公司印刷
各地新华书店经销

＊

开本 880 × 1230　1/32　印张 13.5　字数 306 千字
2016 年 8 月第 1 版　2021 年 2 月第 2 次印刷
书　号　ISBN 978 – 7 – 5132 – 3314 – 9

＊

定价　47.00 元
网址　www.cptcm.com

内容简介

　　韩冰教授是我国著名中医学家，津沽妇科流派的代表性医家，从事中医妇科医、教、研工作六十余年，逐渐形成了以脏腑学说为理论基础，奇经八脉学说为理论框架，冲任学说为理论核心的现代中医妇科学。本书以体现韩冰教授学术思想与时俱进的理论创新性、紧密结合临床的实用性为要求，凝聚了津沽妇科流派数代名医的集体智慧。本书系统深入地论述了中医妇科理论系统的构建及奇经八脉论治妇科病临证实践。全书围绕韩冰教授奇经八脉辨证为纲，各奇经的编写均分为病因病机、疾病及其辨证、用药经验、古籍记载、现代研究、验案举隅。本书体例新颖，内容丰富，突出中医特色，是一部既反映韩冰教授学术思想特征，又体现临床及科研现状的专著，可供中医、中西医结合妇科临床工作者使用，对于科研与教学工作者也有重要的参考价值。

张　序

中医药在五千年的悠久历史中，维护了人民健康，保障了民族昌盛，至今仍在建设健康中国中做着贡献，并且在用中国式办法解决世界医改难题的伟大实践中起着重要作用。一门学科历经几千年不衰，且随着时代进步不断丰富发展，历久弥新，在二十一世纪愈发凸显了其独特的科学意义和应用价值。

中医学理论几千年传承发展，有效指导临床诊疗，不断进步，学术长青。故其虽然古老，理念却不落后，其科学内涵也不断被诠释，得到生命科学领域的普遍关注。传承与创新是中医药不断发展的动力和源泉。名老中医学术思想整理是中医药学术传承研究的重要内容，也是创新发展中医药理论的重要途径和方法。通过资料整理、病案分析、思想研讨、临床实践、讨论提高等方法，学习传承发展名老中医的学术经验，促进中医学术发展。古往今来，莫不如此，这是中医药发展的一条经典之路。

韩冰教授是全国名老中医，天津中医药大学资深教授，著名中医妇科专家，临床诊疗技术精湛，学术特点鲜明。他从医六十余载，勤耕不辍，传承创新，积多年妇科临床经验，以奇经八脉理论为切入点，将冲任学说与女性生殖内分泌学理论有机结合，形成了以奇经八脉辨治妇科诸病的学术思想及诊治体系，创立"补肾调冲""活血化瘀，软坚散结"等妇科疾病治疗法则，并验之临证，疗效显著，丰富了中医妇科诊治方法，促进了学术进步，产生了广泛学术影响。

韩冰教授治学态度严谨，临床经验丰富，学术观点鲜明，文化底蕴深厚，敬业奉献，甘为人梯。宋殿荣教授是韩冰教授学术思想继承人，学贯中西，潜心实践，是优秀的中青年学科带头人。她带领工作室成员，认真学习研究韩冰教授学术思想，积十年功夫收集整理了韩冰教授从医六十余载的相关病案资料、临床笔记、著述和论文，在韩冰教授悉心指导下，较系统阐述了韩冰教授诊疗特色及学术思想精髓，辨证论证方法和用药特点，并结合现代医学新进展和方法，撷取典型病案，编撰成书。这项工作非常有意义，既彰显了名老中医鲜活的临床经验，也是事半功倍的学术研究，可以有力推动中医学术的进步和发展。

相信本书的出版将对中医妇科理论发展和临床诊疗水平的提高起到积极的推动作用，也能给青年中医生以启迪，传承中医药优势，发挥其独特作用，更好造福人类健康。

　　书将付梓，先睹为快，谨书体会，爰为之序。

中 国 工 程 院　院士

中国中医科学院　院长　　张伯礼

天津中医药大学　校长

丙申初夏於津西湖村

韩　序

　　中医学是中华传统文化的重要组成部分，是我国辉煌的科技文化多科学相结合而形成的原创性医学，经过数千年实践，形成了以整体观念和辨证论治为基本特点的独特的理论体系，现代科学技术尚无法证明其丰富独特的内涵与超前的科学性，而传统中医药的经验、智慧、灵感与现代科学技术的结合，将为人类健康做出巨大贡献。世界需要中医药，中医药已成为世界医学的重要组成部分。

　　中医妇科学是中医学中重要且富有鲜明特色的学科。鉴于妇人经、孕、胎、产、乳的生理特点，中医妇科学应建立独立的辨证体系，才能使学科取得突破性发展。早在《黄帝内经》中就有奇经八脉辨证治疗妇人病的记载。奇经八脉辨证，以八脉为纲，从更高层次对脏腑与十二经脉进行联系、调节，体现了中医的整体观念，对女性生理、病理特点的认识更加系统完整。多年来我在临证中精勤博访，思辨探究，总结出以脏腑学说为基础，以八脉学说为框架，以冲任学说为重点的妇科理论与辨证的学术见解。

　　七十余载风雨路，半个世纪中医情。我始终坚持以经典为根，以临床为本。怀着对中医药学伟大宝库崇敬和敬畏的心情，殚精竭虑，孜孜以求，探索创新，不敢半点懈怠。

作为一代中医人，肩负着"观古察今，继往开来"的重任，应该认真地学习、继承历代先贤和当代中医妇科大家的宝贵经验，使之发扬光大，应该将自己所学所悟倾囊相传。在传承工作中，应该注重中医之道的传承，不拘于一方一药的讲授。应该坚持理论与临床相结合，中医为主，参诸西学，一以贯之，切忌浮躁。

值得高兴的是，我培养的大批研究生，都已成为中医事业的中坚力量。我的家庭也成为医学之家，子嗣韩霏、门婿王作成均获得医学博士学位，现任教授之职，事业后继有人，薪火相传，青胜于蓝，甚为欣慰！

我院妇科主任宋殿荣教授主持"韩冰名中医传承工作室"，组织中青年学者襄诊左右，利用微机系统整理临床病案，摄录学术讲座等相关资料，系统分析研究学术思想与临证规律。继出版《中国现代百名中医临床家丛书——韩冰》之后，又编写本书《韩冰奇经八脉辨治妇科病理论与临床》献于同道，限于本人学识肤浅，多为一家之言，难免以偏概全，尚祈同道不吝指教。

韩冰

2016 年立春书于朴斋

编写说明

随着社会实践特别是医疗实践的发展，中医学所构建的理论体系有的已无法解释新的事实，出现了原有的科学理论与新的科学事实的矛盾，于是新的理论学派和新的分支学科应运而生。中医妇科学理论体系的建立就是在理论与实践、分化与综合、传统与创新的对立统一运动中产生并发展的。

韩冰教授是我国著名中医学家，津沽妇科流派的代表性医家，从事中医妇科医、教、研工作六十余载。韩冰教授在中华文化背景下考察中医，深受儒家、道家、佛家思想及《内经》《难经》等学术思想的影响。他认为，中医学之所以具有强大的生命力，是基于中医学丰富的治疗手段和确切的疗效及中医本身科学、系统的理论体系，中医妇科学的发展亦应具有本学科的理论框架和理论体系，这是中医妇科学术特色和优势的重要根基。"行而上者谓之道"，韩冰教授毕生致力于建立中医妇科学之"道"，即中医妇科理论体系的构建。

华洋杂处，中西会通，人文荟萃，造就了别具一格的社会人文环境，为津沽中医药学积淀了深厚的历史与文化底蕴。韩冰教授观古察今，继往开来，传承哈荔田、顾小痴等为代表的一批津沽妇科中医名家的学术思想，逐渐形成了以脏腑学说为理论基础，奇经八脉学说为理论框架，冲任学说为理论核心的现代中医妇科学。本书整理了韩冰教授数十年来所积累的临证医案、文献及书籍，是中医理论、古人经验与现代临床实践相结合的典范，它犹如一座巨大的宝藏，韩冰教授的学术思想精华就闪耀其中。作为名老中医经验传承人，继承其学术思想和临证思维，使之广为流传，是我们神圣而庄严的使命。

韩冰教授之所以成为名家，在于其构建的符合中医妇科学特点的辨证思维方法。我们对名家的传承，关键在于掌握其辨证方法。缘于此，本书在写作中注重突出三个方面。第一，体现韩冰教授沿脏腑 - 奇经八脉 - 冲任辨证的思维方法，总结提炼奇经治法，以法统证，辨证论治，体现异病同治、同病异治的原则；第二，参阅古今，博采众长，力争体现奇经八脉理论研究古今全貌；第三，撷取典型奇经病案，按语紧密围绕病史、诊疗过程详尽阐述韩冰教授辨证施治的具体思辨、用药特点。

本书编写过程中，得到韩冰教授的悉心指导，几经审阅修改，数易其稿，终得以呈现。然吾辈才疏，囿于闻见，书中难免疏漏，敬请同道指正。

本书写作过程中各位传承工作室成员付出了很多努

力，承蒙我最尊敬的导师张伯礼院士，百忙中为本书作序，深表谢意！

宋殿荣

2016 年 7 月书于韩冰传承工作室

目　录

总论　中医妇科理论系统的构建

各论　奇经八脉论治妇科病临证实践

总论　中医妇科理论系统的构建

第一节　脏腑学说是妇科的理论基础

脏腑学说、阴阳学说、经络学说和气血津液学说共同构成了中医学的理论基础。脏腑学说源于《黄帝内经》（以下简称为《内经》），为中医学理论体系核心，它是以五脏为中心，联系脏腑、经脉、形体、官窍的生理活动，其不仅都受天地四时阴阳的影响，同时互相之间也紧密联系，从而体现人体局部与整体的生理活动规律。

妇女以血为本，血旺则经调子嗣，故张景岳有"经本阴血，何脏无之"之说。

心主血、脾统血、肝藏血、肾藏精，精血为维持妇女生理活动的重要物质基础。妇女月经、带下、妊娠、产褥及哺乳生理特点与脏腑功能关系尤为密切，脏腑功能失调，致精血虚损，引起各种妇科疾病。脏腑学说通过观察人体外在现象、征象来研究人体内在脏腑（五脏、六腑及奇恒之腑）的生理功能、病理变化及相互关系，在指导妇科疾病辨证中发挥了十分重要的作用。

一、胞宫生理的脏腑理论基础

胞宫，最早见于北宋朱肱撰《活人书·卷十九》，其曰："热入胞宫，寒热如疟。"这是对女性内生殖器官的概称。胞宫属奇恒之腑，《素问·五脏别论》曰："脑、髓、骨、脉、胆、女子胞此六者，地气之所生也，皆藏于阴而象于地，故藏而不泻，名曰奇恒之腑。"胞宫属阴象地，主藏蓄阴精，其功能近似五脏，但形态中空，又可排出月经，娩出胎儿，结构近似六腑。

胞宫与脏腑、十二经脉联系，与冲任督带关系更为密切，受肾、天癸主宰，与冲任督带联络，以"出纳精气"通脑髓、联五脏，使子宫具有行经、分泌带下、种子及育胎功能。肾气盛，天癸至，任通冲盛，脏腑功能正常，气血充足的情况下，胞宫的生理功能才能完成。胞脉、胞络是附于胞宫并联属心肾的脉络，使心气下达胞宫，肾精气血输注胞宫。

（一）月经与脏腑

女子发育成熟后，脏腑、天癸、气血、经络协调作用于胞宫而产生月经。《素问·上古天真论》曰："女子七岁，肾气盛，齿更发长；二七而天癸至，任脉通，太冲脉盛，月事以时下，故有子。"《妇人大全良方》指出"妇人以血为基本"。《女科撮要》曰："夫经水，阴血也，属冲任二脉主，上为乳汁，下为月水。"五脏之中，肾藏精，肝藏血，脾生血，心主血，肺主气，气帅血。如肾气充盛，则天癸泌至，任通冲盛；肝血充足，气机调达，气血调畅；脾胃健运，则血海充盈，气血统摄有权。

《医宗金鉴·妇科心法要诀》中云："先天天癸始父母，后天精血水谷生，女子二七天癸至，任通充盛月事行。"冲脉充盛、任脉通畅则月事以时下，故月经生理和冲任二脉的功能密切关联。冲任二脉的循行始末与足三阴经脉相通，使其与肾、肝、脾三脏间接联系起来，冲任二脉的功能通过肾、肝、脾的脏腑功能体现。

肾为先天之本，元气之根，乃水火之脏，是元阴元阳之所出，主藏精气，精能化血，血能生精，精血相互资生，是为月经的物质基础。肾精又能化气，肾气的盛衰主宰着天癸的至与竭，以及冲任的流通，经血的满溢。正如《医学正传·妇人科》所言："月经全借肾水施化。"《傅青主女科·调经》亦云："经水出诸肾。"可见肾气对冲任的功能不仅是一种原动力，而且对冲任功能活动自始至终起着高一级的调节作用。如《续名医类案》中云："经本于肾，旺于冲任二脉。"月经的来潮，就是由于"天癸之水至于胞中，而后冲任之血应之"。所以，肾气的开合藏泻决定着冲任血海的充盈溢泄，从而形成月经周期。

气血为月经产生的物质基础，"血之源头在于肾"（李士材《病机沙篆》），"气之根，肾中之真阳也，血之根，肾中之真阴也"（《冯氏锦囊秘录》），肾为气血之根，故月经产生依赖于肾。肾与胞宫相系，《素问·奇病论》云："胞络者，系于肾。"肾气充足，则子宫藏泻有常。肾主骨生髓，脑为元神之府，肾与脑相通，月经产生，与脑的调节亦相关。肾为五脏阴阳之本，《医贯》指出，"五脏之真，唯肾为根"，肾阴阳平衡，则五脏功能正常，月经方可正常来潮。

女子以肝为先天之本，肝为风木之脏，内寄相火，体阴而用阳，具有疏泄气机、储藏调节血液的作用，为冲任二脉之所系。肝气条达，则脏腑安和，气血津液生生不息；肝血充足，气机冲和，则冲任脉通盛，月事得以时下。肝血下注冲脉，则血海蓄溢，肝气条畅，则血海调节有度，正如《素问·五脏生成》中所云，"人卧血归于肝"。肝内必须储存一定的血量，才可以制约肝的阳气升腾，维护肝之疏泄，使之冲和条达。血液化生以后，除营养周身外均藏于肝，肝血有余，下注血海，变化而为月经。因此肝血的畅旺与肝气的疏泄调节着血海蓄溢，使月经如期潮止。

脾居中焦，性属湿土，为后天之本，主运化而升清，输送水谷精微于心肺化为津液气血，故称脾为气血生化之源。脾气健运，则气血的生化源源不息，循经脉而运行，上输心肺，下达肝肾，外灌四旁。如《临证指南医案》中云："冲脉为月经之本也，然血气之化由于水谷，水谷盛则血气也盛，水谷衰则血气也衰，是水谷之海又在阳明。可见冲脉之血又总由阳明水谷所化，而阳明胃气又为冲脉之本也。"又如薛立斋所云："血者水谷之精气也，和调于五脏，洒陈于五腑，妇人上为乳汁，下为月经。"由此可见，冲任与脾胃二者相辅相成，共为妇女月经之本，所以胃中水谷之气盛，冲脉也盛，血海得以按时满溢。脾气主升，统摄血液，固摄胞宫，冲脉隶属阳明，胃中水谷盛，则血海充盈，月事以时下。

心为火热之脏，五脏六腑之主，主血脉而司神明。"心者，生之本，神之变也"，主宰着精神意识，统帅全身，"其充在血脉"，主管着全身的血脉，心气有推动血液在经脉内运行的作用。心的功能正常，"主明则下安"，心审思有度，才能协调各脏腑的功能活动，使气血通畅。妇女以阴血为主，《素问·评热病论》曰，"胞脉者，属心而络于胞中"，心主血脉、神明，心神畅达，心阳之气下降，心血下交于胞中，则月经按期来潮。心气推动气血运行经脉内，心又通过胞脉与胞宫相通，心气下通于肾，心肾相交，血脉通畅，则月事如常。"阳明络属心"，脾胃通过经络与心又有络隶关系，心脑相通，心气下通，经气周流，脾胃运化，精血互生，月事则能如期而至。正如《景岳全书·妇人规》曰："故月经之本，所重在冲脉，所重在胃气，所重在心脾生化之源耳。"

肺为乾金，乃相傅之官，主持一身之气而朝通百脉，有宣发肃降的作用。肺气宣发，才能输送气血津液于全身，以营养各脏器；肺气肃降，才能通调水道，下输膀胱，维持人体水液的正常输布排泄。气为血之帅，血为气之母，气行则血行，周流全身，循环不息。《张氏医通》所谓："经血阴水也，属冲任二脉，上为乳汁，下为血水。其为患……有因肺气虚伤不能统血而经不行者。"肺主气，司呼吸，控制呼吸节律，又有辅心行血之功，《素问·五脏生成》有言："诸血者皆属于心，诸气者皆属于肺，此四肢八溪之朝夕也。"肺主治节，肺对于人体的生命节律有调控作用，这种调控从根本上是通过调节血液运行的节律来实现的。女子月事本为血液充盈胞宫，以时而下。因此，女子的月经周期当然也受到肺主治节的作用，诚如程文囿所撰《医述·女科原旨》之言，"血之行与不行，无不由于气"，故血脱者当益气，血滞者当调气。

综上，女子经血来源于先天肾中之水，为后天脾气运化的水谷精微充养，女子又以肝为先天，故而肝脾肾三脏与月经的产生关系最为密切。心肺在血液的化生、气血津液的运行、生命节律的调节中都起着重要作用，从而与月经的调节相关。

（二）带下与脏腑

带下属阴液，为脏腑、津液、经络协调作用于胞宫的结果，受到肾-天癸-冲任-胞宫轴的调节，其产生与肾、脾关系最为密切。《素问·逆调论》云："肾者水脏，主津液。"肾主司津液，润泽阴窍，它不仅使津液蒸腾气化，膀胱水府开合有度，而且是通调三焦水道的动力源泉。带下随肾气充盛、天癸泌至而产生，并成周期变化。《景岳全书·妇人规》曰："盖白带出自胞宫，精之余也。"《血证论》曰："带脉下系胞宫。"胞宫为奇恒之腑，胞脉系于肾，冲任二脉源于肾，肾气之盛衰直接影响到冲脉之盈亏，任脉之通闭和胞宫之功能。肾气充沛则太冲脉盛，任脉通畅，胞宫功能正常，月经正常来潮，带下泌至有时。

带下来源于脾所运化转输的水谷精微。脾主运化水液，喜燥而恶湿，《素问·至真要大论》曰："诸湿肿满，皆属于脾。"脾为气血津液化生之源，主运化，赖脾气之升清将胃肠吸收的谷气和津液上输于肺。肺为水之上源，主宣发肃降，通调水道，对体内津液的输布、运行和排泄起疏通和调节的作用。

肝为女子之本。肝属木，主疏泄，性喜舒畅条达，为将军之官，通调三焦气机，促进湿化，肝脉绕阴器而行进一步体现了肝与带下的关系。肝胆互为表里，带脉起于季肋部之章门，斜向下行与足少阳胆经交会于带脉，带脉的交会穴均位于胆经，故肝胆病变可导致带脉病变。

心为君主之官，手少阴心经与手太阳小肠经互为表里。小肠主液，有泌别清浊的作用。肺为水之上源，肺主宣发肃降，通调水道，对体内津液的输布、运行和排泄起疏通和调节的作用。《素问·经脉别论》曰："饮入于胃，游溢精气，上输于脾，脾气散精，上归于肺，通调水道，下输膀胱，水精四布，五经并行。"

综上所述，带下由精所化，其产生与调节，禀肾气藏泻，脾气运化，肝之疏泄，肺之宣发和肃降，与肝、脾、肾的关系尤为密切，是以脏腑功能正常为基础，是脏腑、津液、经络协调作用于胞宫的生理现象。

（三）妊娠与脏腑

女子发育成熟后，肾气充盛，天癸成熟，冲任脉通盛，男女之精相合，便可构成胎孕。《周易》曰："天地氤氲，万物化醇，男女媾精，万物化生。"《灵枢·决气》曰："两神相搏，合而成形。"《女正宗科·广嗣总论》云："男精壮而女精调，有子之道也。"男女之精结合为胚胎，植入子宫，在肾气、天癸、冲任、胞宫各环节的协调滋养下，逐渐发育，与肾、肝、脾功能关系密切。

肾为先天之本，藏精，生髓，主生殖，充足的肾精是维持正常妊娠的必要条件。《妇科集略》曰："女子肾脏系子胎，是母之真气，子所赖也。"

脾主运化水谷精微，是气血营卫之营养供应者。然而，妊娠赖血以养胎，依气以载胎，故又称脾为"孕育之源"。正如《胎产心法》中所曰："胎气本乎血气而长。"孕育气血充足则胎儿得以濡养，生长发育正常。

"肺主一身之气，主皮毛，主宣肃"，是气机出入的要冲，抵御外邪之屏障。气机出入正常可维持"清阳出上窍，浊阴出下窍，清阳发腠理，浊阴走五脏，清阳实四肢，浊阴归六腑"的正常生理功能。肺的功能正常，宣发有权，屏障巩固，邪不能侵害胎元。正如《叶氏竹林女科》中所曰："木无风不摇，水无不荡激，钟叩则鸣，鼓击则震，胎元无邪则安，有邪则动。"

（四）泌乳与脏腑

乳汁由精血、津液所化，赖气的推动。女子乳房属阳明胃经，乳头属厥阴肝经。《景岳全书·妇人规》曰："妇人乳汁，乃冲任气血所化。"乳汁由气血所化生，来源于中焦脾胃运化水谷精微，其分泌顺利通畅又依赖于肝气的疏泄与调节。脾胃运化功能完备，精血津液充足，则乳汁化源充足，肝气条达，疏泄有度，乳汁分泌通畅。

二、胞宫生理的经络学基础

胞宫通过冲、任、督、带脉与十二经脉、脏腑联络。冲、任、督、带四脉皆属奇经，胞宫为"奇恒之腑"，冲、任、督、带四脉下起胞宫，上联十二经脉，而与脏腑相通，因此，冲、任、督、带四脉在妇科生理、病理中具有重要地位。

冲、任、督、带四脉有四个共同特点：第一，从形态上看，冲、任、督、带四脉属经络范畴，有经络的形象。第二，从功能上看，冲、任、督、带四脉有湖泽、海洋一样的功能。如《难经·二十八难》说："其奇经八脉者，比于圣人图设沟渠，沟渠满溢，流于深湖，故圣人不能拘通也。"《奇经八脉考》更明确说："盖正经犹夫沟渠，奇经犹夫湖泽，正经之脉隆盛，则溢于奇经。"十二经脉中气血旺盛流溢于奇经，而奇经犹如湖泽洋一样蓄存了充盈的气血。第三，冲、任、督、带四脉是相互联通的。《素问·痿论》说："冲脉者，经脉之海也……皆属于带脉，而络于督脉。"此说明冲、带、任脉相通。《灵枢·五音五味》说："冲脉、任脉皆起于胞中……会于咽喉，别而络唇口。"此说明冲、任二脉相通。《素问·骨空论》说："督脉者……其少腹直上者，贯脐中央，上贯心入喉，上颐环唇，上系两目之下中央。"此说明督、任脉相通。四脉相通对调节全身气血以渗灌溪谷、濡润肌肤和支配胞宫生理功能具有重要意义。第四，流蓄于冲、任、督、带四脉的气血不再逆流于十二正经。《难经·二十七难》说："凡此八脉者，皆不拘于经，故曰奇经八脉也……此络脉满溢，诸经不能复拘也。"《难经·二十八难》说："人脉隆盛，入于八脉而不环周，故十二经不能拘之。"徐灵胎说："不环周，言不复归于十二经也。"这些都明确阐述了奇经气血不再逆流于十二经的理论观点，由此血海方能满盈，流溢胞宫产生月经。

（一）冲脉与胞宫的关系

冲脉者"起于胞中"。根据《灵枢·逆顺肥瘦》记载，冲脉上行支"渗诸阳"，而与诸阳经相通，使冲脉之血得以温化，又一支"出子气街"而与足阳明胃经相通，胃经"从缺盆下乳内廉，下夹脐，入气街中"。《素问·骨空论》说："冲脉者，起于气街，并少阴之经，夹脐上行，至胸中而散。"《难经·二十八难》云："冲脉者起于气冲，并足阳明之经，夹脐止行，至胸中而散。"这些均明确指出，冲脉与足阳明经会于气街，并且关系密切，而有"冲脉隶于阳明"之说。足阳明为多气多血之经，故冲脉得到胃气的濡养，其下行支"并少阴之经"，即与肾脉相并而行，使肾中真阴滋于其中，又其下行支"渗三阴"，与肝脾相通。肝藏血而司血海，脾主生血和统血，故取肝脾之血以为用，与任脉同起于胞中而会于咽喉，受任脉资助。冲脉"渗诸阳""渗三阴"，所以冲脉与十二经相通，为十二经气血汇聚之所，是全身气血运行的要冲，而有"十二经之海""血海"之称。冲脉之精血充盛，才能维持胞宫的正常生理功能。

（二）任脉与胞宫的关系

任脉"起于胞中"。《素问·骨空论》云："任脉者起于中极之下，以上毛际，循腹里，上关元，至咽喉，上颐循面入目。"《灵枢·经脉》说："胃足阳明之脉……夹口环唇，下交承浆。"任脉与胃脉交会于承浆，任得胃气的濡养。肝足厥阴之脉"循阴股际入毛中，过阴器，抵小腹"，与任脉交会于曲骨。《针灸甲乙经》亦说："曲骨……任脉足厥阴之会。"脾足太阴之脉"上膝股内前廉，入腹"与任脉交会于"中极"，"中极……足三阴、任脉之会"。肾足少阴之脉"上膝股内后廉，贯脊属肾络膀胱"，《针灸经穴图考》曰："络膀胱……下脐过任脉之关元中极之分而络膀胱。"可见，肾脏与任脉交会于关元。故任脉与肝、脾、肾三经分别交会于"曲骨""中极""关元"，取三经之精血以为养，任脉又与冲脉同起于胞中而会于咽喉，得冲脉相辅。任脉，任一身之阴，凡精、血、津、液等阴精都由任脉总司，故称"阴脉之海"。王冰云：谓之任脉者，女子得之以妊养也，故又为人体妊养之本而主胞胎。任脉之气通，才能促使胞常有行经、胎孕等生理功能。

(三) 督脉与胞宫的关系

督脉起于胞中，与冲脉、任脉一源而三歧。王冰说："督脉，亦奇经也。然任脉冲脉督脉者，一源而三歧也……亦犹任脉冲脉起于胞中也。"督脉与肝脉"会于颠"，得肝气以为用，肝藏血而寄相火，体阴而用阳，又据《素问·骨空论》记载，督脉"合少阴上股内后廉，贯脊属肾"，与肾相通，而得肾中命火温养，又其脉"上贯心入喉"，与心相通，而得君火相助，且其脉"起于目内眦"，与足太阳经相通，行身之背而主一身之阳，故称"阳脉之海"。任督二脉互相贯通，即督脉与任脉同出于会阴穴，任行身前主阴，督行身后而主阳，两脉于龈交穴交会，循环往复，维持着人体阴阳脉气的平衡，从而保持胞宫功能的正常。

(四) 带脉与胞宫的关系

带脉横行于腰部，总束诸经。《难经·二十八难》说："带脉者，起于季胁，回身一周。"《素问·痿论》曰："冲脉者……皆属于带脉，而络于督脉。"王冰说："任脉自胞上过，带脉贯脐而上。"由此可见，横行之带脉与纵行之冲、任、督三脉交会，并通过冲、任、督三脉间接下系胞宫。张子和曰："带脉……络胞而过，如束带之于身。"傅青主云："盖带脉通于任、督，任督病而带脉始病。带脉者，所以约束胞胎之系也。"这充分说明带脉与胞宫的关系密切。《针灸甲乙经》记载："维道……足少阳、带脉之会。"《素问·痿论》曰："足阳明为之长，皆属带脉。"足太阳之脉"络肾"，而督脉"属肾"，前述督带相通，则足太阳借督脉通于带脉。据《灵枢·经别》说"足少阴之正……当十四椎，出属带脉"，又依带脉与任、督相通，亦足能与肝、脾相通。由此带脉与足三阴足三阳诸经相通已属可知。故带脉取肝、脾、肾等诸经之气血以为用，从而发挥它约束冲、任、督三脉维持胞宫生理活动的功能。

综上，冲、任、督、带四脉，下起胞宫，上连十二经脉，而与脏腑相通，从而把胞宫与整体经脉联系在一起。正因为冲、任、督、带四脉与十二经相通，并蓄存十二经之气血，因此，四脉支配胞宫的功能是来源于脏腑的。脏腑的功能是通过冲、任、督、带四脉才作用于胞宫，并使胞宫产生经、带、胎、孕等生理功能。

三、妇科病证的脏腑辨证

女性一生的生理功能及病理状态始终离不开冲任及脏腑功能的影响和调节，冲任在生理和病理都与肾、肝、脾、心、肺相关，尤与肾、肝、脾三脏关系密切。冲任二脉的生理功能是肾、肝、脾三脏的功能体现，因此，妇科病证亦多表现为肾、肝、脾的证候。

（一）肝与妇科病证

肝藏血，主疏泄，性喜条达，恶抑郁。肝体阴而用阳，具有贮藏血液和调节血流、血量的生理功能。叶天士云，"女子以肝为先天"，因为妇人以血为用，肝主藏血故也。《内经》指出，肝藏血，主情志，性喜疏泄条达，与气血休戚相关，而"女子以血为主，血旺则经调而子嗣，身体之盛衰无不肇端于此"（《景岳全书》），可见肝与妇科病的关系至为密切。

1. 肝气郁结

肝为将军之官，其性刚强，故应疏泄条达，以柔和为顺。若素多抑郁，或暴怒伤肝，可使肝的疏泄功能失常，以致肝郁气滞，血行不畅，胞络受阻，临床可见经行乳胀、痛经、闭经、产后缺乳、月经逾期等。若肝郁日久化热而肝火亢盛，火热之邪下扰冲任血海，迫血妄行，临床可见经行头痛、月经先期、月经过多、经期延长、崩漏、经行吐血，或产后乳汁自出诸疾。肝郁犯胃，经前、孕期冲脉气盛，夹胃气上逆，可发生经前呕吐、妊娠恶阻。

2. 肝经湿热

肝郁乘脾，脾失健运，湿从内生，湿郁化热，湿热之邪下注任、带，使任脉不固，带脉失约，可发生带下病、阴痒。湿热蕴结胞宫，或湿热瘀结，阻滞冲任，冲任不畅，发生不孕症、盆腔炎等。

3. 肝阴不足

肝藏血，体阴而用阳，阴血足才能柔润以养肝；若肝肾阴虚，或失血伤阴，或热病伤阴，肝阴不足，冲任失养，血海失充，可致月经过少、闭经、不孕症等；肝血不足，经前、经时、孕期阴血下注冲任血海，阴血益虚，血虚生风化燥，发生经行风疹团块、妊娠身痒。

4. 肝阳上亢

肝血素虚，经前或孕后阴血下聚冲任、胞宫，阴血益亏，可致肝阳上亢、虚火亢盛之象，临床可见经行头晕、经断前后诸证、妊娠眩晕、先兆子痫等，进一步发展至热极生风，肝风内动，可导致妊娠痉症、产后痉症、子痫等。

（二）心与妇科病证

心主血脉，心藏神，为五脏六腑之大主，心的功能失常，常致气血失调、脏腑功能紊乱、冲任督带损伤，从而导致妇科疾病。《女科经纶》引虞天民云，"妇人百病皆自心生"。因此，心经病而致的妇科疾病为数不少，但常易被忽略。

1. 气血失调

女子属阴，以血为本，以气为用，经、孕、产、乳的生理功能都需要气的推动和血的滋养。经水为血所化，气流畅则任通冲盛，下注胞宫、血海，则经血按时来潮。孕期气血充盈则胎元有所养，气上行则促进乳房发育。产后气血充盛，上行为乳汁，所以相对来说女子由于数伤于血而处于"有余于气，不足于血"的生理状态。《素问·五脏生成》曰："诸血皆属于心。"张志聪曰："营卫者，水谷之精气也，血者中焦之精汁，奉心神而化赤，神气之所化也。"血的生成及运行与心及心气紧密相关，当心主血脉功能正常时经脉流行不止、环周不休，则机体正常运行，月事按时来潮。心主血脉功能异常则影响血液正常运行，机体受到相应影响，妇科则表现出以月经异常为主的疾病。《素问·阴阳别论》说，"二阳之病发心脾，有不得隐曲，女子不月"，可见古人早就认识到了心与月经病的密切关系。《素问·评热病论》云："月事不来者，胞脉闭也；胞脉者，属心而络于胞中，今气上迫肺，心气不得下通，故月事不来也。"胞脉是女子胞之络脉，与月经的运行有直接关系，与心相通，心气不能下达可见闭经、月经错后、月经过少等疾病。

2. 心神失养

心主神明，心具有主宰人体五脏六腑、形体官窍的生理和精神意识思维活动的功能，五脏情志得以正常发挥，有赖于心藏神正常。经脉营卫血气流行周身，在女子上为乳汁、下为月水，实赖神明之运动，正如王冰云，"脉者，神之用"，故心安神正则血流和畅，心伤神乱则诸病蜂起。女子一生的成长中，青春期由于月经来潮、身心发育、学习压力等，情绪常常处于波动之中而致忧思暗耗阴血，气血不足，心神失养，致月经失调、经行前后诸证。育龄期妇女由于工作压力、家庭琐事等容易引起情志改变，神伤血乱或心火扰动而出，现暴崩不止。心铄血燥而致经闭不行。更年期妇女由于肾气渐衰，天癸将竭，精血亏虚，髓海不充，不能养血，益脑宁神，心的生理功能失调，心血不足，神明失主，则出现神情抑郁、情绪波动、心烦易怒、多疑健忘、失眠多梦、心悸怔忡等一系列症状。《医宗金鉴·订正金匮要略》曰："故喜悲伤欲哭，是心不能神明也。"

七情内伤是妇科疾病常见的发病机制之一，故情志的异常变化最易影响及心。由于心与妇女生理病理是相互联系、相互影响的，因此心经为病而崩者，临床上时有所见。正如《素问·痿论》云："悲哀太甚则胞络绝，胞络绝则阳气内动，发为心下崩。"

（三）脾与妇科病证

脾为后天之本，气血化生之源，脾又主中气而统血。《脾胃论·脾胃虚实传变论》载："元气之充足，皆由脾胃之气无所伤，而后能滋养元气，若胃气之本弱，饮食自倍，则脾胃之气既伤，而元气亦不能充，而诸病之所由生也。"《景岳全书·妇人规》载："血气之化，由于水谷，水谷盛则血亦盛，水谷衰则血亦衰，而水谷之海又在阳明。"脾与胃经脉相通，表里相连，一脏一腑，同属中土。脾胃强健，生化有源，精、气、血充沛，血海满盈，才能为经、孕、乳输布物质精微，从而保证其正常的功能活动，若脾胃失调，则生化之源不足，运化失司，影响气血的生成及正常活动，即会导致经、带、胎、产等方面疾病的发生。

1. 脾失运化、统摄

月经的主要成分是血，脾胃为气血生化之源，血的生成和运行有赖于脾胃的生化，依靠脾主统血的作用。《女科要旨·调经》载："心生血，肝藏血，冲、任、督三脉俱为血海，为月信之源，而其统主则唯脾胃，脾胃和则血自生，谓血生于水谷之精气也。"《景岳全书·妇人规》认为，调经之要"贵在补脾胃以滋血之源"。若脾气虚弱，统摄无权，冲任失约，血不循常道而外溢，则见月经先期、月经过多、经期延长、崩漏等妇科疾病。

脾气虚弱，脾阳不振，或劳累过度，或饮食不节，损伤脾气。脾虚，运化功能失常，水谷精微不能输布为营血，反成水湿，流注下焦，或水湿停积，脾虚湿盛，反而侮肝，日久则肝郁生热，湿与热互结，流注下焦，均可损及任带二脉，使任脉不固，带脉失约，而致带下的发生。

胎孕既成，全赖母体的气血蓄聚以养胎，母体的气血则来自后天脾胃之生化。只有脾胃强盛，生化、输布功能正常，气血充足，胎才得长养，也才得载。正如赵献可的《邯郸遗稿》曰："胎茎系于脾，犹钟之系于梁也，栋柱不同，栋梁必挠，所以安胎必须同肾，使肾中和暖，始脾有生气。"平素脾胃虚弱，孕后血聚养胎，月经停闭，血海不泻，冲脉之气较盛，冲气上逆，胃失和降，发为恶阻。脾虚则气血生化乏源，胎失所养，脾气主升，气能载胎，中气升提有力，胎儿正常发育而不致堕胎。傅青主曰："脾健则旺而荫胎。"若脾虚化源不足，胎失所养，则可导致胎漏、胎动不安，甚至滑胎。

产后由于分娩用力、出汗、产伤出血，而使阴血暴亡，虚阳浮散，多虚多瘀是产后病发生的基础和内因。产后三审中亦有审乳汁的行与不行和饮食多少，以辨胃气的强弱。《景岳全书·妇人规》载："产后气血俱虚，诚多虚证。"《女科经纶·卷五》引陈良甫曰："产后元气大脱，新血未生，概以大补气血为主。"

2. 脾虚下陷

素体脾虚，中气不足，产时过力，冲任不固，带脉损伤，失于固摄，无力提系则子宫脱垂。素体脾虚，或劳倦思虑，饮食不节，损伤脾气，脾虚血失统摄，甚则虚而下陷，冲任不固，不能制约经血，发为崩漏。

（四）肺与妇科病证

肺主气，主肃降，朝百脉而输精微，通调水道。《素问·灵兰秘典论》曰："肺者，相傅之官，治节出焉。"肺主一身之气，人体内外上下活动都需气来调节，妇女经之来源、胎之营养及得载、带之固摄、产之顺逆均与肺气有关。薛立斋说："天地以五行更迭衰旺，而成四时，人以五脏六腑，亦应之而衰旺……肾水当借肺金为母，以补其不足。"妇人以血为本，《灵枢·营卫生会》曰："中焦亦并胃中，出上焦之后，此所受气者，泌糟粕，蒸精液，化其精微，上注于肺脉，乃化而为血，以奉生身。"这说明血之生化与肺气调节息息相关。肺朝百脉而输精微，如雾露之溉，下达胞宫参与月经等生理活动。妇女以血为本，血源于水谷精微，而水谷精微需上达于肺，才能化赤为血。

肺主一身之气，如外感六淫，饮食劳倦，损伤肺气，肺虚温运无力，湿聚成痰，血滞成瘀，痰瘀交结，阻滞胞脉，新血不得归经，气虚冲任不固，共同发为崩中漏下。

冲为血海，居少腹两旁，下连少阴，上通鼻道，鼻为肺之外窍，若患者素体阴虚火旺，经期气血下注冲脉，冲气偏盛，易随火上干，冲脉之血自随之上逆；或肺素有热，加之经前或经期血海旺盛，肺热加重，或阴虚火旺，经行阴血下注冲任，肺阴益虚，虚火灼伤肺络，"气有余便是火"，冲脉之气上扰，血随气上，热迫肺窍而出血，而出现经行吐衄。

女子以血为本，而闭经、倒经、崩漏又与血有直接关系。气为血帅，血为气母，故治血重在调气。唐宗海在《血证论》中亦指出，"血病即是火病，水病即是气病，治血者必调气"，而"气生于肾而主于肺"。肺气虚，胎失所举，出现堕胎；肺失宣降，通调水道功能失职，出现子肿、子嗽，或妊娠小便异常、产后小便异常；肺气当降不降发生滞产。

（五）肾与妇科病证

肾属先天之本，是元阴元阳的根源，主藏精，肾内精气为人体生长发育及生殖的根本，经、孕、胎、产都是脏腑经络气血所化生的功能在胞宫上发挥作用的体现。早在《素问·奇病论》便有"胞脉者，系于肾"之说，因此胞宫的生理活动与肾气的盛衰密切相关。《素问·上古天真论》指出："肾者，主水，受五脏六腑之精而藏之。"又曰："女子七岁，肾气盛，齿更发长；二七而天癸至，任脉通，太冲脉盛，月事以时下，故有子……七七，任脉虚，太冲脉衰少，天癸竭，地道不通，故形坏而无子也。"《冯氏锦囊秘录》说："气之根，肾中之真阳也；血之根，肾中之真阴也。"其阐明了肾有阴阳二气，为气血之根。肾为五脏阴阳之本，肾的阴阳平衡协调才能维持机体生理正常，如若先天肾气不足或房劳多产，或久病大病"穷必及肾"，导致肾的功能失常，冲任损伤，则致妇科疾病发生。

1. 肾气虚

经曰，女子一七而肾气盛，谓肾间动气盛也。二七而天癸至，谓先天癸水中之动气，至于女子胞中也。月经的产生与调节以肾为主导，肾为经水之源，肾气充沛，则月经按期来潮，反之，肾气不足，则导致各种月经病的发生。如先天肾气不足，或后天损伤肾气，致精不化血，冲任血海匮乏，而致闭经、月经迟发、月经过少、不孕等。《景岳全书·妇人规》中云："妇人因情欲房室，以致经脉不调者，其病皆在肾经。此证最多，所当辨而治之……而肾气日消，轻则或早或迟，重则渐成枯闭。"肾气虚，封藏失司，冲任不固，可致月经先期、月经过多、崩漏、产后恶露不绝；肾气虚，系胞无力，引起胞宫发病，最终导致胎漏、胎动不安、不孕等疾病的发生；肾气虚，摄纳或系胞无力，则胎动不安、子宫脱垂。

2. 肾阳虚

《圣济总录》曰："妇人所以无子，由冲任不固，肾气虚寒故也。"又曰："肾虽属水，不宜太冷，精寒则难成孕。"《傅青主女科》曰："盖胞胎居于心肾之间，上系于心，而下系于肾，胞胎之寒凉，乃心肾二火之衰微也。"可见，肾阳不足，命门火衰，阳虚气衰，肾失温煦，不能暖宫以摄精，而致不孕。若肾阳不足，命门火衰，封藏失职，精液滑脱而下，则带下量多，绵绵不断，质清稀如水。肾阳虚，命门火衰，冲任失于温煦，胞宫虚寒，可致妊娠腹痛、产后腹痛。肾阳虚，命门火衰，不能暖脾土，水湿下注，发为经行浮肿、经行泄泻、子肿、子满。肾阳虚，气化失司，水液代谢失常，湿聚成痰，痰浊阻滞冲任、胞宫，可致月经后期、闭经、不孕。肾阳虚，血失温运而迟滞成瘀，致肾虚血瘀，导致子宫内膜异位症、多囊卵巢综合征等复杂的妇科病证。

3. 肾阴虚

先天不足，素体阴虚，或房劳多产，或久病、热病、大病耗伤肾阴，肾阴亏虚，精血不足，冲任血海匮乏，阴虚血少，不能摄精，则婚久不孕，阴虚生内热，冲任胞宫蕴热，不能摄精成孕，亦不孕。肾阴亏损者亦表现出精亏血少，胞脉失常，从而导致经行后期、闭经、月经过少、不孕等。若阴虚生内热，热伏冲任，迫血妄行，发为崩漏、经间期出血、胎漏、胎动不安。肾阴虚，孕后阴血下聚冲任以养胎元，致令阴虚益甚，肝失所养，肝阳上亢，发为妊娠眩晕。傅青主认为："产后之妇，气血大亏，自然肾水不足，不能养肝，木中乏津，木燥火发，而下克脾土，土受木刑，力难制水，而四肢浮肿之病出焉。"其指出了肝肾不足而致产后四肢浮肿。此外，肾阴亏损，阴液不充，任带失养，不能滋润阴窍，发为带下过少。

第二节 奇经八脉学说是妇科的理论框架

奇经八脉学说最早散见于《内经》，后在《难经》中得到系统阐述，形成专论，是中医基础理论的重要组成部分。历代医家对奇经八脉理论进行了发挥，至明代李时珍编撰《奇经八脉考》，形成了奇经八脉学说领域的专著，至清代医家叶天士、吴鞠通、傅青主等在妇科辨证用药方面积累了丰富经验，对这一学说的发展产生了积极影响。在传统与现代医学相结合的背景下，近代中医妇科学理论得到了迅速发展，奇经八脉辨证已列入中医妇科学的辨证体系当中。韩冰教授业医六十余载，积累了丰富的临证经验，逐渐形成了以脏腑理论为基础，奇经八脉学说为理论框架的中医妇科学术思想。

奇经八脉学说与中医基本理论有共同规律性，如阴阳平衡、气机升降、经脉虚实，又具有自己相对独特的理论特征。奇经八脉在人体四维结构系统中，八条经脉有各自独特的分布区域，呈前后、左右、纵横交错行于人体之中，若将人体以横纵坐标为轴，则冲脉在坐标系中为纵轴，它由头至足，贯穿人体，导气而上，导血而下，为经脉之海。冲脉之后为督脉，督脉行于脊中，总督阳经，为阳脉之会。冲脉之前为任脉，任脉行于胸腹正中，任受一身之阴经，为阴脉之海。带脉在坐标系中为横轴，它回身一周，总束诸脉，使不妄行。阴阳二维脉，维络诸阴经阳经，似网络一样，为一身之纲维。阴阳二跷脉，皆起于足跟，行身之左右，管理同侧经脉。这样，奇经八脉系统从更高层次对十二经脉进行联系、总管、组合、调节，体现了中医的整体观念。

一、奇经八脉理论的源流

"奇经八脉"一词最早见于《难经·二十七难》，它是指十二正经之外的八条经脉，包括冲脉、任脉、督脉、带脉、阴跷脉、阳跷脉、阴维脉、阳维脉。奇经八脉在经络系统中占有重要地位，与十二经脉、十二经别、十二经筋、十二皮部共同构成了经络系统中的经脉。所谓"奇经"的"奇"，其音有二，一音"jī"，是单数之义。《礼记·投壶》："一算为奇。"注："奇，只也。"虞庶云："不偶之义。"谓此八脉无表里配偶，与脏腑无相应的络属关系。徐大椿也云："谓无手足配偶，如十二经也。"一音"qí"，奇异、不同于常。《十四经发挥》："脉有奇常，十二经者，常脉也，奇经八脉则不拘于十二经，故曰奇经。"其指这八条经脉的分布和作用有异于十二正经。奇经八脉学说是经络学说的重要组成部分，与十二正经、经别、络脉有广泛的联系，但又有其独特的循行、作用及病候，自成体系，经过历代医家系统地整理、发挥，逐步发展、完善，形成了奇经八脉理论体系，为临床应用提供了理论依据。

（一）奇经八脉理论的萌芽

在《内经》中，经络学说已基本成型。现今已知最早记载经脉的中医文献是1973年我国考古工作者在湖南长沙马王堆三号汉墓发现的一批帛书，其中有《足臂十一脉灸经》《阴阳十一脉灸经》，未发现八脉的记载。

奇经八脉理论来源于中国古代的医疗和养生实践，八脉的概念雏形最早见于老子和庄子的著作中，《老子》曰："绵绵若存，用之不勤""致虚极，守静笃，万物并作，吾以观其复"。古人重视修身养性，故奇经八脉也就成为调畅气血的重要途径。如《庄子·养生主》云："缘督以为经，可以保身，可以全生，可以养亲，可以尽年。""督"指奇经八脉之督脉，即意念使气依照督脉作为径路，可以保养身体，延年益寿，它阐明了督脉对人们养生延寿发挥的重要作用。《史记·扁鹊仓公列传》记载：春秋战国时期，"扁鹊过虢"，闻虢太子"暴厥而死"，诊断为"尸厥"，"乃使弟子子阳砺针砥石，以取外三阳五会"的案例。《针灸甲乙经》称"百会，一名三阳五会，在前顶后一寸五分"，穴属督脉。扁鹊"过邯郸，闻贵妇人，即为带下医"，带下是指带脉以下的部位，古代称专门治疗妇产科疾病的医生为带下医。

（二）奇经八脉理论的基础奠定

《内经》最早记载了奇经八脉循行、腧穴、生理功能、主要病候及治疗，如《素问》中"骨空论""上古天真论""痿论""刺腰痛"和《灵枢》中"经脉""营气""五音五味""逆顺肥瘦""动输""脉度"等篇章，为奇经八脉理论的形成奠定了重要的理论基础。但由于其分布零散，故尚未形成完整的理论系统。

《素问·骨空论》中详细记载了督脉循行："督脉者，起于少腹以下骨中央，女子入系廷孔。其孔，溺孔之端也，其络循阴器合篡间，绕篡后，别绕臀，至少阴与巨阳中络者，合少阴上股内后廉，贯脊属肾，与太阳起于目内眦，上额交颠上，入络脑，还出别下项，循肩髆内，夹背抵腰中，入循膂络肾；其男子循茎下至篡，与女子等。"《灵枢·本输》言："颈中央之脉，督脉也，名曰风府。"《素问·骨空论》记载督脉为病："督脉为病，则脊强反折。"

《内经》记载了冲脉的循行，提出冲脉为"十二经之海""五脏六腑之海""血海"的生理功能。《素问·骨空论》云："任脉者，起于中极之下，以上毛际，循腹里，上关元，至咽喉，上颐循面入目。"《灵枢·本输》云："缺盆之中，任脉也，名曰天突。"《灵枢·五音五味》中曰："冲脉起于胞中。"《素问·骨空论》云："冲脉者，起于气街，并少阴之经，夹脐上行，至胸中而散。"在《灵枢·逆顺肥瘦》《灵枢·五音五味》《灵枢·海论》《灵枢·动输》《素问·痿论》等论述了冲脉分支的循行。《灵枢·逆顺肥瘦》云："夫冲脉者，五脏六腑之海也。五脏六腑皆禀焉，其上者……渗诸阳，灌诸精，其下者……渗三阴，其前者……渗诸络而温肌肉。"《素问·痿论》云："冲脉者，经脉之海也，主渗灌溪谷。"此外，还论述了冲脉为病的证候表现。如《素问·骨空论》曰："冲脉为病，逆气里急。逆气者，气不循经。里急者，气不输布。"《素问·举痛论》曰："寒气客于冲脉，冲脉起于关元，随腹直上，寒气客脉则脉不通，脉不通则气因之，故喘动应手矣。"《灵枢·海论》曰："血海有余，则常想其身大，怫然不知其所病，血海不足，亦常想其身小，狭然不知其所病。"冲脉为病，《素问·骨空论》曰："男子则内结七疝……女子则带下瘕聚。带下，湿浊下淫也。瘕聚，血液内瘀也。"

《内经》记载了任脉的循行、生理功能及证候表现。《灵枢·五音五味》曰："冲脉、任脉皆起于胞中，上循背里，为经络之海。"任脉分支的循行，如《灵枢·经脉》云："任脉之别，名曰尾翳。下鸠尾，散于腹。"《素问·气府论》提出："任脉之气所发者二十八穴。喉中央二，膺中骨陷中各一。鸠尾下三寸，胃脘五寸，胃脘以下至横骨六寸半一。腹脉法也。下阴别一，目下各一，下唇一，龈交一。"

带脉循行《灵枢·经别》曰："足少阴之正，至腘中，别走太阳而合，上至肾，当十四椎出属带脉。"《素问·痿论》中云，足阳明与冲脉"会于气街，而阳明为之长，皆属于带脉，而络于督脉"。带脉与足少阴经别有一定的联系。《灵枢·经别》说，"足少阴之正，至腘中，别走太阳而合，上至肾，当十四椎出属带脉"。《素问·痿论》论述痿证病机为"阳明虚则宗筋纵，带脉不引，故足痿不用也"。

《灵枢·脉度》详述跷脉的循行。"跷脉从足至目""跷脉者，少阴之别，起于然谷之后，上内踝之上，直上循阴股，入阴，上循胸里，入缺盆，上出人迎之前，入頄，属目内眦，合于太阳阳跷而上行"。跷脉为病多表现为失眠、眼睑开合失司等症。"阳跷脉病，阴缓阳急。阴跷脉病，阳缓阴急"（《素问·痿论》）。"卫气不得入于阴，常留于阳，留于阳则阳气满，阳气满则阳跷盛，不得入于阴则阴气虚，故目不瞑矣"。"卫气留于阴，不得行于阳，留于阴则阴气盛，阴气盛则阴跷满，不得入于阳，则阳气虚，故目闭也"（《灵枢·大惑论》）。"阴跷、阳跷，阴阳相交……交于目锐眦，阳盛则目瞠，阴盛则目瞑"（《灵枢·寒热病》）。

《内经》对维脉的循行分布没有具体论述，明确提到阴维、阳维脉的条文有两处。《素问·刺腰痛论》记载了"飞阳之脉，在内踝上五寸，少阴之前，与阴维之会"。维脉病证"阳维之脉令人腰痛，痛上怫然肿。刺阳维之脉，脉与太阳合腨下间，去地一尺所"。《内经》对奇经八脉均有所论述，但较十二经脉的论述简略、分散。

《内经》不同篇章对"奇经八脉"认识有所差异，对冲、任、督脉论述较多，对带脉、阴阳跷脉及阴阳维脉记述得较为简略，说明在八脉中对此五脉的认识略为滞后，但它为奇经八脉理论体系的形成，为后世奇经八脉学说的应用和发展奠定了重要基础。

（三）奇经八脉学说的系统阐述

《难经》在继承《内经》有关经络学说的基础上对八脉理论进一步阐扬和发展，提出了奇经八脉这个首创的名称，使八脉自成体系，并且进一步指出了奇经八脉的循行及其功能、病候。

《难经·二十七难》提出："脉有奇经八脉者，不拘于十二经，故曰奇经八脉也。"总结奇经八脉的生理功能言简意赅，"比于圣人图设沟渠，沟渠满溢，流于深湖，故圣人不能拘通也。而人脉隆盛，入于八脉，而不环周，故十二经亦不能拘之"。将十二经比喻为沟渠，奇经比喻深湖，指出奇经八脉是疏导和储藏十二经脉多余气血的场所，调节和溢蓄十二经之脉气，说明奇经八脉能调节十二经脉气血之盈亏，补充十二经脉功能之不足，但亦自成体系，不受十二经之节制，不参与十二经脉的循环。如《十四经发挥》说："人之气血，常行于十二经脉，其诸经满溢，则流入奇经焉……譬犹圣人图设沟渠，以备水潦，斯无滥溢之患。"

关于奇经八脉循行，论述了督脉、任脉、冲脉、带脉、二跷脉、二维脉循行，尤其是补充了带脉、阳跷脉、维脉的循行部位。《难经》关于"奇经八脉"的起止循行多载于《难经·二十八难》，《难经》中奇经八脉起止循行较之《内经》已有明显发展，但具体走向仍较粗略。《难经·二十八难》曰："带脉者，起于季胁，回身一周。阳跷脉者，起于跟中，循外踝上行，入风池。阴跷脉者，亦起于跟中，循内踝上行，至咽喉，交贯冲脉。阳维阴维者，维络于身，溢蓄不能环流灌溉诸经者也，故阳维起于诸阳会也，阴维起于诸阴交也。"

关于奇经八脉病证，《难经·二十九难》对奇经病理进行了提纲挈领的概括，补充了带脉病证，"带之为病，腹满，腰溶溶，若坐水中"，充实了二维脉病证内容。《难经·二十九难》曰："阳维维于阳，阴维维于阴，阴阳不能自相维，则怅然失志，溶溶不能自收持。阳维为病苦寒热，阴维为病苦心痛。"其论述督脉、任脉、冲脉、二跷脉病证与《内经》相似，"阴跷为病，阳缓而阴急，阴跷为病，阴缓而阳急。冲之为病，逆气而里急。督之为病，脊强而厥。任之为病，其内苦结，男子为七疝，女子为瘕聚"。

《难经》对奇经八脉的生理、病理作了更进一步阐述，使奇经八脉理论更加系统化，对后世产生深远影响，给后世学习、运用奇经八脉理论以直接启迪。但其缺少奇经经穴的记载，亦很少提及奇经病证的论治，仍不便于临床应用。

张仲景是东汉末年的临证医学家。将《内经》与《难经》中有关奇经八脉理论用于临床实践，在《伤寒论》和《金匮要略》中，开创了有关奇经八脉为病的辨证论治先河。如《金匮要略》中"奔豚汤"治疗"气上冲胸腹痛，往来寒热"的"奔豚气"，开拓了治冲之法。"干姜苓术汤"治疗湿邪伤脾，累及带脉的"肾着"病。"灸身柱、大椎、陶道穴"治疗督脉为病的"脊强"。"胶艾汤"治疗冲任脉虚的"漏下""胞阻"。"温经汤"治疗冲任脉虚，"瘀血在少腹"的"下利，数十日不止"。此为奇经八脉理论与临床实践相结合奠定了基础，进一步丰富和发展了奇经八脉理论。

（四）奇经八脉学说的进一步发展

两晋时期，出现了较多的妇科专著，也涌现出了大批医家，奇经八脉学说得到了进一步发展。在这一时期的著作中，皇甫谧的《针灸甲乙经》中可以看到奇经八脉及八脉交会穴的记载。如关元穴，足三阴、任脉之会。风池，足少阳、阳维之会。五枢，足少阳、带脉之会。阴交，任脉、冲脉之会。百会，督脉、足太阳之会。居髎，阳跷、足少阳之会。横骨，冲脉、足少阴之会。大横，足太阴、阴维之会等。后世针灸医著将该八个穴位作为治疗奇经八脉病候的特定穴，由此演变出的"灵龟八法"在调节人体奇经八脉的气血上具有重要的临床价值。

西晋王叔和所著《脉经》分为十卷，九十七篇，皆围绕着脉诊而发，其中卷二有奇经八脉论述。补充了奇经八脉之病证，把奇经八脉病脉脉象与主病联系起来。如"诊得阳维脉浮者，暂起目眩，阳盛实，苦肩息，洒洒如寒。诊得阴维脉沉大而实者，苦胸中痛，胁下支满，心痛。诊得阴维如贯珠者，男子两胁实，腰中痛；女子阴中痛，如有疮状。诊得带脉左右绕脐腹腰脊痛，冲阴股也"。又曰："尺寸俱浮，直上直下，此为督脉。腰背强痛，不得俯仰，大人癫病，小人风痫疾。"又曰："尺寸脉俱牢（一作芤），直上直下，此为冲脉，胸中有寒疝也。脉来中央坚实，径至关者，冲脉也。动苦少腹痛，上抢心，有瘕疝，绝孕，遗矢、溺，胁支满烦也。横寸口边丸丸，此为任脉。苦腹中有气如指，上抢心，不得俯仰，拘急。"王氏为奇经八脉理论的临床辨证运用提供了可操作的具体方法和途径，为后人所采用。

隋代巢元方等人编撰的《诸病源候论》对妇人病的病因病机认识提高到了新的高度，认为妇女经孕胎产带乳之病，最为重视冲任，任脉虚，太冲脉衰少，"妇人经、带、胎、产、哺乳等均为冲任所统"。《诸病源候论》论妇人病，凡月水不调候五论、带下候九论、漏下候七论、崩中候五论，全部以损伤冲任立论，明确指出冲任损伤是导致妇科疾病的原因。"月经不调为冲任受伤，月水不道为冲任受寒，漏下乃冲任虚损""漏下者，由劳伤血气，冲任之脉虚损故也，冲脉、任脉为十二经脉之海……若劳伤者，以冲任之气虚损，不能制其经脉，故血非时而下，淋沥不断""崩中之病，是伤损冲任之脉，冲任之脉皆起于胞内，为经脉之海，劳伤过度，冲任气虚，不能约制经血，故忽然崩下，谓之崩中"。产后"带下之病，由任脉虚损。任脉为经络之海。产后血气劳损未平复，为风冷所乘，伤于任脉，冷热相交，冷多则白多，热多则赤多也，相兼为带下也"。其确立了"冲任损伤"在妇科病机中的核心地位。

《黄帝内经太素》针对《素问》《九卷》中没有专题论述奇经八脉的篇章，将其中有关奇经八脉部分的经文重出，再次归类，突出奇经八脉的论述，将其与十二经并列，强调奇经八脉在经络系统中的重要性。探讨奇经八脉的概念及功能，如任冲"二脉并营子胞，故月事来以有子也""任冲二脉气血俱少，精气尽，子门闭，子宫坏，故无子"。《黄帝内经太素》注文也对奇经八脉的循行进行了全面考订，澄清并纠正了任脉、督脉、阳跷脉、阴阳维脉循行路线，初步完善了奇经循行的理论，对后世影响较大。

唐代王冰所著《补注黄帝内经素问》提出的"冲为血海，任主胞胎，二者相资，故能有子"理论，为后世所宗。孙思邈的《明堂三人图》将"十二经脉，五色作之奇经八脉，以绿色为之"，为了让医者"依图知穴按经识分，孔穴亲疏，居然可见"，有重大的学术价值，可惜现已亡佚，仅传文字。但它对统一、确定腧穴位置，培养针灸学家，临床运用经脉理论治疗疾病，做出了重要贡献。

中医妇产科学发展到宋代，已成为一个独立学科，陈自明的《妇人大全良方》重视奇经的作用，尤重冲、任二脉之功能。"冲为血海，任主胞胎，二脉流通，经血渐盈，应时而下"。陈氏在《妇人大全良方·引博济方论》中指出："故妇人病有三十六种，皆由冲任劳损而致，盖冲任之脉为十二经之会海。"其将冲任损伤的原因大致归结为：风邪乘虚客于胞中，劳伤气血，醉而入房，脾胃虚弱，郁怒倍于男子，伤及冲任所致。如"妇人月水不利者，由劳伤气血，体虚而风寒客于胞内，伤于冲任之脉故也""夫妇人崩中漏下者，由劳伤血气，冲任之脉虚损故也""妊娠经水时下，此由冲任气虚，不能约制"。其提出妇人病"皆由冲任劳损而致"，是陈氏治疗妇人病的重要指导思想。治疗上注重辨证论治，提出调理冲任，并制定了相应的方剂，在理论和实践上确立了奇经八脉学说治疗妇人病的体系，至后代医家，以此为重要的理论依据，成为妇科病治疗的准则。

　　宋元后，奇经八脉学说逐渐受到医家的重视，在理论及临床中有所发展。元代滑寿撰《十四经发挥》，对《内经》《难经》《针灸甲乙经》关于奇经的论述进行了系统整理和扼要概括，将任督两脉与十二经脉并称为十四经脉，"经络，凡十有二，而云十四者，并任、督二脉言也"，首次提出任、督二脉与十二经并重，强调了任、督二脉的重要性，并于"奇经八脉篇"论述奇经八脉循行、生理功能、病理变化，归纳和充实了奇经八脉理论问题，为后世医家所推崇，如"任之为言妊也，行腹部中行，为妇人生养之本……故曰阴脉之海"。滑氏归纳和充实了奇经八脉理论，重视奇经八脉在人体中的地位和作用，为奇经八脉理论的发展做出了贡献。

　　明代李时珍撰辑《奇经八脉考》，是现存论述奇经八脉最完整、最系统的古典医籍。李时珍博览群书，参讨古今，系统考证，全面阐述了八脉的循行、经穴和交会穴、功能、病候、辨证施治，以及其和气功的关系，强调奇经八脉在临床应用的重要性。其曰："医不知此，罔探病机，仙不知此，难安炉鼎。"他在该书中系统地整理了奇经八脉循行路线分布，完整、详细地记载了阴阳维脉的具体循行部位。"阴维起于诸阴之交，其脉发于足少阴筑宾穴……上循股内廉，上行入小腹，会足太阴、厥阴、少阴、阳明于府舍，上会足太阴于大横、腹哀，循胁肋会足厥阴于期门，上胸膈，夹咽，与任脉会于天突、廉泉，上至顶前而终，凡一十四穴。阳维起于诸阳之会，其脉发于足太阳金门穴……循膝外廉上髀厌，抵少腹侧，会足少阳于居髎，循胁肋斜上肘上会手阳明、手足太阳于臂臑，过肩前与手少阳会于臑会、天髎，却会手足少阳、足阳明于肩井，入肩后会手太阳、阳跷于臑俞，上循耳后会手足少阳于风池，上脑空、承灵、正营、目窗、临泣，下额与手足少阳、阳明五脉会于阳白，循头入耳上至本神而止，凡三十二穴"。书中补充完善了督脉的循行，"经素髎、水沟，会手足阳明，至兑端，入龈交，与任脉、足阳明交会而终"，明确了任、督相交的部位。书中详述奇经八脉的经穴和交会穴，首次对奇经的穴位进行了厘定：定督脉 31 穴，定任脉 27 穴，定冲脉交会穴 24 个，带脉交会穴 8 个，阳跷脉交会穴 23 个，阴跷脉交会穴 8 个，阳维脉交会穴 22 个，阴维脉交会穴 14 个。该书阐述了奇经八脉的功能作用，确立了奇经八脉为十二经阴阳纲维统率地位，"阳维主一身之表，阴维主一身之里，以乾坤言也；阳跷主一身左右之阳，阴跷主一身左右之阴，以东西言也；督主身后之阳，任、冲主身前之阴，以南北言也；带脉横束诸脉，以六合言也"。

在奇经理论临床运用方面，重视奇经辨证，初步规范了奇经证治。如关于阴阳跷脉的病候概括为："阴跷阳跷，阴阳相交，阳入阴，阴出阳，交于目锐眦，阳气盛则瞋目，阴气盛则瞑目。"如关于癫痫一证，王叔和认为属阴维、阳维，《灵枢》认为属阴跷、阳跷，李时珍认为"在阴维阴跷则发癫邪，在阳维阳跷则发痫，痫动而属阳，阳脉主之，癫静而属阴，阴脉主之，大抵之疾当取之四脉之穴，分其阴阳而已"，认为"二说义异旨同"，为后人利用奇经八脉诊疗疾病做出了典范。如二维为病，《难经》中"阳维为病苦寒热，阴维为病苦心痛"之论，张洁古认为，"卫为阳，阳主表，阳维受邪，为病在表，故苦寒热，宜以桂枝汤和之""阴维为病苦心痛，治在三阴之交，太阳证则理中汤，少阴证则四逆汤，厥阴证则当归四逆汤、吴茱萸汤主之"，明确提出异论。李时珍认为，"独以桂枝一证属之阳维，似未扩充"，"独以三阴温里之药治之，则寒中三阴者宜宜矣，而三阴热厥作痛似未备矣"，提出"寒热在表而兼太阳证者，有汗当用桂枝汤，无汗当用麻黄，寒热之在半表半里而兼少阳证者，当用小柴胡汤加减治之，若夫营卫喋卑而病寒热者，黄芪建中及八珍汤之类主之"，补充了用维脉辨证论治的内容。李氏不但重视奇经辨证，而且提倡脏腑辨证、八纲辨证及经络辨证各种方法互相参考，以提高临床疗效。

此外，还强调了奇经八脉对于气功养生的重要作用，"任督二脉，人身之子午也，乃丹家阳火阴符升降之道，坎水离火交靖之乡，医书谓之任督二脉，此元气之所由生，真息之所由起，修丹之士不明此窍，则真息不生，神化无基也""是故医而知乎八脉，则十二经、十五络之大旨得矣，仙而知乎八脉，则虎龙升降、玄牝幽微之窍妙得矣"，此为中医养生学说提供了重要的理论依据。

总之，李时珍融汇前贤诸说，阐发精义，丰富完善了奇经八脉理论，对奇经八脉理论在针灸、方药、气功等方面的运用，做出了重大贡献。

（五）奇经八脉学说的临床广泛运用

奇经八脉学说发展至清代又进入了一个崭新的阶段，人们在继承前人经验基础上，各倡新说，把奇经八脉学说广泛运用于内科、妇科、针灸等疑难杂症的治疗。《临证指南医案》由叶天士撰写，书中虽无奇经八脉专篇，但在妇科的辨证用药方面尤其重视奇经八脉的作用，丰富和发展了奇经证治法则。

叶天士重视奇经与脏腑的关系，把肝肾胃（脾）三脏腑和奇经八脉理论密切结合起来，他认为"奇经八脉，隶于肝肾为多"，肝肾为至阴之脏，精血所藏，充盈之时灌注而入奇经，彼此在生理上相互依存，病理上相互影响。如果肝肾虚损，精液耗乏，必然累及奇经受损，所谓"肝肾下病，必留连及奇经八脉""肝血肾精受戕，致奇经八脉中乏运用之力""肝肾怯弱不固，八脉咸失职司""下元之损，必累八脉"，故而"肝肾内损，渐及奇经诸脉"。此外，叶氏更注意八脉与胃（脾）的关系，认为脾胃为后天之本，生化之源。奇经依赖脾胃水谷精气以濡养。若脾胃旺盛，则八脉由此而充实，反之则虚衰。叶氏云：凡经水之至，必由冲脉而始下，此脉胃经所管。"夫奇经肝肾主司为多，冲脉隶于阳明，阳明久虚，脉不固摄，有开无阖也"。此阐明了八脉为病也不可忽视后天脾胃之理。

叶氏尤为重视冲任二脉在妇科疾病中的重要作用，认为不孕或经水不调皆与冲任脉有关。"血海者，即冲脉也，男子藏精，女子系胞，不孕经不调，冲脉病也""冲脉上冲，犯胃为呕""产后淋带，都是冲任奇脉内虚""任主一身之阴，任脉不固，可成遗精，任脉为病，男子七疝，女子带下"。"任脉为阴海之冲，虚攻入络为瘕"，言内伤久病延及奇经，故云，"原是劳损，自三阴及奇经"，在此扩大了《内经》奇经诊治的范围。其还提出在临床奇经辨证当分虚实，奇经为病虚证居多，多由脾胃、肝肾阴血精气受损，精血不能敷布所致，如老年精血已衰，百脉萎弛，阳气不升，若是年轻患者多因禀赋不足，后天失于调养而成。

奇经为病不同于一般虚损病的治疗，一般不单纯使用草木类，因为"草木药饵，总属无情，不能治精血之惫，当以血肉充养，取其通奇经"，亦很少使用肉桂、附子、黄柏、知母。叶氏曾指出："桂附刚愎，气质雄烈。精血主藏，脏体属阴，刚则愈劫脂矣。"主张"当以血肉充养，取其通奇经"，以血肉有情之品补益肝肾，侧重填精补髓，以壮奇经。药如鹿茸、鹿角胶、河车、龟甲、阿胶、人乳、淡菜、鳖甲等。"以柔剂阳药通奇脉不滞"，依据症情不同，佐以不同配伍。"后人不晓八脉之理，但指其虚，刚如桂附，柔如地味，皆非奇经治法""欲涵阴精不漏，意在升固八脉之气"。其中创造性地提出了通阳有"柔剂""刚剂"之别，丰富和发展了治疗督脉病的方法和理论。他认为奇经实证由奇经气血痹阻造成，所谓"初病在经在气，其久入络入血"。治疗须用辛芳走泄之品缓通脉络，疏达痹阻。常选用川楝、归尾、香附、郁金、乌药、降香、三棱、莪术等，强调以调畅气血为主，叶氏常用交加散治疗奇经实证之轻者，回生丹治疗奇经实证之重者。若遇虚中夹实的奇经病证，则注重采用通补兼施的方法。

临证时无论补虚治实，均应采用"通因一法，为古贤之定例"。"通"是指通其脉络而言。因为病在经络，非通不能入脉，非通无以流畅气血，所谓"通因"法，实指流通气血，疏行脉络之法，"务在气血调和，病必痊愈"，突出了奇经病证治疗过程中通法的重要性，为后世"通补奇经"的治法开辟了思路。此外，叶氏指出临床亦有症状貌似正经病，治而不效者，当考虑奇经为病，如腰酸、髀痛为主者，当责之冲任带脉；背痛伛偻者，责之于督脉等。

叶天士认为，治疗奇经病证可按归经理论选择用药，冲、任、督、带各有一味主药，"鹿性阳，入督脉""龟体阴，起任脉""石英收镇冲脉"。正如龚商年在总结叶天士奇经用药时所说："如冲脉为病用紫石英以镇逆，任脉为病用龟甲以为静摄，督脉为病用鹿角以为温煦，带脉为病用当归以为宣补。"

叶氏还将络病与奇经病联系在一起，创造性地提出了"奇络病"的概念，指出"经几年宿病，病必在络""久发、频发之恙必伤及络"的论点，"由脏腑络伤，已及奇经""通络兼入奇经"，对于久发、频发的慢性病，认为可从"奇络"和"奇经"的角度进行辨治，"夫日结日聚，皆奇经中不司宣畅流通之义，医不知络病治法，所谓愈究愈穷矣"。

叶氏提出了"八脉失调""奇脉不固""八脉空虚"的诊断，指出"通络兼入奇经"，并采用"宣通奇脉""镇固奇脉""填补下焦""辛润通络""虫类通络"等治法，把辛润药与虫类药用于奇经病的治疗。叶天士对虫类药的运用更是独具匠心，谓"久则邪正混处其间，草木不能见效，当以虫蚁疏逐"，以"搜剔络中混处之邪"。近代医家论治络病，症见疼痛、久痛者，多宗叶氏治奇经之法。

叶天士把古典医籍理论与临床实践融会贯通，在奇经辨治方面颇多创见，既充实了奇经理论，又积累了丰富的实践经验，为后世中医内科、妇科、老年病学的发展，做出了卓越贡献。

清代著名医家吴鞠通博采众长，撰写《温病条辨》，重视八脉在妇科的重要作用，"产后虚在八脉""妇科所当首识者也""阴阳交媾，胎前产后，生化全赖乎此"。他继承和发展了叶天士的奇经辨证思想并灵活应用，吴鞠通重视脏腑与奇经为病的相关证治。"八脉隶于肝肾，如树木之有本也""督脉根于少阴"。病理方面尤强调二者的相互影响，指出"八脉隶于肝肾，肝病久，未有不累及奇经者""八脉隶于肝肾，少阴虚则八脉亦虚"。

治疗上多用滋养肝肾精血、健脾益气的"血肉有情之品"，培本固元，通补奇经，治疗多种虚衰性疾病。"盖下焦深远，草木无情，故用有情缓治"。如对于"痢久阴阳两伤，少腹肛坠，腰胯脊髀酸痛"者，认为系由脾肾二脏病久，导致全身精气亏损，下焦不固，延及奇经，用参茸汤主之。参补阳明，鹿补督脉，归茴补冲脉，鹿茸补督升阳，人参补阳明以助其升，归茴补冲，菟丝、附子升少阴，杜仲补肝肾、主腰痛。"俾八脉有权，肝肾有养，而痛可止，坠可升提也"。如用"通补奇经丸"治疗病久八脉虚寒证，"本系八脉虚寒之病，久带则下虚愈甚，古人所以有漏卮之喻也，以通补八脉为要"。"带证已久，不时举发，经不调，六脉阳微之极，皆产后受伤，虚不肯复之故，治在八脉，非通补奇经丸不可"，多用鹿茸、紫石英、龟甲、枸杞子、当归、肉苁蓉、小茴香、鹿角胶、沙苑蒺藜、补骨脂、人参、杜仲"通补兼施"，并调八脉。方中用鹿茸壮督脉之阳，鹿角胶补督脉之气，人参大补元气，生阴血，龟甲滋阴益肾，通阴维八脉，紫石英暖宫镇冲，入冲脉以为镇逆，当归辛润通调，入带脉，枸杞子、沙苑蒺藜、肉苁蓉、杜仲、补骨脂共奏补肝肾，壮元阳之功，小茴香温暖下元，入奇经，补胞宫，补而且通，而无滋腻之弊。总之"议补下焦，立三法：专翁膏补下焦之阴者也，奇经丸补下焦之阳者也，天根月窟膏阴阳并补，使阴阳交纽者也"。吴氏以三甲复脉汤治疗"下焦温病，热深厥甚，脉细促，心中憺憺大动，甚则心中痛者"，指出为"肝肾虚而累及阴维，故心痛""可用温通，故以镇肾气，补任脉，通阴维之龟甲止心痛，合入肝搜邪之二甲，相济成功也"。概肝肾与八脉相隶，心之气血与八脉亦相通，热病久阴伤，阴维受累而现心痛，心病久同样可致奇经受损，故龟甲入阴摄阳，引入阴维而能奏效。

清代徐灵胎、傅青主、张锡纯等，对奇经八脉学说的发展也都各有建树。

徐灵胎对奇经病变与妇产科疾病的关系进行了高度概括论述，认为"经带之疾，全属冲任"。"凡治妇人，必先明冲任之脉，此皆血之所生也，而胎之所由系，明于冲任之故，则本源洞悉，而后所生之病，千条万绪，以知其所从起"，强调"治冲任之法，全在养血"。

明末清初著名医家傅山擅长妇科，在奇经辨治上独树一帜，使奇经辨治在妇科中的运用不断完善，所著《傅青主女科》载："妇人有冲任之脉，居于下焦，冲为血海，任主胞胎，为血室，均喜正气相通，最恶邪气相犯，经水由二经而外出""夫任脉行于前，督脉行于后，然皆从带脉之上下而行也""带脉通于肾，而肾之气通于肝"。

傅氏认为，冲任督带的功能失调能引起妇科疾病的发生。如治血海太热血崩，认为"血海者，冲脉也，冲脉太寒而血即亏，冲脉太热而血即沸，血崩之为病，正冲脉之太热也"。"治法必须滋阴降火"，用清海丸，子宫清凉，而血海自固。《傅青主女科》关于血崩的辨治方法极大地充实和发展了崩漏治法。带脉无力所致胎动不安者，认为"带脉者能以约束胞胎之系也，带脉无力则难以提系，必然胞胎不固，故曰带弱胎易堕，带伤则胎不牢""而带脉实关于脾肾，脾肾亏则带脉无力，胞胎即无以胜任矣"用安奠二天汤治疗。带下亦为奇经之病，如任督脉虚，带脉不能约束诸经，必然发生带下。傅氏认为，带下病的病机是"带脉不能约束而有此病"。"带脉通于任督，任督病而带脉始病"，任脉主一身之阴气，督脉主一身之阳气，任督受损，则水谷之气不生精血而生经水，反聚而为湿，湿致带脉失约，而为带下病。对于带下病之黄带，傅氏认为，"肝之性既违，则肝之气必逆，气欲上升，而湿欲下降，两相牵掣，以停住于中焦之间，而走于带脉，遂从阴器而出""夫黄带乃任脉之湿热也……不知带脉横生，通于任脉，任脉宜上走于唇齿，唇齿之间，原有不断之泉，下贯于任脉以化精，使任脉无热气之绕则口中之津液尽化为精以入于湿也……所以世之人有以黄带为脾之湿热，单去治脾而不得痊者，是不知真水合成丹邪、元邪，绕于任脉、胞胎之间而化此黄色也""为任脉虚、带脉失约、水湿内停，方用易黄汤""补任脉之虚，而清肾火之炎""山药、芡实专补任脉之虚，又能利水，加白果引入任脉之中""以至于用黄柏清肾中之火也，肾与任脉相通以相济，解肾中之火，即解任脉之热矣"。赤带"乃带脉之湿热也"，是"肝经之郁火内炽，下克脾土，脾土不能运化，致湿热之气蕴于带脉之间，而肝不藏血，亦渗于带脉之内"。傅氏总结治疗奇经为病的药物：白术可以利腰脐，以利带脉，山药、扁豆、莲子可以卫冲脉，巴戟天、白果可以通任脉，牡蛎的固涩作用可以摄带脉等。

　　傅氏在其著作中对妇科各种疾病与奇经的关系均有简要论述，理、法、方、药俱全，其对奇经辨治方法的运用丰富了中医辨证方法的内容，奇经辨治方法的运用拓宽了奇经理论在妇科临床的应用，傅氏所创立的方剂至今仍在沿用，对后世影响很大。

　　清代医家沈金鳌重视奇经八脉辨证，所著《杂病源流犀烛》云："奇经八脉，所以总持十二经，不明乎此，并不知十二经之纲维、十二经之出入。如肝藏血，其人本血病，治其肝而勿愈，必求其源于冲，冲为血海也。肺主气，其人本气病，治其肺而勿愈，必求其源于督，督为气海也。"其任、带、跷、维六经可以类推，列有奇经八脉门，论述奇经八脉病证的源流与证治。

　　其论冲脉曰："冲脉既为十二经之海，而下为血海，又与督脉为十二经之道路，及与任脉、阳明脉会于气街，则督任二脉，皆可谓之冲，故古人不分冲、任、督，而总名曰太冲……盖太冲云者，以一身之精气上升言之，不止为血海言之也""故冲则独主血海，而其所以主血海，以其为先天精气之主能上灌诸阳，下渗诸阴，以至足踵"。因此，临床论病论治侧重于冲脉。

其论任脉曰："所谓真阴之盛，必由于真阳之实。"故"任脉固起于真阴，而阴无阳不生""任脉为病，非阴之自病，病由于阴中无阳"。因而治任为阴气所乘，阴中切痛，以温化为主。如论督脉曰："督为阳脉之海，是人阳脉之都纲。"督脉起于长强，循脊上项散脑，故其为病，实则脊强而厥，虚则头重。"脊强而厥"，主以苏合丸。

其论带脉曰："冲任二脉与阳明合于宗筋，会于气街，皆属于带脉而络于督脉，则太冲之所以能上养心肺者，须赖带脉持之一身二十七气上下流行，亦赖带脉为之关镇，而一身之强力，亦赖带脉以出""一身上下，机关全在于带脉，带不能自持其气，其症皆陷下，而不上矣"。

其对阳维、阴维论曰："人身阳脉既统于督，阴脉既统于任矣，而诸阳诸阴之期见而会者，又必有以维系而主持之，故有阳维以维诸阳，阴维以维诸阴。"阳维脉"病常自汗，荣卫不相和谐，宜桂枝汤，反烦不解，先刺风池、风府，却与桂枝汤则愈"。风池、风府乃阳维之会，以病寒热自汗，本桂枝汤证，服之而不愈者，乃阳维脉病也，故必先针阳维诸会之穴，以制受病之处，然后再服桂枝汤，自无不愈也。

张锡纯所著《医学衷中参西录》注重冲脉，提出冲气致病理论，立论精辟，治法独特，遣方用药精专，开拓临证思路。张氏尤重视冲脉在奇经八脉中的作用，"人之血海，其名曰冲，在血室两旁，与血室相通，上隶于胃阳明经，下连肾少阴经，有任脉以为之担任，督脉为之督摄，带脉为之约束，阳维、阴维、阳跷、阴跷为之拥护，共为奇经八脉"。"冲脉"为八脉之纲领，生理上"在男子则冲与血室为化精之所，在女子则冲与血室实为受胎之处"。"冲为血海，实亦主气"故冲脉的病理变化主要是冲气上逆，冲脉自身可以导致"冲气上冲"，同时冲气上逆与肝脾肾功能异常密切相关。把肝肾、脾胃与冲脉统一起来，生理上冲脉"上隶于胃阳明经，下连于肾少阴经""与胃气原相贯通""为肾脏之辅弼"。下元虚损，气化失常不能固摄，"致其气化膨胀于冲任之间，转夹冲气上冲"，故"肾虚之人，冲气多不能收敛，而有上冲之弊"。"冲脉之上系原隶阳明胃腑"，若胃气虚弱，中气不旺，胃气不能息息下降，其气化不能下行。"因冲气上冲，胃腑之气亦失其息息下行之常，或亦转而上逆"。肝为肾行气，疏泄肾气下行，助其归根下元，或因肝气恣横，更可引动冲气逆而上冲。"因性急多怒，肝胆气逆上干，或因肾虚不摄，冲中气逆上冲，而胃受肝胆冲气之排挤，其势不能下行，转随其排挤之力而上逆，迨至上逆习为故常，其下行之能力尽失，即无他气排挤之时，亦恒因蓄极而自上逆"。故曰："冲者，奇经八脉之一……是以肾虚之人，冲气多不能收敛，而有上冲之弊……盖冲气上冲之证，固由于肾脏之虚，亦多由于肝气恣横，素性多怒之人，其肝气之暴发，更助冲胃之气上逆。""冲气上冲之病甚多"，临床可见衄血，以及女子倒经、血枯经闭、崩漏、不孕诸证。

"冲气"致病之脉象强调"长"，如"弦为肝脉，弦而且长则冲脉也。弦长之脉，见于右部，尤按之颇实，此又为胃气上逆之脉"。镇冲降逆、敛冲平冲为贯穿其中的基本治则。其创制了理冲汤（丸）、安冲汤、固冲汤、温冲汤等方剂。张锡纯对于冲脉生理、病理的认识较前人更全面深入，不仅丰富了冲脉学说，也充实了中医妇科理论，使后世学者获益匪浅。

《得配本草》是清代严西亭等编著的，是一部研究单味中药及多味中药间配伍运用的中药学专著。全收 10 卷，载药 647 种，卷末附奇经药考，列奇经八脉药物 43 种，并进行了归经分类。

如巴戟天、香附、川芎、鳖甲、木香等入冲脉。附子、肉桂、细辛、苍耳子、吴茱萸、鹿角霜等入督脉。龟甲等入任脉。当归、川断、龙骨、艾叶、升麻等入带脉。黄芪、白芍、桂枝入阳维脉。穿山甲、肉桂、防己等入跷脉。丹参、王不留行入冲任。这些论述对奇经八脉理论在临床的辨证治疗、立法选药提供了理论依据。

（六）当代奇经八脉理论的认识和发展

随着医学的发展，特别是中西医结合医学的发展，应用现代医学知识来探索奇经八脉学说的本质以及发病机理应运而生。现代医学家在中医学的基础上，通过实验以及临床观察，从不同角度研究和探索奇经八脉学说，特别是冲任学说的本质以及发病机理和治疗方法，将冲任学说的发展推向更高阶段。

刘奉五先生对冲任学说的贡献，主要有两点：

（1）主张妇人病应责之肝、肾、脾三经及冲任二脉，认为冲为血海，而血的来源与生成依赖脾胃之生成与肝的调节，血的储存与排泄依赖肾的闭藏和脾的统摄。任脉虽主胞胎，但是气血、津液、阴精均源于脾胃之生化，故脾为孕育之源，其所以能孕育和系胎，又依赖于肾气之盛衰，故肾为孕育之根。大凡冲任之为病均责之于肝、脾、肾三脏，冲任二脉的生理病理现象均依附于肝、脾、肾三脏。所以，在治疗上要通过治疗肝、脾、肾而达到安冲、固冲、调理冲任、调补冲任的目的。

（2）提出"冲任不能独行经"之说。通过冲任二脉的循行与其他经脉的关系，其与肝、脾、肾三脏的关系，以及临床治疗冲任二脉疾病的常用方药来看，都充分说明冲任二脉的生理功能实际上是肝、脾、肾三脏生理功能的体现。对于冲任二脉为病也是通过治疗肝脾肾，之后达到治疗冲任的目的，所以说"冲任不能独行经"。

罗元恺先生提出，冲任衰竭可导致女性生殖轴各个环节之间的负反馈，冲任衰竭，除出现月经闭止外，还使阴精不足，肾气亏虚，可导致骨髓不充、脑髓空虚或水液代谢异常等肾所主的多种功能低下。他认为，这是肾气－天癸－冲任轴各个环节相互影响，形成负反馈作用的结果，并提出流产的主要原因在于肾气虚衰，冲任不固。

朱南孙"将冲任与脏腑、气血、其他经络的生理、病理关系结合起来，系统地论述冲任"学说，对冲任虚损的研究更趋全面。主要贡献体现在以下几方面：

（1）将妇科病机与冲任损伤紧密结合起来，在月经失调的病机上，认为禀赋不足，幼年经血过多而失血；人流手术致冲任受损，气血受损而匮乏；脾胃素虚，健运失职或情怀不遂，肝郁犯脾致气血乏源，都能导致冲脉空虚，血海不满而月经失调。在其他疾病上，如婚久不孕，究其病源有邪侵冲任，胞脉阻滞之由；房事不慎易致热瘀交阻，冲任阻塞；闭经尚有肝肾阴虚，冲任不足，血海空虚等。

（2）将补充冲任和疏理冲任分类组合，朱南孙先生根据妇女月经周期冲任气血盛衰出现生理性变化的特点，将补充冲任和疏理冲任分类组合，分别施用于月经周期的各阶段，如治不孕症，氤氲期以巴戟天、肉苁蓉、淫羊藿等以温养冲任；经前以柴胡、香附、路路通等疏理冲任。这些方法在临床上得到很好的疗效。

韩冰教授通过深入研究冲任学说及奇经八脉理论，并将其运用于临床实践，在治疗卵巢功能失调性疾病方面，取得了很好的治疗效果。在冲任学说上，韩冰教授的主要贡献体现在以下几方面：

（1）提出冲任损伤的病机分为三类。冲任自病，如先天发育不良致冲任功能不健，或流产放环术操作不当，损伤冲任等。脏腑气血或其他经络病变累及冲任，如先天禀赋不足，后天失于调养，致冲任二脉虚弱，出现闭经或崩漏。冲任直接受损而影响脏腑气血和其他经络的功能，如妊娠时，冲气上逆犯胃而出现妊娠呕吐，冲任二脉气滞血瘀产生崩漏等。

（2）在治法上认为冲任无论虚实，"通因一法"为定例。冲任为奇经，而奇经的生理特点以满为功，以通为用，且奇经病以虚证占多数，实证也多为虚中夹实。故其治法与正经病治法有所不同，无论补虚治实，"通因一法"为定例。常用治法包括疏肝通任法、补肾滋任法、补任填督法、补肾调冲法等。

（3）韩冰教授所提出的补肾调冲法在治疗卵巢功能失调性疾病方面临床疗效显著，可明显改善患者的内分泌功能，促进甾体激素的分泌，提高卵巢的排卵率，调节下丘脑－垂体－卵巢轴的功能，且未发现有明显的毒副反应。

马宝璋教授提出，将冲任理论贯穿于妇科生理病理疾病的整个过程。在生理上，认为冲任二脉与各个脏腑均有联系，且提出冲任的生理特点是具有"湖泽""海洋"一样的功能，也就是十二经脉的气血流溢于冲任，且冲任二脉的气血不再逆流于十二正经，否则中医学的"血海满而自溢""自溢胞宫"的月经理论无法阐述。在病理上，马老认为，导致妇科疾病的主要原因是损伤冲任，且把妇产科疾病的病理机转概括为三个方面：①脏腑功能失调影响冲任为病。②气血失调影响冲任为病。③直接损伤胞宫影响冲任为病。这三种病机不是孤立的，是相互关联、相互影响的，其中一种病机可以引起另两种病机的产生。

随着中医学的发展，用现代医学方法及手段深入研究奇经八脉的微观病理机制及奇经八脉辨证治疗的作用和机制，将为临床治疗妇科病提供新的理论依据。

二、奇经八脉辨证理论体系

中医学之辨证方法，在《内经》学术思想指导下，逐步形成了脏腑辨证、六经辨证、八纲辨证、卫气营血辨证、三焦辨证等辨证论治理论，其中脏腑辨证在中医辨证体系中居于核心。长期以来，有不少人把奇经八脉作为肝脾肾等脏腑的从属部分，因此，奇经八脉理论一直未得到广泛的重视和运用。女性独特的生理特点使妇科学区别于其他学科，不论脏腑功能失常或血气失调，必然影响到冲任和胞宫功能，出现经、带、胎、产诸疾，这是妇科与内科病机上的主要不同点。韩冰教授在继承前辈有关奇经理论的基础上，融汇脏腑、十二经脉和奇经理论，并结合自身临床经验，全面地总结了理法方药相结合的奇经辨证论治系统，使奇经八脉辨证在临床的应用得到了新发展。

所谓奇经八脉辨证，是将奇经八脉的生理功能和病理变化反映于外的不同证候，加以分析归纳，并作为辨证依据。这种辨证方法的具体内容是根据奇经八脉的生理病理及经脉循行的表现来判断病变部位，用虚、实来辨别病情，以奇经八脉间的相互关系来分析病证的传变规律。

（一）奇经八脉辨证的理论基础

奇经总持十二正经，堪为经络之中枢系统，分别起着纲维、跷捷、冲要、总督、承任、总约之作用。奇经八脉借助与十二经脉交叉贯穿汇聚、涵蓄十二经气血，沟通了十二经气血与胞宫之间的联系。奇经八脉独特的生理功能及其与脏腑、十二经脉、胞宫的关系，共同构成了奇经八脉辨证的理论基础。

1. 奇经八脉生理功能

（1）冲脉

冲，有要冲、要道之意，冲脉对女性生殖系统的功能起重要的调节作用。冲脉调节气血，其循行"其上自头，下自足，后自背，前自腹，内自谷溪，外自肌肉，阴阳表里无所不涉"（《类经·卷九》），贯穿全身。冲脉与任脉相并行，又与督脉、十二经相通，与足阳明胃经合于宗筋，会于气街，直接受承胃之气血，得后天精气滋养，与足少阴肾经相并而行，得先天精气濡养，于会阴及足趾与足厥阴肝经相络，受肝血调养，为总领诸经气血的要冲，是十二经气血汇集之所，能调节十二经气血盛衰，故有"十二经脉之海""五脏六腑之海"和"血海"之称，具有涵蓄十二经气血的作用。

脏腑为气血生化之源，当经络脏腑气血有余时，冲脉能加以涵蓄和贮存，经络脏腑气血不足时，冲脉能给予灌注和补充，来充养五脏六腑，以维持人体各组织器官正常生理活动的需要。故《素问·痿论》曰："冲脉者，经脉之海也，主渗灌溪谷。"《灵枢·逆顺肥瘦》曰："夫冲脉者，五脏六腑之海也。五脏六腑皆禀焉。"又曰："其上者，出于颃颡，渗诸阳，灌诸精……其下者，并于少阴之经，渗三阴，其前者……渗诸络而温肌肉。"其可发挥濡润温养作用。

冲脉有调节月经的作用。冲为血海，五脏六腑之气血，皆归于冲脉，冲脉气血充盛，血海充盈，下注于胞宫而为月经。冲脉亏损则血海空虚，出现月经失调等证。故张景岳云，"冲脉为月经之本"也，《临证指南医案》亦说，"血海者，即冲脉也，男子藏精，女子系胞，不孕、月经不调，冲脉病也"。

冲脉有调节乳汁生化的作用。乳汁产生来源于冲任气血流注的变化。女子以血为用，《女科经纶》云："血有余则……流注乳房变白而为乳汁。"产后冲任的气血流注乳房，乳房充盈生产乳汁，《景岳全书》云，"妇人乳汁乃冲任气血所化""若产后乳迟乳少者，由气血之不足，而尤或无乳者，其为冲任之虚弱无疑"。

冲脉具有促进生殖的功能，与孕、胎、产关系密切。冲脉是经血汇聚之所，冲脉盛衰对性机能的发育和生殖功能方面起了重要的作用。故《医学衷中参西录》云："人之血海，其名曰冲，在血室之两旁，与血室相通……此八脉与血室男女皆有……在女子则冲与血室实为受胎之所。""是以女子不育，多责之冲脉……冲脉无病，未有不生育者"，冲脉在调节月经、妊养胎儿、促进女子生殖方面发挥重要作用。

（2）任脉

任，有担任、任受、妊养的意思，任脉总司一身之阴液。凡精血津液皆由任脉所主，任脉与足厥阴肝经交会于曲骨，与足太阴脾经交会于中极，与足少阴肾经交会于关元，手三阴经借足三阴经与任脉相通，故称"阴脉之海"。任脉有总任一身阴脉，调节阴经气血的作用。任脉充盈，精血津液充盛，始有冲脉之旺盛，才能精气溢泄，月事以时下，否则，冲任二脉虚竭，则冲脉无源而衰，出现月经失调等证，故任脉有调节月经的作用。《妇人大全良方》云，"乳汁乃气血所化""乳汁资于冲任"，产后冲任气血流注乳房化为乳汁，故任脉有调节乳汁的作用。任承阴血、津液以养胞宫，泌带下。

任脉能促进生殖功能，妊养胎儿。滑伯仁说："任者，妊也，为人生养之本。"任脉妊养胎儿，故有"任主胞胎"之说，任脉受脏腑之精血，与冲脉相资，得督脉相配，任承阴血津液以养胞胎，所以王冰说，"冲为血海，任主胞胎，二者相资，故能有子""谓之任脉者，女子得以妊养也，故经云：此生病其女子不孕也"。

（3）督脉

督，有总管、统率之意，又称为"阳脉总纲""阳脉之海"。督脉与诸阳经相联系，与手足三阳经交会于大椎，与阳维脉交会于风府、哑门，阳跷脉通过足太阳与督脉风府相通，带脉从督脉分出。故《脉经》云："督脉者，阳脉之海也。"

督脉上入脑，下络肾，维系着人身的元气，对诸阳经有调节作用。督脉具有总督一身阳经，温煦脏腑，调节全身阳经气血的作用。督脉又与任脉相通，一主诸阳，一主诸阴，共同调节一身阴阳脉气的平衡。冲任督三脉同起于胞中，督脉总督冲任，调摄气血，故督脉与冲任二脉共同参与调节维持经、孕、产、乳的正常。《素问·骨空论》曰："督脉为病，其女子不孕。"带下为任脉所司之阴液，需督脉温化，才能渗注于外阴，故督脉有调节带液作用。

（4）带脉

带，有束带之意，起于季胁，围绕腰腹一周，犹如束带。杨玄操注释《难经》时说："带之为言束也，言总束诸脉，使得调柔也。"足三阴、三阳以及阴阳二跷脉皆受带脉之约束，故带脉能约束纵行的各条经脉，加强经脉之间的联系，使经脉气血循其常。《奇经八脉考》以"总约诸脉者也"称之。《儒门事亲》云："冲任督三脉，同起而异行，一源而三歧，皆络带脉。"冲任督带各司其职，共同维持女性月经和生育等功能。

带脉有主司妇女带下的作用。带脉约束带液，带液量泌之有常，发挥津津常润作用。若邪客带脉或脉气虚损，会导致女阴干枯或病理性带下。

带脉参与维持子宫的正常位置，有提系胞胎作用。胞胎虽为任脉所主，但亦靠带脉提系。《傅青主女科》云："带脉者，所以约束胞胎之系，带脉无力，则难以提系，必然胎胞不固。"《杂病源流犀烛》曰，"一身上下机关全在带脉，带脉不能自持其气，其症皆陷下而不得其上"，表现为阴挺等脉气不举诸证。

（5）跷脉

跷脉具有交通一身阴阳之气和调节肢体运动功能，以及司眼目开合的作用，与睡眠及肢体运动有关。"跷者，捷也"，跷有跷捷轻健之意。阴阳跷脉"分主一身左右之阴阳"。《奇经八脉考》曰："阳跷主一身左右之阳，阴跷主一身左右之阴。"跷脉从下肢内外侧分别上行头面，在"阴跷阳跷，阴阳相交，阳入阴，阴出阳"的基础上，使肢体运动灵活跷健，故《奇经八脉考》以"使机关跷捷"冠之。

由于阴阳跷脉上头入络脑，与多经交会于目内眦，故跷脉能沟通阴阳，连接五脏六腑之阴阳，运行卫气，具有濡养眼目和司眼睑开合的作用。《灵枢·脉度》云，二跷脉"气并相还则为濡目"，阴跷和阳跷的脉气并行回还，能起到濡润眼目、利于开合的作用，故跷脉能交通阴阳、主睡眠。《灵枢·寒热病》指出："阴跷阳跷，阴阳相交，阳入阴，阴出阳，交于目锐眦，阳气盛则瞋目，阴气盛则瞑目。"此与卫气昼行于阳、夜行于阴有密切关系。《灵枢·口问》云："卫气昼日行于阳，夜半则行于阴。阴者主夜，夜者卧，阳者主上，阴者主下……阳气尽，阴气盛，则目瞑，阴气尽而阳气盛则寤矣。""卫气之行，一日一夜五十周于身，昼日行于阳二十五周，夜行于阴二十五周，周于五脏"。说明卫气随着昼夜的阴阳消长变化，形成寐寤交替的过程。卫气通行全身又与跷脉密不可分。沈金鳌在《杂病源流犀烛》中指出，"跷脉之剽悍，同于卫气，而皆出目眦"，说明跷脉有运行卫气的作用。昼日卫气行于阳跷脉，阳气渐盛，目张而不寐，工作与学习精力充沛；入夜，卫气行于阴跷脉，则阴气渐盛，目闭欲眠，夜能入眠而休息。如果二跷脉脉气偏颇，则发生嗜睡与失眠等。

（6）维脉

"维"有维系和维络之意。维脉的主要功能是维系和联络全身经脉。《难经·二十九难》云："阴维维于阴，阳维维于阳。"阳维脉与手足三阳相维，而会合于督脉，有维系和联络人身阳经的功能。阴维脉与三阴之脉相互交会，而会合于任脉，有维系和联络各阴经的功能，从而加强了经络之间的互相联系，调节了气血的盛衰。二者共同起着调和阴阳、溢蓄气血、调节气血运行的作用。

综上，奇经八脉纵横交叉于十二经脉之间，沟通了十二经脉之间的联系，对十二经气血有蓄积和渗灌的作用，对全身气血运行起重要的调节作用。正如《奇经八脉考》云："盖正经犹夫沟渠，奇经犹夫湖泽。正经之脉隆盛，则溢于奇经。"

2. 奇经八脉与脏腑的关系

（1）八脉与肝肾

肝肾居于下焦，下焦也是奇经汇聚之所，奇经与肝肾关系最为密切，尤其是冲任二脉。正如《临证指南医案》记载："八脉隶乎肝肾。"肾为先天之本，是五脏六腑之本，十二经之根，主藏精，藏生殖之精和脏腑之精，精又化血，为胞宫的行经和胎孕提供物质基础。直接关系月经的来潮与乳汁的生化和妊娠。故肾主宰着妇女的生长发育和生殖机能。肾气的盛衰直接影响着冲脉的盈亏。

冲任与肾的关系最为密切。冲任二脉起于胞中，胞脉系于肾，故又有"肾为冲任之本"的说法。冲脉的经络循行上，《素问·骨空论》曰，"冲脉者，起于气街，并少阴之经"，说明冲脉通过气街连接肾脏。《灵枢·逆顺肥瘦》曰："夫冲脉者……其上者，出于颃颡……其下者，并于少阴之经。"《灵枢·动输》云："冲脉者，十二经之海也，与少阴之大络，起于肾下……并少阴之经。"这说明冲脉隶于少阴。《奇经八脉考》云："起于少腹之内胞中，其浮而外者，起于气冲，并足阳明、少阴二经之间。"《医宗金鉴》曰："冲脉起于腹气街，后天宗气气冲来，并于先天之真气，相并夹脐上胸街，大气至胸中而散。"可见冲脉的循行分布或与足少阴肾经相并，或与其络脉相联系，且冲脉的大部分腧穴依附肾经，如横骨、大赫、气穴、四满等。冲为血海，在肾及天癸的作用下，"太冲脉盛"，则冲脉定期蓄藏并向胞宫输送气血，从而表现为月经的周期来潮。故唐容川的《血证论》曰："肾居冲脉之下，又为冲脉之根。"

任脉在腹部与足少阴肾经相会。《难经·二十八难》云："任脉者，其于中极之下，以上毛际，循腹里，上关元，至喉咽。"《奇经八脉考》云："起于中极之下，少腹之内，会阴之分……同足厥阴、太阴、少阴并行腹里。"《针灸经穴图考》云，足少阴肾经"下脐过任脉之关元、中极之分而络膀胱"。可见，任脉于关元、中极、阴交等处与足少阴肾经相通。任脉为"阴脉之海"，承任诸阴经，任脉还"主胞胎"。肾所藏之精，通过任脉输注于五脏六腑，以此来濡养五脏六腑。当女子发育到二七之年时，肾气盛，泌至天癸成熟，冲任二脉得到通顺，故冲任二脉均与肾相通。冲任二脉起于胞中，胞脉系于肾，经脉相连，冲任根于肾。

如果肾气不足，则冲任两脉也会受到影响，而引起闭经、漏胞、小产等妇科疾病。

督带二脉与肾也有密切联系。《素问·骨空论》曰："督脉者，起于少腹……贯脊属肾……入循膂络肾。"此是输转肾中精气的重要途径。《奇经八脉考·督脉》记载："其脉起于肾下胞中，至于少腹……在骶骨端与少阴会。"由此可以看出，督脉与肾在经脉循行上的关系非常密切。通过经络与肾相络属，督脉"贯脊属肾，上至风府，入属于脑"。三脉皆起于胞宫，督脉为"阳脉之海"，与相交之任脉，调节阴阳脉气的平衡，共同协调主持月经与孕育。若督脉为病，阳气虚损，女子则宫寒不孕、闭经等。故《素问·骨空论》云："督脉为病……其女子不孕、癃、痔、遗溺、咽干。"

带脉当十四椎处分出，它与肾的联系主要通过足少阴肾经之经别和足太阳膀胱经。《灵枢·经别》曰："足少阴之正，至腘中，别走太阳而合，上至肾，当十四椎，出属带脉。"带脉横行于腰部，总束诸经，起到枢机纽带的作用。《素问·痿论》说，冲脉者"一皆属于带脉，而络于督脉"，王冰说，"任脉自胞上过，带脉贯脐而上"，故带脉和冲任督一起，通过与肾经的联系，发挥提携胞气、约束诸经的作用。

阳维、阳跷通于足太阳，阴维、阴跷通于足少阴。"阴维起于诸阴之交，发于足少阴筑宾穴"。阳维脉"发于足太阳金门穴"。阴跷脉是足少阴肾经的支脉，起于肾经之照海穴，又在交信穴与肾经相交。《灵枢·脉度》记载阴跷脉为"（阴）跷脉者，少阴之别""其脉起于足少阴然谷穴之后，同足少阴循内踝下至照海穴"。阳跷脉与足太阳膀胱经相通，"其脉起于跟中，出于外踝下足太阳申脉穴"。可见，维脉、跷脉直接或间接地通过足太阳经或足少阴肾经与肾发生联系。

奇经和肝也有密切联系。肝血有余则通过冲脉下注胞宫为月经，妊娠后停经而滋养胎儿，分娩后则又可上行而为乳汁。冲任二脉循行上与肝经相联系。冲任起于胞中，与足厥阴并行相互联络，足厥阴肝经循行所过于阴器、少腹、乳房部位，均与女性生殖脏器相联。冲脉和肝经上会于头部，下会于足，中会于少腹、阴股，与任脉交会于曲骨、中极、关元等腧穴。《针灸甲乙经》亦说，"曲骨……任脉足厥阴之会"，因此，冲任和肝肾均有联系。若肝经有病往往损及冲任二脉，影响血海的盈亏安宁，就会导致一系列的妇科疾病。

督脉与肝的联系密切。足厥阴肝经会于颠顶，交会于督脉。《灵枢·营气》云："足厥阴……上循喉咙，入颃颡之窍，究于畜门。其支别者，上额循颠，下项中，循脊入骶，是督脉也。"《灵枢·经脉》曰："肝足厥阴之脉，起于大趾丛毛之际……过阴器，抵小腹，夹胃属肝络胆，上贯膈，布胁肋，循喉咙之后，连目系，上出额，与督脉会于颠。"

带脉的章门穴属肝经，而带脉穴又隶胆经。所以，情志抑郁，肝胆不舒，也可以影响带脉。带脉气滞则腰腹胀痛，若湿热下注，也可致带下等疾患。

肝肾与奇经八脉在生理上密切联系，在病理上相互影响。肝藏血，肾藏精，肝主疏泄，肾主封藏，肝肾功能正常，精血充盈则能濡养奇经，使八脉发挥对全身经气的溢蓄、调节作用。肝肾不足则八脉空乏，导致月经失调、带下异常、不孕、经断前后诸证、胎漏等经、孕、胎、产、杂诸病的发生。所以《温病条辨》曰："八脉隶于肝肾，如树木之有本也。"

奇经为病多与肝肾久损有关。奇经病证以虚证较多，多由大病、久病、诸虚劳损等所致，"久病及肾"，肝肾亏损，日久累及八脉而致病。正如《临证指南医案》云，"夫奇经肝肾主司为多""肝肾内损，渐及奇经诸脉""肝肾下病，必留连奇经八脉，不知此旨，宜乎无功"。而八脉失和，不能溢蓄气血、濡养肝肾，易导致肝肾损伤。

在辨证论治过程中，也常把八脉为病的病机与肝肾作用统一起来，多从肾肝入手，或以治肝肾之法治奇经伤损，或以奇经之法以治肝肾为病，多能获效。故《临证指南医案》在八脉论治云："凡冲气攻痛，从背而上者，系督脉主病，治在少阴，从腹而上者，治在厥阴，系冲任主病，或填补阳明，此治病之宗旨也。"

（2）八脉与脾胃

冲任二脉与脾胃的关系十分密切。脾胃为后天之本，气血生化之源。《景岳全书·妇人规》云："气血之化，总由于水谷，水谷盛，则血气亦盛，水谷衰，则血气亦衰，而水谷之海又在阳明。"脾胃健旺，气血充盛，机体才能维持正常功能活动。奇经八脉，亦依赖脾胃化生的水谷精微充养才能发挥作用。"女子以血为用"，气血是月经和胎孕的物质基础。如薛立斋云："血者水谷之精气也……妇人上为乳汁，下为月经。"冲任二脉通过交会穴与足阳明经发生联系。冲脉和足阳明胃经"合于宗筋，会于气街"，同胃经在腹部并行而上。《素问·痿论》曰："冲脉者，经脉之海也，主渗灌溪谷，与阳明合于宗筋，阴阳揔宗筋之会，会于气街。"《难经·二十七难》云："冲脉者，起于气冲，并足阳明之经，夹脐之行，至胸中而散也。"冲脉的经气输注穴位上巨虚、下巨虚，也是足阳明经的腧穴，两经通过所交会的腧穴而发生联系，故又有"冲脉隶于阳明"之说。同时，足太阴脾经在少腹部与冲任经穴相通，而任脉在经脉循行上与胃经是紧密相连的，任脉在腹部和目下都与足阳明相交会，与脾胃两经相会合于中极、关元、下脘、中脘、上脘、承浆、承泣等腧穴。

脾胃健旺，则气血旺盛，冲任脉气血通盛，其机能才能得到正常的发挥，实现行经、养胎、化乳等功能。《景岳全书·妇人规》云："冲任之血，又总由阳明所化。"《素问·至真要大论》曰："气血不和，百病乃变化而生。"故"冲脉隶于阳明，阳明久虚，脉不固摄，有开无合"。若脾胃虚弱，化源匮乏，则八脉受损，诸病随之而生。如脾胃功能受损，气血生化不足，则冲任血虚，上见乳汁缺乏，下见月经闭止等。冲任不固，则可见月经过多、崩漏、堕胎、小产等。冲气上逆，胃失和降，则可见妊娠剧吐等。所以调冲者首重脾胃，通过健补脾胃，治疗冲脉疾病。

带脉能约束纵行的各条经脉。《奇经八脉考·带脉》云："带脉者，起于季胁足厥阴之章门穴。"章门穴是足太阴脾经之募穴，故带脉与足太阴脾经有密切关系。带脉有主司带下、提系胞胎作用。脾气健旺，则带脉功能正常。而带脉功能正常，又可固摄脾之精微，有助脾气健运、升清功能正常。脾运失常，水湿下注，带脉受损失约，而致带下病。中气不足，带脉提摄无力，可致阴挺等脉气不举诸证。

（3）八脉与脑

奇经八脉与脑髓有密切联系，脑可通过奇经八脉对体内各器官的活动产生作用，尤其与冲任、督、跷脉关系密切。张锡纯提出"督脉者又脑髓神经之所也"，认为督脉是脑所属的经络。《素问·骨空论》云："督脉者，与太阳起于目内眦，上额交颠，上入络脑，还出别下项，循肩髆内。"此说明督脉与脑的关系密切。《难经·二十八难》曰，"督脉者，起于下极之俞，并于脊里，上至风府，入属于脑"，已明确将督脉归属于脑。《灵枢·营气》曰："足厥阴……上循喉咙，入颃颡之窍，究于畜门。其支别者，上额循颠，下项中，循脊入骶，是督脉也。"由此可见，督脉主干行于脊里，上行入颅络脑，与脑关系相当密切，成为与脑联系最为广泛的经络。

督脉总督诸阳，对全身阳经起到调节作用，为阳脉之海，是十二经之纲领及动力，督脉通髓达脑，将脏腑之精气向上转输于脑，以濡养元神。同时，脑髓通过督脉调节，对人体的功能活动有着整体调节作用。督脉在病理表现上也与脑密切相关。脑髓为病最易影响督脉，主要表现在头脑、五官、脊髓及四肢的见症。《素问·骨空论》云："督脉为病脊强反折。"又《脉经·平奇经八脉病》云，督脉为病，"大人癫病，小儿风痫"，均为脑部病变，皆由督脉循行脊里，直贯头脑的缘故。

任脉与冲脉同起胞中，沿胸腹正中线，上行至咽喉，下颌部，环绕口唇，循面而入目，任脉和督脉相通，一阴一阳，相互协调，脑髓通过任督二脉，调节机体各脏腑器官的功能。如《素问·骨空论》云："任脉者，起于中极之下，以上毛际，循腹里，上关元，至咽喉，上颐，循面，入目。"《奇经八脉考·任脉》云："任为阴脉之海……上颐，循承浆，与手足阳明督脉会。"

跷脉亦联络于脑髓。《灵枢·脉度》曰："（阴）跷脉者……上出人迎之前，入属目内眦，合于太阳，阳跷而上行。"《奇经八脉考》补充曰："阴跷脉……上行属目内眦，与手足太阳、足阳明、阳跷会于睛明而上行。"《难经》云："阳跷者，起于跟中，循外踝上行，入风池。"从跷脉的循行分布可以看出，阴跷脉、阳跷脉皆入于脑。脑为髓海，为"元神之府"，脑髓的盈虚与肢体运动、耳聪目明等活动有关。跷脉具有交通一身阴阳之气和调节肢体运动及司眼目开合功能，故跷脉的病变多与脑髓病变有联系。如阳盛阴虚，阳不入阴，或阴盛阳虚，阴不出阳，则出现躁动不安、不寐、嗜睡等症。张洁古说："癫痫昼发灸阳跷，癫痫夜发灸阴跷。"临床中治疗一些脑病，常取跷脉之穴，如阳跷之本的仆参穴、阳跷所生之申脉穴都能治疗癫、狂、痫证。

　　总之，奇经八脉与脑不论在经脉循行上还是在各自功能上都有密切联系。督脉循脊入脑，主阳主气，冲脉为血海，任脉为阴脉之海，二者上通于脑，跷脉与督脉会于承浆，跷脉也入脑，使脑元神之府得以充养，发挥其主宰人体一切生命活动的作用。当奇经亏损，八脉失调时，脑神失养，既而成病。临床上诸多与脑有关的疾病，通过治疗奇经也可收到良好的疗效。

　　（4）八脉与胞宫

　　胞宫为奇恒之腑，是女子特有的生殖器官，有主行月经、分泌带液、种子育胎等功能。冲、任、督、带四脉与胞宫关系密切。冲、任、督起胞宫，《灵枢·五音五味》云："冲脉、任脉，皆起于胞中。"《素问·骨空论》曰："督脉者，起于少腹以下骨中央，女子入系廷孔……其络循阴器。"带脉通于冲任督，如《儒门事亲》云："冲任二脉，循腹，夹脐旁，传流于气冲，属于带脉，络于督脉。"冲为血海，广聚脏腑之血。任总司精血津液之阴液，主胞胎。督脉为阳脉之海，总督一身之阳。带脉循腰腹，约束诸经，使气血津液循行保持常度。胞宫在肾、天癸、冲任督带的调节下，主司子宫的藏泻，调节着月经的产生和胎儿孕育，以及带液的泌至等功能活动。因此冲、任、督、带损伤，导致胞宫发生经、带、胎、产诸病，而胞宫损伤，必然会影响冲、任、督、带功能，导致疾病的发生。

（二）奇经八脉的病机特点

妇科疾病的主要病机最终直接或间接损伤奇经而发病。故《妇人大全良方》云："妇人病有三十六种，皆由冲任劳损而致。"《医学源流论》亦云："凡治妇人，必先明冲任之脉……明于冲任之故，则本源洞悉，而候所生之病，则千条万绪，以可知其所从起。"奇经八脉在妇女生理、病机理论中具有重要的地位，韩冰教授观古察今，对奇经病证及病因病机特点进行了全面研究和总结。

1. 八脉自病

因先天因素或病邪直接侵犯八脉而致。包括：①先天子宫、卵巢、阴道等发育不良或畸形，致冲任功能不健全。②早婚多产、房事不节、多次流产、手术操作不当等损伤冲任二脉，累及督带，可致经、带、胎、产、杂诸多病证。③外感六淫邪毒所伤，如经期、产后血室正开，寒邪上客胞宫，入侵冲任，而致经行发热、经行身痛、痛经、月经后期、月经过少、闭经、产后身痛、不孕等病证。④经期、孕期、产褥期外感火热之邪乘虚而入，损伤冲任，发为经行发热、经行头痛、妊娠小便淋痛、产后发热等病证。⑤热伤冲任，迫血妄行，可发为月经过多、月经先期、崩漏、经行吐衄、胎漏、产后恶露不尽、阴疮等病证。⑥热邪结聚冲任，使气血壅滞，热盛肉腐，发为盆腔炎、阴疮等病证。⑦外感湿邪，留滞下焦，损伤带脉，可致带下、阴痒、盆腔炎。⑧跌仆损伤等伤及冲任督带诸脉，可致堕胎、小产等病证。八脉为病既可独发一经，也可多经同病。如《临证指南医案》有"冲任督带伤损，致阴阳维跷不用""冲任先虚，而致跷维脉不用"等病案记载。《傅青主女科》论带下云："盖带脉通于任督，任督病而带脉即病。"带脉通于任督，任督病而后累及带脉。

2. 脏腑病变累及奇经

脏腑与奇经八脉密切相关，机体脏腑气血功能失调，必然累及奇经而发病。如先天禀赋不足，后天失于调养而致机体正气不足，血海空虚，冲任二脉虚弱，出现月经过少、闭经等；大病、久病之后，气血不足，脏腑虚损，延及八脉失养，造成月经过多、经期延长、崩漏等。

冲任之本在肾，肾气虚衰，精不化血，冲任血海匮乏，可致月经后期、月经过少、闭经、不孕等；肾气虚，封藏失职，冲任不固，可致月经先期、月经过多、崩漏、产后恶露不尽、胎漏、胎动不安、滑胎、子宫脱垂等；肾阳虚，命门火衰，冲任督带失于温煦，阴寒内生，导致月经后期、闭经、痛经、带下、子肿、宫寒不孕、产后腹痛等；肾阳虚，气化失司，水液代谢失常，水湿下注任、带二脉，任脉不固、带脉失约发为带下；湿聚成痰，痰浊阻滞冲任，可致月经后期、闭经、不孕；肾阴虚，精血不足，冲任血虚，血海不能按时满溢，可致月经后期、月经过少、闭经；肾阴虚，冲任、胞宫胞脉失养，可致痛经、妊娠腹痛、不孕等；阴虚生内热，热伏冲任，迫血妄行，可发为崩漏、经间期出血、胎漏、胎动不安。

肝气郁结，血行迟滞，导致冲任二脉气血瘀滞，可引发痛经、闭经、经行乳房胀痛、缺乳、妊娠腹痛、不孕等；肝气郁结，疏泄失司，肝气横逆，累及冲任失调，可致月经后期、闭经、痛经、崩漏、不孕、癥瘕、产后乳汁不通等；肝郁化火，热扰冲任血海，迫血妄行，可致月经先期、月经过多、崩漏、产后恶露不尽等；肝郁日久，肝气夹冲气上逆犯胃，胃失和降，可发生经行呕吐、妊娠呕吐；肝经湿热下注任、带二脉，任脉不固、带脉失约发为带下、阴痒；湿热蕴结，或湿热瘀结，瘀阻冲任，可致盆腔炎、癥瘕、不孕等；肝藏血，体阴而用阳，肝阴不足，冲任亏虚，血海不盈，可致月经过少、闭经、不孕等。

脾失健运，气血生化不足，冲任亏虚，血海不盈，可出现月经过少、月经后期、闭经、胎萎不长、产后缺乳等；脾阳虚，运化失职，水湿痰浊壅滞下焦、冲任，损伤冲、任、带脉，可致月经过少、闭经、不孕、癥瘕、带下等；脾气虚，中气不足，统摄无权，冲任亏虚不固，可见月经过多、经期延长、崩漏、胎漏、产后恶露不尽、产后乳汁自出；脾气虚，中气下陷，损及带脉，带脉失约，而致带下、崩漏、子宫脱垂等。

3. 八脉病变累及脏腑

奇经八脉自病，常导致与之相关联的脏腑功能失调，进而出现一系列病变。如寒凝冲任，进而损伤脾阳，脾的化生气血及运化功能失调，可致月经后期、痛经、妊娠腹痛、不孕等；房劳多产，损伤冲任，冲任失调，肾气受损，封藏失司，月经不调；分娩损伤，带脉失约，脾失统摄，中气下陷，子宫脱垂；妊娠时冲脉气机上逆犯胃，出现胃失和降的妊娠呕吐；产后邪毒侵袭督脉，随经入脑，出现产后痉病；经断前后，阴维、阳维脉之气血失衡，阴阳平衡失调，累及于心，则出现经断前后诸证，表现为心火偏亢、心神不宁；跷脉与肝经关系密切，阴跷失养，肝虚风动，还可导致惊厥、痉挛等动风表现。

4. 八脉并病

八脉之中，冲、任、督三脉居中，统帅诸经，"一源三歧"，女起胞宫，男起关元、中极之分；下循前后二阴，前随腹直上，上循胸，络唇口；后贯脊直上，入脑。故冲、任、督三脉并病可出现癥瘕、带下、月经不调、不孕等病证。

督脉与阳维、阳跷脉皆为阳脉。阳维维于阳，阳跷根于阳，二脉由下而上，皆合于督脉，以督为阳脉之海，总督诸阳。督脉络于脑，阳跷脉入目合太阳入络脑，阳维上项交于督脉入络脑。脑为元神之府，故三脉并病出现腰背痛、子痫、抽搐等病证。

任脉与阴维、阴跷脉皆为阴脉。阴维维于阴，阴跷根于阴，二脉上行，皆合于任脉，任为阴脉之海，总任诸阴。任脉起于胞中，阴跷脉从前阴入少腹，阴维脉从腹股沟中点入少腹，故三脉又主月经病、带下、癥瘕及不孕症等。任脉与阴维、阴跷脉皆合于阳脉，亦主神志病。

妇科经、孕、胎、产、杂病均与冲任督三脉相关，三脉系于带脉，带脉约束诸经，开合有道。带脉束约不足，可出现带下过多、子宫脱垂、崩漏等病证；带脉束约太过，可致闭经、乳胀、癥瘕等病证。

（三）奇经八脉辨证原则

1. 重视冲任，兼顾他经

韩冰教授认为，女子以冲任为本，以血为用，经孕胎产乳无不与冲任相关，但鉴于奇经八脉间交会、联接的关系，以及功能上的相辅相成，治疗上应重视冲任，兼顾他经。临床上，特别对疑难病证应仔细辨别经脉自病与八脉并病，如冲任督三脉并病，督脉与阳维、阳跷脉并病，任脉与阴维、阴跷脉并病，达到治愈疾病的目的。

2. 久病不愈，当辨奇经

奇经为病，多系"久发、频发"复杂难治之证，以虚证为多。常因久病重病累及奇经所致，故久病不愈，当辨奇经。奇经八脉功能的发挥，有赖于气血的充养。先天不足，形气不充，或年老体弱，或久病大病之人，脏腑功能衰退，经气耗损，气血违和，必延及奇经，八脉空乏，奇经无以得养，不能正常发挥其生理功能，则进一步加重脏腑虚损，变生诸疾，缠绵难愈。所以《临证指南医案》云："由脏腑络伤，已及奇经""肝肾必自内伤为病，久则奇经与诸脉交伤"。实证者，由于外邪内传，病久入络入血，传入奇经，生痰浊瘀血而变为癥瘕积聚之证。正如《临证指南医案》指出："不知此旨，宜乎无功。"在一些疑难病证中，按常规治法不能奏效，而治奇经，往往获效。如崩漏不止，用补气摄血不效者，治以升举督阳，摄纳固冲等法，可取得疗效。又如《医学衷中参西录》记载，"见有屡次流产者，其人恒身体强壮，分毫无病"，可参考奇经治疗。八脉失和，不能溢蓄气血、内养脏腑，易伤及肝肾脾，从而形成脏腑与奇经同病，临证应细心分辨。

3. 疑难重症，参诸奇经

疑难病证中常出现多种症状，有时一些症状与正经混同，按常规治法却不奏效。如：阴虚阳升，惊痛汗出，滋阴敛补频投不效，而辨为阳维不和；崩漏不止，用调理脾胃药及止血药不效，用升举督阳、摄纳冲气等法，不治脾胃治奇经，往往获效。因此，对复杂疑难之病，要考虑奇经特点，归纳分析之。

4. 注重奇经与脏腑间的密切关系

奇经八脉在生理、病理上与肝、肾、脾、脑、胞宫、十二经脉等有密切联系，因此，韩冰教授在治疗上特别注意联系相关脏腑、经脉、气血、阴阳的虚实变化。《医学衷中参西录》中云："冲与任相连，为肾脏之辅弼，气化相通，是以肾虚之人，冲气多不能收敛而有上冲之弊。况冲脉上系，原隶阳明胃腑，因冲气上冲，胃腑之气亦失其息息下行至常，或亦转而上逆，阻塞饮食，不能下行……盖冲气上逆之证，固由于肾脏之虚，亦多由于肝脏之横恣，素性多怒之人，其肝气之爆发，更助冲、胃之气上逆。"叶天士在《临证指南医案》中曰:"肝肾下病,必留连及奇经八脉,不知此旨,宜乎无功。"他认为奇经病多因阴精暗耗,精血内亏,下元衰惫,以致八脉交伤或空乏无力,不司职守而成,病变根源多在下焦肝肾亏损。韩冰教授临证禀承叶氏"通补结合"的主张,延吴鞠通治疗妇科杂病培本固元、通补奇经的原则,重视补益精血、滋养肝肾药物的运用。

冲脉隶属阳明,与阳明胃经关系密切。冲脉之气上逆,则胃腑之气失于和降,而致妊娠恶阻、不食等,而阳明胃虚,亦会导致冲脉血虚,造成不孕、月经不调等证。带脉隶属于脾,带脉功能正常,可固摄脾之精微,有助于脾气健运、升清功能正常,而脾经受邪,脾湿下注,可导致带脉受损,出现肾着病或带下病。

脏腑与经脉互相依存、互相制约、互相促进,共同维持人体复杂但又统一的生理机能。八脉既受气于脏腑,又能对脏腑起调节作用。八脉失和,易伤脏腑,脏腑功能异常,则八脉不能正常发挥作用。二者在生理上密切联系,在病理上相互影响。因此,调理和补益脏腑气血阴阳也是治疗奇经病证的根本方法。奇经辨证应结合脏腑辨证协同思考,把局部和整体有机结合起来。

5. 见症繁多,先辨虚实

奇经病见症繁多,辨证有虚实之异,临床实证少见,而虚证多见,亦有虚实夹杂者。奇经实证,可因六淫、七情、饮食、跌仆损伤等,导致气血瘀滞或痰浊等实邪闭阻奇经,脉络不通,气血阻滞而成。虚证多由先天禀赋不足,或大病、久病、诸虚劳损等,导致精血内耗,气血亏虚,八脉失养,不司职守而发病,多见于老年体弱或精血亏耗患者。同时,有因虚致实,或因实致虚者。临床辨证应结合八脉自身病证特点及全身症状、舌脉综合判断。

6. 详察病位，循经辨证

"经脉所过，疾病所生"，故应详察病位，循经辨证，根据病变部位和八脉特有的表现判断是何经病变。八脉循行部位，与人体脊、膂、膝、尻等有密切关系，当奇经失和，就会出现肢体关节酸楚、疼痛、麻木、痿软无力等症状，或头重脊痛，尾闾痛连脊背，佝偻形俯，筋脉弛缓等。督脉统帅一身阳气，循行过脊柱而络脑，督脉病候多表现为脊背、颈项、脑等方面的病变，故脊背强痛、角弓反张、头垂欲俯、佝偻者，多责之督脉。冲脉为血海，任脉为阴脉之海，冲任二脉"上循背里"，故脊背疼痛也责之冲任。冲任二脉循腹上行，心下痞结或少腹积聚，与冲任二脉有关。冲脉"散布于胸中"，胸胁、乳房胀痛，多责之冲脉。带脉围腰一周，如束带然，约束诸脉，故腰以下重、足痿不用、带下、久遗久漏，多责之带脉。跷脉"分主一身左右之阴阳"，循足内外侧，沿大腿，入腹里，维持下肢运动平衡，上达目内眦，主司眼目开合，故下肢运动障碍以及寤寐失常等，多责之跷脉。维脉循行过腿膝、髀部，到少腹，故寒热不调、痿痹无力、形体佝偻、心痛等，多责之维脉。

7. 无论补虚治实，"通因一法"为定例

韩冰教授认为，奇经病以虚证占多数，实证也多为虚中夹实，故其治法与正经病治法有所不同，无论补虚治实，"通因一法"为定例，若"医不知脉络治法，所谓愈究愈穷"。这是因为奇经之病，多日久缠绵不愈，"久病入络"，非通无以入脉，血气不得流畅，药力难达病所，故治疗要通补结合，通补奇经，通络兼入奇经，才能达到较好的治疗效果。

8. 循经用药，通补奇经

韩冰教授常用鹿茸壮督脉之阳、通督脉之精室；鹿角胶补督

脉之气、温督脉之血；鹿角霜通督脉之气；龟甲滋阴益肾、补任脉、通阴维；鳖甲滋肾阴、行冲脉；巴戟天补肾入冲脉、通任脉；鹿衔温补冲、督之精血；枸杞子补冲、督之精血；川断补肾，主带脉为病；紫石英暖宫镇冲，入冲脉以为镇逆。

宗叶氏"经几年宿病，病必在络""久发、频发之恙必伤及络"的观点，临证采用宣通奇经、辛润通络、虫类通络等治法。常用药物如当归辛润通调，主冲脉、带脉为病；川芎活血行气、行冲脉；香附疏肝理气、调经止痛、入冲脉；木香行气止痛，主冲脉为病，逆气里急；白术健脾利水，主冲脉为病，逆气里急，脐腹痛；槟榔行气利水，主冲脉逆气里急；丹参活血调经、益冲任；白芍主阳维寒热、带脉腹痛；肉桂助阳散寒、温经通脉，通阴跷、督脉；桂枝温经通脉走阳维；艾叶温经散寒，治带脉病；白果止带缩尿，通督脉；王不留行活血通经，通冲任二脉；泽兰活血调经、利水；山药补任脉、固冲脉、利水；芡实专补任脉之虚，又能利水；黄柏清肾中之火，解任脉之热，主冲脉逆气；吴茱萸散寒、降逆止呕，主冲脉逆气里急；龙骨镇惊安神、平肝潜阳，治带脉为病；甘草补脾益气，缓急止痛，和冲脉之逆，缓带脉之急。

总之，各种致病因素使奇经八脉受损，可表现在奇经八脉循行部位及独特生理功能出现一系列病理表现。由于八脉间互相联系，互相影响，因此奇经病变常具有见症繁多，病情复杂，一症多因等特点。既有本经之病，又有相关密切的奇经与脏腑合病或并病，临证应细心分辨。

（四）奇经八脉用药经验

韩冰教授将脏腑、气血辨证与奇经八脉辨证相结合，条缕目列，根据八脉的病理变化提出相应治法用药。通补奇经最常用的药物为"血肉有情"之品，以填精补髓。对于肝肾精血亏虚，损及奇经之病，一般草木之药不能见功者，用之每获良效。在临床运用时，尚强调注意顾护胃气，如药偏腻滞，易妨中运，要配以健脾益气、开胃之品，使补中有通，药性流动，才能使气血调和，病易受益。正如叶天士所说："柔剂阳药，通奇脉不滞，且血肉有情，栽培身肉之精血。"韩冰教授遵前贤之经验，将奇经八脉循经用药总结如下：

1. 奇经主药

（1）督脉主药

[鹿茸]

性味：性温，味甘、咸。

归经：督脉、任脉、冲脉、带脉、肾经、肝经、心经。

功效：补精髓，壮元阳，温督脉、任脉、冲脉。

主治：阳气虚弱，不孕，心悸，眩晕，阳痿漏精，脊背寒冷，腰脊痛。

[苍耳子]

性味：性温，味苦、辛。

归经：督脉、肺经。

功效：行督脉以温阳散风湿。

主治：头风，鼻渊，风疹，风寒湿痹。

[藁本]

性味：性温，味辛。

归经：督脉、冲脉、任脉、带脉、膀胱经。

功效：督脉引经药，祛风燥湿，散寒止痛。

主治：风寒头痛，颠顶头痛，妇人阴肿。

[细辛]

性味：性温，味辛。

归经：督脉、冲脉、肺经、肾经。

功效：走督脉，入冲脉。发汗祛风，化痰止痛。

主治：督脉头痛，齿痛，痰咳，明目。

[羌活]

性味：性温，味苦、辛。

归经：督脉、膀胱经、肝经、肾经。

功效：入督脉以搜风，解表，祛湿，止痛。

主治：外感头痛，身痛，督脉颈项强痛，口面㖞斜，失音不语。

[黄芪]

性味：性温，味甘。

归经：督脉、阳维脉、冲脉、带脉、脾经、肺经。

功效：入督脉及阳维脉，补中益元气，补气固表，祛毒生肌。

主治：督脉为病，虚损羸瘦，脾虚泄泻，崩漏带下，痈疽内陷，便血脱肛。

[肉桂]

性味：性热，味辛、甘。

归经：督脉、阳跷脉、肾经、脾经、心经、肝经。

功效：温肾益火，散寒止痛，温经通脉。

主治：温暖背冷，补肾，补命门，通阳跷。

[附子]

性味：性热，味辛。

归经：主入督脉，通行十二经。

功效：入督脉，补火回阳，散寒逐湿，益火之源，以消阴翳，大有回阳救逆之功，补阳以配阴，而使阴从阳复。

主治：脾肾阳虚，脉微欲绝，水肿，身冷肢厥，又主入督脉，以疗脊强而厥，头重高摇，背寒腰痛，不得俯仰，疗肾、脾、心诸脏阳气衰弱者。

[枸杞子]

性味：性平，味甘。

归经：督脉、冲脉、脾经、肺经、肝经、肾经。

功效：补督脉、冲脉之精血。补肾益精，养肝明目。

主治：督脉虚亏，腰痛，膝痛，虚劳，脾肺津亏，精气亏虚，神萎，遗精，心肺客热，头晕目眩，视力不足。

[狗脊]

性味：性温，味苦、甘。

归经：督脉、带脉、肝经、肾经。

功效：调补督脉，温养肝肾，强筋骨。

主治：腰酸，筋骨挛痛，脊骨痛楚，强直不得俯仰，寒湿痹痛及带下病。

[白果]

性味：性平，味甘、涩。

归经：督脉、肺经。

功效：定喘，止带浊。

主治：咳嗽气喘，肾与督脉虚弱，白带，白浊淋沥不断，肾气虚，小便点滴，不能自止。

[冰片]

性味：性寒，味辛、苦。

归经：督脉、肺经、心经、肝经。

功效：清督脉火，明目，止痛。

主治：督脉惊痫痰迷，中暑昏迷，喉痹咽肿，口疮，目翳，霍乱。

（2）任脉主药

［龟甲］

性味：性寒，味咸。

归经：任脉、冲脉、肾经、肝经、心经、脾经。

功效：补冲任，补阴，补血，益肾，健骨。

主治：劳热骨蒸，阴虚盗汗，腰脊酸软，梦遗久咳，小儿软骨，崩漏失血，任脉亏虚，经热，月经不调。

［山药］

性味：性平，味甘。

归经：任脉、脾经、胃经、肺经、肾经。

功效：补任脉，强阴气，除烦热，偏重调补脾胃，食欲不振，盗汗消渴，脾虚泄泻，久痢遗精，身体虚弱，消瘦。

主治：脾虚食少，久泻不止，肺虚喘咳，肾虚遗精，带下，尿频，虚热消渴。

［芡实］

性味：性平，味甘、涩。

归经：任脉、脾经、肾经。

功效：益肾固精，健脾祛湿，补任脉之虚亏。

主治：脾虚泄泻，遗精遗尿，腰膝酸痛，调任带，赤白带下。

［丹参］

性味：性寒，味微苦。

归经：任脉、冲脉、心经、肝经。

功效：通冲任二脉，活血通经，破癥除瘕。

主治：冲任气血瘀滞，月经不调，闭经，疮痛肿毒，腰脊痛，关节作痛，血邪心烦，瘿赘肿毒，产后恶露不下等。

［王不留行］

性味：性平，味甘、苦。

归经：冲脉、任脉、肝经、胃经。

功效：行血通经，通冲任之脉以下乳。

主治：痈肿疮疖，除风痹内寒，行冲任下乳，妇人难产，女子月经不调。

［小茴香］

性味：性温，味辛。

归经：冲脉、任脉、肝经、肾经、脾经、胃经。

功效：温冲任二脉，温中散寒，理气止痛。

主治：小肠疝气，气胀痞满，胃气虚寒引起之呕吐呃逆，腹部冷痛，睾丸肿痛。

［冬葵子］

性味：性寒，味辛。

归经：任脉、大肠经、小肠经。

功效：调节任脉，下乳，利尿通淋浊。

主治：小便不利，淋沥涩痛，大便干燥。入任脉主妊娠水肿，乳汁不通，通膀胱与肾，可治肾与膀胱结石。

［马鞭草］

性味：性寒，味微苦。

归经：冲脉、任脉、肝经、脾经。

功效：调节冲任二脉，通行血气，利水消肿，调经血。

主治：女子月经不通，或月经不调，癥瘕，血瘕，久疟，阴疮。

［泽兰］

性味：性温，味苦。

归经：冲脉、任脉、脾经、肝经。

功效：行血祛瘀。

主治：冲任不调，妇人月经不调，痛经与经闭，产后恶露不尽，产后小腹作痛，腰痛，拘挛作痛，产后血虚水肿，疔疮疡、乳痈肿块、水肿。

[覆盆子]

性味：性微温，味甘、酸。

归经：任脉、肝经、肾经。

功效：调补任脉，固肾涩精，缩便，补肝血明目。

主治：小便频多，遗尿，遗精，阳痿精亏，有益下封藏之功，补而兼固，补任脉之气。

[紫河车]

性味：性温，味甘、咸。

归经：任脉、肺经、肝经、肾经。

功效：温肾阳，逐寒湿，调补任脉之气，益气补血。

主治：肺、肝、肾亏虚之骨蒸盗汗，咳嗽气喘，体弱羸瘦，劳伤虚损，恍惚失志，膀胱虚冷，腹内诸病，以及女子下元虚惫无子。

（3）冲脉主药

[当归]

性味：性温，味甘、辛、苦。

归经：冲脉、带脉、心经、肝经、脾经。

功效：调补冲脉，带脉；补血，活血；润燥，滑肠。

主治：调补冲脉、带脉之不足，月经不调，崩中漏下，经络不通，痹痛，痈疽疮疡，跌打损伤，肠燥便秘。

[鳖甲]

性味：性寒，味咸。

归经：冲脉、肝经、肺经、脾经。

功效：主入冲脉，补阴，退热，散结。

主治：骨蒸盗汗，虚劳咳嗽，病后虚热，月经不调，软坚，消痞，散结，破癥瘕，以及妇人冲脉郁结，经血不调，难产。

[炒白术]

性味：性温，味甘、苦。

归经：冲脉、带脉、脾经、胃经。

功效：补脾益气，化湿利水，止汗安胎。主冲脉为病，气逆里急。主带脉为病，带下淋沥。

主治：脾虚泄泻，痰食水肿，胸腹胀满。能破腰间死血，疗妇人癥瘕、疟癖。妊娠气弱，胎气不安。

[吴茱萸]

性味：性温，味辛。

归经：冲脉、肝经、肾经、脾经、胃经。

功效：温中理气开郁，下气消痞止呕。

主治：胃寒呕吐，吞酸嘈杂，心腹痛冷，脾虚泄泻，脘腹胀痛，寒疝腹痛，冲脉逆气里急。

[肉苁蓉]

性味：性温，味甘、咸。

归经：冲脉、任脉、肾经。

功效：益肾气，补肾阳，暖冲任二脉。

主治：遗精阳痿，大便燥秘，小便余沥涩痛。入冲脉疗妇人癥瘕，治女人血崩，女子带下阴痛，腰膝冷痛。

[紫石英]

性味：性温，味甘。

归经：冲脉、任脉、心经、肝经。

功效：镇心，安神，降逆气，暖子宫。

主治：咳嗽而喘，心悸怔忡，宫冷绝孕，疗上气心腹痛，寒热邪气互结，补心气不足，定惊安神，定魂魄。

［莲子］

性味：性平，味甘。

归经：冲脉、心经、脾经、肾经。

功效：调补冲脉，益脾养心，止泻固经。

主治：脾虚泄泻，遗精，滑精，崩漏带下，久痢下血，心悸失眠，女子赤白浊。

［红花］

性味：性温，味辛。

归经：冲脉、心经、肝经。

功效：调补冲脉，活血散瘀。

主治：瘀血凝滞，经行困倦，经闭腹痛，跌打损伤，关节酸痛，多用破血，少用养血，养血通络，通达冲脉以助经行。

［杜仲］

性味：性温，味甘。

归经：冲脉、督脉、肝经、肾经。

功效：补肝肾，壮筋骨，通冲脉，督脉。

主治：腰膝酸痛，筋骨痿软，妇人腰重，腰痛，胎动不安以及胎堕流产。

［川芎］

性味：性温，味辛。

归经：冲脉、肝经、胆经、心包经。

功效：调理冲任，活血搜风，行气止痛。

主治：冲任不调之月经不调，经来腹痛，头风，头痛，寒痹筋挛，疮疡肿痛。

[香附]

性味：性平，味苦。

归经：冲脉、肝经、三焦经。

功效：调补冲任，理气开郁，调经止痛。

主治：腹痛，胃脘痛，胸胁痞满，痈疽疮疡，月经不调，经行腹痛。

[沉香]

性味：性温，味辛。

归经：冲脉、脾经、胃经、肾经。

功效：降气，纳冲，纳肾，调中止痛。

主治：冲脉气逆，脘腹痛，气闷，呃逆，呕吐，泄泻，逆气喘咳。

[巴戟天]

性味：性温，味甘、辛。

归经：冲脉、肾经。

功效：温煦冲脉，温肾壮阳。

主治：温冲脉以疗子宫虚冷，月经不调，腰脊痛，阳痿，早泄。

[黄柏]

性味：性寒，味苦。

归经：冲脉、肾经、膀胱经。

功效：调节冲脉，清热泻火，燥湿解毒。

主治：温热病，伤寒赤痢，湿热黄疸，小儿淋闭，湿毒热疮，两足痿软，冲脉带下，劳热骨蒸。

[黄芩]

性味：性寒，味苦。

归经：冲脉、心经、肺经、肝经、胆经、大肠经。

功效：调节任脉，清热泻火。

主治：温病身热，呕吐烦渴，下痢泄泻，肺火痰热，目赤，疮疡，热毒骨蒸，女子血闭，胎动不安。

［木香］

性味：性温，味辛、苦。

归经：冲脉、肺经、肝经、脾经。

功效：调节任脉，行气止痛。

主治：气滞腹胀，胃痛，呕吐，腹痛，肠鸣，泄泻，痢疾。

（4）带脉主药

［白术］

性味：性温，味苦、甘。

归经：带脉、冲脉、脾经、胃经。

功效：调补带脉、冲脉，补气安胎，健脾燥湿，利水止汗。

主治：妊娠脾虚带弱之胎气不安；脾虚带弱之泄泻；脾虚不能运化之脘腹痞满，食欲不振，痰饮水肿；脾虚气弱之自汗、乏力。

［白芍］

性味：性微寒，味苦、酸。

归经：带脉、阳维、肝经、脾经、肺经。

功效：疗阳维寒热，带脉腹痛，敛阴平肝，和血止痛。

主治：血虚肝旺，眩晕，腹痛，胁痛，痢下赤白，月经不调。阳维寒热证，带脉腹痛。

［续断］

性味：性微温，味苦。

归经：带脉、肝经、肾经。

功效：入带脉，补益肝肾，通利血脉。

主治：温煦带脉以治腰膝酸痛，足膝痿痹，关节不利，筋骨折伤，胎漏崩带，遗精尿多，主带脉为病，带多腹痛，腹坠痛。

［艾叶］

性味：性微温，味苦。

归经：带脉、冲脉、任脉、肝经、脾经、肾经。

功效：温带、冲、任三脉。温气血，散寒湿。

主治：赤白带血，月经不调，经行腹痛，崩漏，胎动不安，胎漏，不孕，衄血，痔血，散风寒，开郁气。

［龙骨］

性味：性微寒，味甘、涩。

归经：带脉、冲脉、任脉、肝经、胆经、心经、肾经。

功效：安冲任，潜阳镇惊，固涩止汗。

主治：带下不敛，湿气脱肛，遗精滑精，震颤失眠，自汗盗汗，怀孕胎漏，心腹烦满，肠痈，喘息，癥瘕坚积，小儿惊气不安，心神纷纭，肝阳上冲眩晕。

［牡蛎］

性味：性平，微寒，味咸。

归经：带脉、冲脉、任脉、肝经、胆经、肾经。

功效：平肝潜阳，收敛固涩，软坚散结，清热化痰。

主治：肝阳头痛，心悸怔忡，遗精滑泄，瘰疬结核，自汗盗汗，入带脉治带下淋沥，崩中漏下。

［升麻］

性味：性微寒，味甘、苦。

归经：带脉、脾经、胃经、肺经、大肠经。

功效：缓带脉急，升清提阳，清热解毒。

主治：斑疹痘毒，疮疡丹毒，咽痛口疮，久泻脱肛。入带脉，主治妇女崩漏，带脉缓弱，小腹下坠，子宫下垂。

［三棱］

性味：性平，味苦。

归经：带脉、冲脉、肝经、脾经。

功效：破血祛瘀，行气止痛，消积。

主治：食积坚痛，积聚结块，血瘀腹痛，积块疮硬，痛经，闭经。

［莪术］

性味：性温，味苦、辛。

归经：带脉、冲脉、肝经。

功效：破血祛瘀，行气止痛。

主治：经闭，痛经，积滞腹痛，积聚结块。

［牛膝］

性味：性平，味苦、酸。

归经：冲脉、带脉、肝经、肾经。

功效：调补冲脉、带脉，补肝肾，强筋骨，活血通经，引血下行，利尿通淋。

主治：经闭不行，瘀结腹痛，淋病尿血，带脉失束，腰脊酸痛，肢节不利，折伤闪挫。

［桃仁］

性味：性平，味苦、甘。

归经：冲脉、带脉、心经、肾经。

功效：通带脉，破血，行瘀，润肠。

主治：痛经，经闭，血滞腹痛，积聚结块，便秘，肠痈，带脉不束而发白带白淫，白物满溢等。

［海螵蛸］

性味：性温，味微咸。

归经：带脉、冲脉、肝经、肾经。

功效：止血，涩精，固带。

主治：崩漏，赤白带下，女子血枯，癥瘕，遗精滑泄，阴囊湿肿，阴蚀肿痛，消疟，治瘿，胃酸过多，外伤止血等。

［椿根皮］

性味：性寒，味苦、涩。

归经：带脉、冲脉、胃经、大肠经。

功效：止带，燥湿清热。

主治：赤白带下，久痢便血，月经过多，女子血崩，下血腹痛，外洗治疥疮湿癣。

［干姜］

性味：性温，味辛。

归经：带脉、冲脉、任脉、心经、肺经、脾经、胃经、肾经、大肠经。

功效：温中，回阳，止白带，温肺化饮。

主治：厥逆亡阳，脉微肢冷，脾胃虚寒，中寒腹痛，腰肾痛冷，寒饮咳喘，白带下注。

［五味子］

性味：性温，味酸。

归经：带脉、冲脉、肺经、肾经。

功效：敛肺滋肾，生津敛汗，宁心安神，涩精止泻，调补冲、任、带脉。

主治：肺肾不足之久咳虚喘；热伤气阴之津伤口渴，自汗盗汗；脾肾虚寒之遗精滑精，久泻不止；心肾阴血亏虚之虚烦心悸，失眠多梦。

[白芷]

性味：性温，味辛、香。

归经：带脉、肺经、胃经、大肠经。

功效：发表散风，排脓，消肿止痛，燥湿止带。

主治：感冒头痛，头胀鼻渊，齿痛，眉棱骨痛，疮痍疥癣，腰痛血崩，赤白带下，痈肿疮疡，血闭阴肿。

[车前子]

性味：性寒，味辛。

归经：带脉、肝经、肾经、小肠经。

功效：利水通淋，清热明目，清肺化痰，止泻，治带。

主治：小便不利，溺赤淋沥，溲少涩痛，泄泻下痢，目赤肿痛，除湿热、白带、黄带，令人有子。

（5）阳维脉主药

[桂枝]

性味：性温，味辛、甘。

归经：阳维脉、肺经、心经、膀胱经。

功效：温煦阳维，解肌温经通络。

主治：阳维阳气衰减，感冒风邪，头项强痛，恶寒，身痛，关节疼痛，咳喘痰饮，经闭腹痛。

[麻黄]

性味：性温，味辛、苦。

归经：阳维脉、心经、肺经、大肠经、膀胱经。

功效：发汗解表、宣肺平喘、利水消肿，可治阳维阳气不足所引发之病证。

主治：风寒感冒，胸闷喘咳，风水浮肿，项背疼痛。

[柴胡]

性味：性微寒，味苦、平。

归经：阳维脉、带脉、肝经、胆经、心经、三焦经。

功效：走阳维，升带脉。和解退热，疏肝开郁。

主治：阳维通少阳，治寒热往来，伤寒疟证，头眩，呕吐，胸闷胁痛，经血不调，中气下降。

[半夏]

性味：性温，味辛。

归经：阳维脉、脾经、胃经。

功效：调补阳维，和胃化痰。

主治：调补阳维之虚，以治胃寒呕吐，咳嗽痰多，痰饮咳逆，胸痹，寒湿痛，痈肿痛。

（6）阴维脉主药

[延胡索]

性味：性温，味辛、苦。

归经：阴维脉、冲脉、肺经、肝经、脾经。

功效：活血化瘀，行气止痛。

主治：通阴维与冲脉，治妇人血结胸痛，心腹作痛连腰胁脊膂，甚作抽搐等。

[金铃子]

性味：性寒，味苦，有小毒。

归经：阴维脉、肝经、心经、小肠经。

功效：调阴维，行气止痛，通肝气。

主治：治妇人经行腹痛，胁痛，胸痹，疝气腹痛，破肝气之热。

[蒲黄]

性味：性平，味甘。

归经：阴维脉、冲脉、肝经、脾经、心包经。

功效：调理冲脉，祛瘀止血，行气止痛。

主治：阴维之气滞腹痛，妇人产后恶露不行，月经不调，以及肝脾气滞之腹痛、胁痛。

[五灵脂]

性味：性温，味甘。

归经：阴维脉、冲脉、肝经。

功效：行血止痛，通瘀。

主治：由阴维脉、冲脉引起之经闭，痛经，崩漏，腹痛，又疗心腹冷痛，心胸瘀血作痛等。

[阿胶]

性味：性平，味甘。

归经：阴维脉、冲脉、肺经、肝经、肾经。

功效：养血止血，滋阴润肺。

主治：阴维、冲脉热病伤阴，咳血止血，阴虚血虚，崩漏下血，止血安胎，虚劳咳喘。

[麦冬]

性味：性寒，味微苦。

归经：阴维脉、心经、肺经、胃经。

功效：轻清阴维，滋阴生津，补肺脾。

主治：阴维热病伤津，虚劳咳嗽，心烦口渴，吐血，咳血，病后虚羸。

[大黄]

性味：性寒，味苦。

归经：阴维脉、脾经、胃经、肝经、心包经、大肠经。

功效：清降阴维，破积行瘀，泄热通便。

主治：阴维亏虚，津气耗损，大便秘结，腹痛胀，胸下痞坚，积滞下痢，热毒疮痈，妇人经闭，瘀血停滞不通，湿热黄疸，目赤口疮。

[萆薢]

性味：性平，味苦。

归经：阴维脉、肝经、胃经。

功效：清降阴维，利水化浊。

主治：阴维湿热，小便混浊，淋沥涩痛，腰膝痹痛，赤白带下，通络止痛。

[淫羊藿]

性味：性温，味辛、甘。

归经：阴维脉、冲脉、任脉、肝经、肾经。

功效：温阴维、冲任之脉，补肝肾阳气。

主治：阴维、冲、任之脉虚寒，虚寒痿痹，神疲，健忘，腰膝无力。

（7）阴跷脉主药

[肉桂]

性味：性大热，味甘、辛。

归经：阴跷脉、肝经、肾经、心经、脾经、胃经。

功效：温煦阴跷，补火助阳，散寒止痛，温通经脉，引火归原。

主治：阴跷阳虚，肾阳不足，心腹冷痛，脏寒久泻，肺寒喘咳，寒痹腰痛，阴疽内陷。

[补骨脂]

性味：性温，味辛。

归经：阴跷脉、脾经、肾经、心包经。

功效：温补阴跷，补肾益阳。

主治：阴跷阳衰，肾虚阳痿，腰膝冷痛，虚冷泄泻，遗精早泄，小便频数。

[穿山甲]

性味：性微寒，味咸。

归经：阴跷脉、阳跷脉、肝经、肾经。

功效：调补阴跷、阳跷，祛风通络，消肿，下乳。

主治：调补阴跷之络，祛风湿而通痹痛，治筋骨拘挛，以及妇人经闭不行，乳汁不通，痈疽发背，瘰疬疮疡。

（8）阳跷脉主药

[防己]

性味：性寒，味辛、苦。

归经：阳跷脉、膀胱经、脾经、肺经。

功效：利阳跷，祛风利水，清热消肿。

主治：通利阳跷以除湿痹痛，脚气浮肿，风水肿胀，小便淋沥涩痛。

[酸枣仁]

性味：性平、味酸。

归经：阳跷脉、心经、肝经、胆经、脾经。

功效：滋补阳跷，安神养心。

主治：滋补阳跷，以疗神疲失眠，心虚不足之惊悸健忘，心血不足之头眩虚汗，治虚烦不寐，可敛汗。

[蝉蜕]

性味：性寒，味甘、咸。

归经：阳跷脉、肺经、肝经。

功效：轻清阳跷，清热，宣肺，定惊。

主治：轻清阳跷以疗风热，退翳障，解痉挛，透疹，疗小儿夜啼、小儿惊痫，治头风眩晕。

2. 奇经主方

（1）功能失调性子宫出血

1）脾虚冲任不固型

治法：益气健脾，固冲止血。

方药：黄芪30g，太子参30g，煅龙骨30g，煅牡蛎30g，白芍15g，棕榈炭15g，炒白术10g，甘草6g。

方解：方中黄芪、太子参、炒白术益气止血为君；白芍养血调经；棕榈炭、炒白术收敛止血；煅龙骨、煅牡蛎固冲止血；甘草补中健脾，调和诸药。全方配伍，使脾气固摄有力，冲任得固。

2）肾虚冲任失调型

治法：补肾调冲。

方药：菟丝子30g，女贞子15g，覆盆子10g，桂枝10g，茯苓30g，桑寄生30g，川断10g，杜仲10g，丹参30g，棕榈炭10g，白术10g，狗脊15g，甘草6g。

方解：方中菟丝子既补肾阴又补肾阳，补肾填精；覆盆子温补命门；女贞子、桑寄生、川断、杜仲、枸脊等补肾填精固冲；丹参化瘀调冲；棕榈炭、白术收敛止血；桂枝、茯苓通络化瘀；甘草调和诸药。全方配伍，共奏补肾调冲之效。

3）肾阴虚型

治法：滋阴益肾，化瘀清热。

方药：女贞子15g，旱莲草30g，生地黄30g，地骨皮30g，龟甲30g，蒲黄炭15g，花蕊石10g，黄芩炭10g，甘草6g。

方解：方中用女贞子、旱莲草滋补肾阴；龟甲滋养肾阴，走任脉，益冲任；生地黄、地骨皮滋阴清虚热；黄芩炭清热凉血止血，用炭的目的是增强止血之功。为达到止血不留瘀，又加入蒲黄炭、花蕊石加强止血化瘀之功。

（2）阴道炎

1）肝胆郁热，湿热内阻型

治法：清热利湿，宣通带脉。

方药：柴胡15g，龙胆草6g，黄柏10g，山栀子10g，车前子（包煎）15g，当归10g，赤芍10g，丹皮10g，皂角刺15g。

方解：方中主药柴胡入足少阳、厥阴经，可疏利肝胆，散郁调经，配龙胆草泻肝胆实火，除下焦湿热；黄柏配山栀子苦寒泻火，协助柴胡、龙胆草清泄肝胆湿热，共为辅药；车前子清热利湿，引热从小便而出；当归宣补带脉，使泻中有补，清中有养；赤芍、丹皮活血化瘀，通络止痛；皂角刺活血通络，清热利湿，直达病所。全方配伍使肝胆得舒，带脉通畅。

2）带脉经气阻滞不畅，脾失运化型

治法：温脾胜湿，束约带脉。

方药：黄芪30g，白果10g，白术15g，茯苓20g，干姜6g，苍术10g，薏苡米30g，甘草6g。

方解：方中黄芪补脾益气，固摄带脉；茯苓温化渗湿；白术、白果补益脾气，助茯苓运化水湿；干姜温阳化气；苍术、薏苡米健脾利湿，顾护正气；甘草调和诸药。

3）脾虚气陷，肾虚不摄，带脉失约型

治法：健脾益肾，固摄带脉。

方药：黄芪30g，党参10g，五味子6g，升麻10g，山药10g，山萸肉15g，芡实12g，益智仁15g，甘草6g。

方解：方中黄芪、党参益气健脾；山药、山萸肉、芡实健脾补肾；五味子、升麻升提带脉；益智仁收敛固托；甘草调和诸药。

（3）先兆流产

冲任损伤，胎元不固型

治法：补肾安胎，滋任调冲，益气养血，调和气血。

方药：菟丝子30g，黄芪30g，女贞子15g，枸杞子15g，山茱萸15g，鹿角霜15g，地骨皮30g，覆盆子10g，山药10g，龟甲10g，生地黄20g。

方解：方中菟丝子温补三阴经以益精髓，温而不燥，补而不峻，既益阴精，又助肾阳，使阳生阴长；配枸杞子、覆盆子、女贞子、山茱萸既益肾精，又助肾阳；佐生地黄滋阴补血；鹿角胶入足少阴经血分；龟甲不仅作为任脉的引经药，还可滋阴清热；补气健脾药黄芪助气补血，固腠理，益脾胃。全方配伍补肾填精，健脾益气，使任脉充盛。

（4）产后恶露不绝

脾肾气虚，冲任不固型

治法：健脾补肾，固冲止血。

方药：黄芪30g，太子参30g，菟丝子30g，续断10g，怀山药10g，黄芩炭10g，蒲黄炭15g，艾叶炭6g。

方解：方中黄芪、太子参、怀山药补气健脾；菟丝子、续断补益肾气，脾肾双补，则本固气充，统摄有力；蒲黄炭、艾叶炭活血止血；黄芩炭清热凉血止血，防补药过于温热，有反佐之功。

（5）子宫肌瘤

冲任瘀阻型

治法：活血化瘀，软坚散结。

方药：当归12g，川芎9g，赤芍9g，熟地黄20g，三棱10g，莪术 10g，鳖甲 15g，夏枯草 30g，海藻 15g，橘核 15g。

方解：本方以血府逐瘀汤为基本方，方中赤芍、川芎活血祛瘀；熟地黄、当归养血益阴，清热活血；夏枯草、海藻消痰软坚利水；鳖甲咸、寒，归肝、肾经，具有软坚散结功效；三棱、莪术既入血分，又入气分，两者均长于行气破血、消积止痛，为经典的活血祛瘀散结药对，两药配伍，破血逐瘀之力极佳，散一切血瘀气结；加用橘核以加强通络散结之功。全方共奏活血化瘀、软坚散结之效，使冲任通调畅达。

（6）慢性盆腔炎

1）湿热蕴结型

治法：清热解毒，利湿止带。

方药：柴胡 10g，青蒿 15g，黄连 10g，黄柏 10g，秦皮 15g，大黄（后下）10g，红藤 30g，牡丹皮 15g，水红花子 30g，薏苡仁 30g，生甘草 6g。

方解：方中柴胡、青蒿入肝经，善清湿热；黄连、黄柏助其清热利湿解毒；秦皮苦寒清热解毒，又主妇人带下；红藤、牡丹皮、水红花子凉血化瘀；薏苡仁甘淡微寒，健脾利水渗湿，清热排脓；大黄苦寒泄热，使邪热从下而去；甘草清热解毒，调和诸药。

2）肾阳虚型

治法：补肾强腰，收涩止带。

方药：黄芪 30g，补骨脂 10g，菟丝子 15g，枸杞子 10g，桂枝 10g，山药 10g，茯苓 10g，白术 10g，泽泻 10g，干姜 6g，乌贼骨 15g，益智仁 15g。

方解：方中黄芪、白术、山药益气健脾，气充则固摄有力；菟丝子、枸杞子阴中求阳，水中补火，守而能走；补骨脂辛苦大温，入命门，暖肾脏，以壮元阳；桂枝温通奇经；茯苓、泽泻温化渗湿止带；干姜温阳化气；乌贼骨、益智仁收涩止带，防止阴精过于滑脱，病情难复。诸药合用，使脾健肾强，任带得固。

3）脾阳虚型

治法：健脾益气，升阳除湿。

方药：白术 10g，山药 10g，茯苓 10g，党参 15g，苍术 10g，柴胡 10g，陈皮 10g，车前子（包煎）15g，升麻 10g，甘草 6g。

方解：方中白术、山药、党参、甘草益气健脾，白术重在健脾阳，山药重在健脾阴；苍术、陈皮燥湿健脾，行气和胃；柴胡、升麻疏肝解郁，升阳除湿；车前子、茯苓利水渗湿止带。

（7）不孕症

1）任督两脉亏虚，肾之阴阳不足型

治法：补任填督。

方药：菟丝子 30g，紫石英 30g，覆盆子 15g，补骨脂 15g，山茱萸 15g，龟甲 10g，鹿角霜 10g，肉苁蓉 10g，党参 10g，肉桂 6g。

方解：方中用菟丝子温补三阴经以益精髓，温而不燥，补而不峻，既益肾精，又助肾阳；补骨脂入命门，壮元阳；覆盆子入足少阴肾经，既可补任脉之虚，又可使卫阳充盛，填督脉之不足；鹿角胶补督脉之血；肉苁蓉入命门，兼入足少阴经血分，壮阳强阴；山茱萸滋阴清热；龟甲既可滋补肾阴，又可引药入经；用党参之意在于任督二脉统辖八脉，叶天士云，"欲涵阴精不漏，意在升固八脉之气"，配肉桂温经散寒之力，直达子宫。全方配伍既补阴精，又壮元阳，使任督充盛。

2）命门火衰，督脉空虚型

治法：温肾填督。

方药：鹿茸 10g，菟丝子 30g，补骨脂 10g，杜仲 10g，山药

10g，山萸肉 10g，附子 6g，肉桂 6g，熟地黄 15g，枸杞子 15g。

方解：方中淫羊藿、杜仲、巴戟天温肾扶阳；菟丝子温补三阴经以益精髓，其性柔润，故温而不燥，补而不峻；补骨脂辛苦大温，入命门，暖肾脏，以壮元阳；紫河车为血肉有情之品，既可益气温阳，又能填精生血，可达阴中求阳之功；山药、山萸肉共调脾肾；附子、肉桂暖肾水之寒，可温养督脉，温里散寒；熟地黄、枸杞子二药配伍，既补肝阴，又益肾阳。

（8）子宫脱垂

脾虚气陷，肾虚不摄，带脉失约型

治法：健脾益肾，固摄带脉。

方药：黄芪 30g，党参 10g，五味子 6g，升麻 10g，山药 10g，山萸肉 15g，芡实 12g，益智仁 15g，甘草 6g。

方解：方中黄芪、党参、升麻益气摄带，升阳举陷，重用黄芪、党参，以摄带举陷固脱；山药、山萸肉、芡实健脾补肾，共同调补先天之本与后天之本，使带脉复健；五味子、升麻益气升阳，升提带脉；益智仁收敛固脱；甘草调和诸药。

（9）更年期综合征

任督两脉亏虚型

治法：补任填督。

方药：淫羊藿 15g，仙茅 10g，黄柏 10g，知母 10g，巴戟天 10g，丹参 30g，五味子 10g，黄连 10g，白芍 15g，麦冬 15g，熟地黄 20g，山茱萸 10g，浮小麦 30g。

方解：方中淫羊藿、仙茅入足少阴经，助相火，温补命门；巴戟天入足少阴经血分，既滋肾精，又助肾阳；知母、黄柏滋肾坚阴泻相火，清肾经虚热，且可减淫羊藿、仙茅、巴戟天之辛温，傅青主曰，"黄柏清肾中之火，肾与任脉相通以相制，解肾中之火既解任脉之热矣"；熟地黄、山茱萸滋养肝肾；浮小麦、黄连、五味子清心养心安神；丹参益冲任，清心除烦；浮小麦、五味子兼可养阴生津止汗，定惊除烦；白芍养血柔肝；山茱萸、麦冬养阴生津清心。全方配伍可温肾阳，补肾精，泻肾火，调理督任。

（10）子宫内膜异位症

瘀血留滞，痰湿凝结型

治法：活血化瘀，软坚散结。

方药：丹参30g，三棱20g，莪术20g，穿山甲10g，皂角刺15g，薏苡仁30g，浙贝母10g。

方解：瘀血内停为本病的基本病理，气、血、痰为关键。方中主药丹参益冲任，入手少阴、厥阴经血分，养血活血，生新血，祛宿血，开心腹结气，调妇女经脉，一味而胜四物；三棱、莪术破恶血，开结气，消散一切气血凝结，三棱苦平，入厥阴经血分，莪术辛苦温，入足厥阴经气分，二药一为破血中之气，一为破气中之血，故凡癥瘕坚硬作痛，用之堪称主力；穿山甲、皂角刺取其长于走散，性专行散，能通络而直达病所，以化瘀通经；薏苡仁、浙贝母化痰湿、散瘀结。全方配伍，于活血化瘀、软坚散结之中兼备理气、除痰、通经、定痛、扶正之功。

（11）多囊卵巢综合征

1）肾阴亏虚型

治法：滋阴益肾，调理冲任。

方药：牡丹皮10g，菟丝子30g，女贞子15g，黄精30g，首乌15g，石斛10g，紫河车10g，紫石英30g，丹参30g，黄柏10g，生地黄20g，山萸肉10g。

方解：方中牡丹皮、黄柏滋阴清热；菟丝子、女贞子、黄精、首乌、石斛、紫河车、紫石英滋阴补肾；山萸肉、生地黄补益肝肾，使冲任渐充；丹参养血活血。

2）痰湿阻滞型

治法：活血化瘀，化痰软坚。

方药：菟丝子30g，覆盆子15g，补骨脂15g，巴戟天10g，丹参30g，鸡血藤30g，石斛20g，黄精30g，何首乌30g，生鸡内金20g，生山楂30g，刘寄奴15g，炒薏米30g，浙贝母10g。

方解：方中菟丝子、覆盆子、补骨脂、石斛、黄精、何首乌滋补肾之阴阳；丹参、刘寄奴、鸡内金、鸡血藤活血通经，使瘀去而经血按时而至；炒薏米健脾利水、除湿化痰；浙贝母祛痰散结。

3）湿热内蕴型

治法：清热利湿，活血调经。

方药：知母10g，黄柏10g，蒲公英15g，紫花地丁30g，土茯苓30g，薏苡仁30g，皂角刺15g，浙贝母10g，茵陈30g，冬瓜皮30g，牛膝10g。

方解：知母清热泻火；黄柏、紫花地丁清热燥湿；蒲公英可"化热毒"；土茯苓、浙贝母、薏苡仁健脾利湿化痰；皂角刺、浙贝母祛痰散结；茵陈、牛膝、冬瓜皮清热利湿，活血祛瘀。

4）肝气郁滞型

治法：调肝理气，调达冲任。

方药：当归10g，白芍15g，柴胡15g，茯苓20g，白术15g，路路通10g，王不留行20g，甘草6g。

方解：方中柴胡疏肝理气，气行则血行，水湿津液亦得以布化；当归、白芍养血柔肝；茯苓、白术健脾利湿，使运化有权，营血生化有源；路路通、王不留行活血通经，调达冲任二脉。

（12）闭经

1）冲任亏虚，肾气不足型

治法：调补冲任，益肾填精。

方药：熟地黄 20g，山茱萸 10g，巴戟天 10g，黄精 30g，肉苁蓉 10g，当归 10g 川芎 10g，紫石英 30g，菟丝子 15g，五味子 10g，鸡血藤 30g，橘核 30g，牛膝 10g，甘草 6g。

方解：方中熟地黄、山茱萸、巴戟天、黄精、肉苁蓉为君药，突出调补冲任，益肾填精之治；菟丝子、五味子、紫石英滋补肝肾；以当归、川芎、鸡血藤养血活血；牛膝补肾活血；橘核疏肝解郁通络。全方配伍治疗印证了"经本于肾"，使冲任通调，经满得溢。

2）冲任衰少，气血不足型

治法：通补冲任，益气养血。

方药：熟地黄 20g，当归 10g，川芎 10g，白芍 20g，黄精 30g，山茱萸 10g，紫河车 10g，桂枝 10g，鸡血藤 30g，鹿角霜 15g，益母草 30g，牛膝 10g。

方解：方中熟地黄、黄精、山茱萸、紫河车补肾填精，精足则化血；当归、川芎、熟地黄养血活血、调理冲任；牛膝、益母草、鸡血藤活血调经；鹿角霜温肾扶阳；桂枝温通经络。全方配合，通补冲任，益气养血，使患者经候如期。

3）冲任瘀阻型

治法：通调冲任，行气活血。

方药：当归 10g，赤芍 15g，川芎 10g，熟地黄 20g，夏枯草 15g，桃仁 10g，红花 10g，山楂 30g，苏木 10g，路路通 10g，益母草 30g，月季花 10g，鸡血藤 30g，牛膝 10g。

方解：本方以桃红四物汤为基本方，治以养血调冲，活血通络。方中当归、赤芍、川芎、熟地黄、桃仁、红花活血祛瘀，通调冲任；路路通、月季花疏肝理气，通经活络调冲；山楂、益母草养血活血；牛膝补肾活血，引血下行；鸡血藤行气活血。

4）冲任痰凝，脾肾两虚型

治法：疏通冲任，温阳化湿。

方药：苍术 20g，香附 10g，青皮 10g，陈皮 10g，半夏 10g，茯苓 15g，枳壳 10g，胆南星 10g，鹿角霜 15g，泽兰 15g，牛膝 10g，益母草 30g，甘草 6g。

方解：方中半夏、陈皮、茯苓、甘草为二陈汤，化痰燥湿，和胃健脾；苍术燥湿健脾；香附、青皮、枳壳理气行滞；泽兰、牛膝、益母草利水行血；胆南星、生姜健脾和胃，温中化痰。全方肾脾二脏共治，先后天之本同调，共奏补肾健脾，化痰调经之效。

5）冲任痰阻，肝郁脾虚型

治法：理气调冲，疏肝健脾。

方药：柴胡 6g，白芍 10g，茯苓 10g，白术 10g，当归 10g，乌梅 10g，木瓜 10g，香附 6g，泽泻 10g，桃仁 10g，红花 10g，泽兰 15g，牛膝 10g，益母草 30g。

方解：方中柴胡疏肝解郁，调理肝脾；当归、白芍养血柔肝；茯苓、白术健脾利湿，使运化有权，营血生化有源，亦常加长于疏肝理气的香附；泽泻利湿除痰，理气调冲；乌梅、木瓜酸甘化阴以柔肝；泽兰、牛膝、益母草利水行血；桃仁、红花增强活血之力，使经血按时而下。

（13）卵巢早衰

肾阴亏虚，冲任失调型

治法：滋补肾阴，养血活血，调理冲任。

方药：熟地黄 20g，山茱萸 10g，黄精 30g，菟丝子 30g，覆盆子 15g，淫羊藿 15g，巴戟天 10g，丹参 30g，五味子 10g，月季花 10g，牛膝 10g。

方解：方中熟地黄、山茱萸、菟丝子、覆盆子平补肾气；黄精滋补阴液；淫羊藿、巴戟天平补肾气，稍偏于补肾阳；首乌、石斛、紫河车、紫石英滋阴补肾；丹参活血；五味子补肾敛阴，益气生津；月季花理气活血；牛膝补肾活血。全方重在滋补肾阴，使血海充盈，天癸才能泌至，冲任二脉才能通盛，经血方能注入胞宫成为月经。

（14）产后身痛

血虚气弱型

治法：益气养血，疏风通络。

方药：黄芪 30g，党参 30g，白术 10g，熟地黄 20g，当归 25g，川芎 10g，桂枝 10g，白芍 10g，防风 8g，秦艽 10g，黄连 6g，砂仁 6g，威灵仙 15g，透骨草 15g。

方解：以玉屏风散补气固表为基本方。方中黄芪、党参、白术、当归、川芎、防风、秦艽益气养血、疏风通络、固表止汗为主治；熟地黄补血滋阴，益精填髓；黄芪与当归相伍仿当归补血汤意，益气生血；桂枝、白芍调和营卫，温通经络；威灵仙、透骨草祛风除湿，通络止痛；砂仁行气调中，使气行不滞。

（15）盆腔淤血综合征

1）气虚血瘀型

治法：益气健脾，活血化瘀。

方药：黄芪 30g，党参 15g，白术 15g，丹参 15g，当归 10g，赤芍 10g，鸡血藤 10g，川芎 6g，甘草 6g。

方解：方中黄芪益气升提，气行则血行；党参、白术健脾益气；丹参养血活血化瘀；赤芍凉血活血散瘀；鸡血藤、当归养血活血止痛；川芎活血行气止痛；甘草调和诸药，缓急止痛。气滞则血瘀，气行则血行，瘀血可自除。

2）肾虚血瘀型

治法：补肾益气，活血化瘀。

方药：黄芪 30g，桑寄生 30g，菟丝子 30g，鸡血藤 30g，党参 15g，丹参 15g，续断 15g，鹿角霜 15g，淫羊藿 10g，肉苁蓉 10g，赤芍 10g，当归 10g。

方解：方中淫羊藿、肉苁蓉、续断补肾助阳；桑寄生、菟丝子、鹿角霜滋肾补肾；黄芪、党参健脾益气；丹参、赤芍、鸡血藤活血化瘀；当归补血活血止痛。"气为血之帅"，以黄芪、党参与活血药同用，元气推动有力，血行渐归常度，冲任、胞宫瘀滞自除。

（16）高泌乳素血症

1）肝气郁结型

治法：疏肝解郁，活血通经。

方药：当归 10g，白芍 20g，合欢皮 15g，柴胡 10g，生麦芽 60g，路路通 10g，郁金 10g，石菖蒲 10g，牛膝 20g，茺蔚子 15g，甘草 6g。

方解：方中柴胡具有疏肝调气的作用，既是气分药，又能入血分而行血中之气，以其条达之性，发其郁遏之气，又可疏肝和脾而解郁结之弊；石菖蒲、郁金、合欢皮疏肝理气解郁；路路通疏通经络；麦芽炭健脾和胃，回乳消胀；观全方，恐过恃香燥，耗气伤阴，加重肝郁，故佐归芍养血柔肝，以制其燥弊；牛膝、茺蔚子引血下行，引导肝疏泄其气机于正道；甘草调和诸药。

2）肝郁化火型

治法：疏肝泄热，引经下行。

方药：牡丹皮 15g，栀子 10g，当归 10g，白芍 15g，生地黄 15g，柴胡 10g，茯苓 15g，白术 10g，生麦芽 60g，青皮 10g，郁金 10g，丹参 30g，牛膝 15g，甘草 6g。

方解：因肝郁血虚日久，则生热化火，此时逍遥散已不足以平其火热，故加丹皮以清血中之伏火，栀子善清肝热，并导热下行；蒲公英清热除湿；重用麦芽炭，以消饮食积聚，回乳消胀；柴胡、青皮、郁金疏肝解郁；茯苓、白术培脾土；牛膝引血下行；当归、白芍、鳖甲滋阴养血潜阳，以防燥热伤阴；甘草为伍，以缓肝急。

3）肝肾阴虚型

治法：滋阴柔肝，潜冲降逆。

方药：龟甲胶（烊化）15g，鹿角胶（烊化）10g，白芍 30g，麦冬 30g，郁金 15g，生麦芽 60g，生甘草 6g，牛膝 20g，生龙骨 30g，生牡蛎 30g，紫石英 30g。

方解：治疗重在育肝肾之阴，潜其上逆之阳。方中龟甲胶、鹿角胶养阴补肾；麦冬养阴生津；白芍疏肝理气，柔肝养血；在滋阴养血、柔肝益肾的基础上重用紫石英、牛膝潜冲降逆，并引导下行；生龙骨、生牡蛎平肝潜阳，收敛固涩；佐以郁金、麦芽稍解肝气之郁结，以遂其疏泄条达之性。

（17）痛经

1）寒凝血瘀型

治法：温阳散寒，理气行血。

方药：吴茱萸 5g，肉桂 5g，当归 10g，白芍 10g，生姜 10g，川楝子 10g，延胡索 10g，柴胡 10g，紫苏 10g，益母草 30g，甘草 6g。

方解：方中吴茱萸、肉桂温经散寒；当归、白芍养血活血调经；吴茱萸、生姜、柴胡、沉香疏肝解郁，行气止痛，温中止呕；川楝子、延胡索理气活血，调经止痛；益母草活血祛瘀调经。诸药合用共奏温阳散寒，理气行血之功，冲任、胞宫气血畅达，则疼痛自止。

2）肾阳虚弱型

治法：温肾暖宫，散寒止痛。

方药：吴茱萸 10g，桂枝 10g，当归 10g，小茴香 6g，白芍 30g，鹿角霜 15g，巴戟天 10g，蛇床子 10g，甘草 6g。

方解：方中吴茱萸、桂枝温经散寒，兼通血脉以止痛；当归、白芍、益母草养血活血，化瘀调经；小茴香、蛇床子、鹿角霜、巴戟天温补肾阳，暖宫散寒止痛；甘草和中，调和诸药。全方配伍，使元阳充盛，温煦冲任、胞宫，则阳虚不荣之痛可除。

3）湿热蕴结型

治法：清热化瘀止痛。

方药：当归 10g，白芍 30g，生地黄 15g，川楝子 10g，延胡索 10g，莪术 10g，丹参 15g，薏苡仁 30g，蒲公英 30g。

方解：本证为湿热郁结冲任，气血壅阻为病，故治疗时既要以清热除湿为本，又要顾及气血阻滞不通的病机变化。方中薏苡仁、蒲公英清热除湿；白芍清热凉血；当归、丹参、鸡血藤、皂角刺活血化瘀；川楝子、延胡索、莪术行气活血止痛。

4）气滞血瘀型

治法：理气行滞，化瘀止痛。

方药：柴胡 10g，枳壳 10g，木香 10g，香附 10g，乌药 10g，桃仁 10g，红花 10g，当归 10g，川芎 10g，赤芍 10g，熟地黄 15g，延胡索 6g，甘草 6g。

方解：方中柴胡、枳壳、木香、香附、乌药疏肝理气止痛；当归养血柔肝；桃仁、红花活血化瘀；川芎、赤芍、延胡索活血行气，祛瘀止痛；甘草缓急，调和诸药。全方理气、活血并重，使气血畅行，冲任疏通，血海通调，疼痛自止。

5）气血虚弱型

治法：益气养血，调经止痛。

方药：黄芪30g，太子参30g，熟地黄15g，当归10g，白芍10g，煅牡蛎15g，炮姜炭6g，紫石英30g，麦芽炭15g。

方解：方中黄芪、太子参补脾益气；熟地黄、当归、白芍养血和血；黄芪与当归配伍取补血汤之意，用以补气生血；方中炮姜炭、麦芽炭调经止血；紫石英补肾调经。脾胃为后天之本，气血生化之源，脾胃健运，则气血自旺，疼痛自除。

6）肾气亏损型

治法：益肾调肝，调经止痛。

方药：菟丝子15g，杜仲10g，巴戟天10g，当归10g，白芍30g，山茱萸10g，益母草15g，鹿角胶（烊化）10g，甘草6g。

方解：方中山茱萸、当归益肾养血，滋水涵木；配伍菟丝子、杜仲、巴戟天温补肝肾，有阴阳互根互用之意；益母草活血调经，使补而不滞；鹿角胶补肝肾，益精血；白芍柔肝止痛；甘草缓急止痛。

第三节　冲任学说是妇科的理论核心

一、奇经八脉病证

妇科学发展至宋代已成为一门独立的学科，奇经八脉学术思想对妇科理论的发展起到了至关重要的推动作用。韩冰教授倡导以脏腑理论为基础，奇经八脉理论为框架的妇科理论体系，主张将奇经八脉系统置于人体的四维结构中，系统掌握奇经八脉与人体脏腑的关系，明确奇经八脉在整体阴阳平衡中的作用，在气机升降调控中的作用，在人体经脉维系中的作用，在机体动静调节中的作用。六淫侵袭，情志内伤，脏腑十二经气血失调，跌打闪扭，均可损伤奇经八脉，致经脉功能失调，循行部位产生相应症状，本章节旨在论述奇经八脉所涉之病证。

（一）冲脉病证

冲脉以藏阴血为本，以冲动之阳气为用。冲为十二经之海，十二经皆禀其血气以养周身，邪在冲脉，周身失养，故身重疼痛。冲脉起于胞中，邪入冲脉或冲脉失资可致经孕胎产诸疾。

1. 气逆里急所致病证

（1）奔豚证

奔豚指自觉有气从少腹上冲胸咽的一种病证。冲脉起于胞中，并于足少阴肾经，夹脐之左右上行，会于咽喉至胸中而散，因此当冲脉气血不合，冲气上逆时，则气从少腹起，循经上冲咽喉，胸腹闭塞而疼痛，因其状如奔豚，又名奔豚证。西医的神经官能症等有类似症状。《素问·骨空论》曰："冲脉为病，逆气里急。"《类经·经络类》曰："冲脉夹脐上行至胸中，故其气不顺则隔塞逆气，血不合则胸腹里急也。"《伤寒论》曰："发汗后，其人脐下悸者，欲作奔豚。"

（2）倒经

每逢经行前后或正值经期出现有规律的吐血或衄血，并伴随月经周期作止，亦称经行吐衄，相当于代偿性月经。经前期血海充盈，冲气旺盛，月经在冲气的推动下外排，如冲气上逆，气逆血乱，冲中之血自然随气而上，可致倒经。如张锡纯谓："少阴肾虚，其气化不能闭藏以收摄冲气，则冲气易于上干。阳明胃虚，其气化不能下行以镇安冲气，则冲气亦易于上干，冲中之气既上干，冲中之血自随之上逆，此倒经所由来也。"

（3）疝

多为寒邪或素体虚衰、冲任虚寒引起，少腹冲脉寒凝气滞，冲脉为病，里急气逆，而有少腹拘急疼痛、二便不利等表现。病在前阴小腹之间，此为冲任所过之处。《圣济总录·卷第九十一·虚劳里急》曰："虚劳之人，肾气不足，伤于冲脉，其证腹里拘急，脐上至心下引痛，不能食，身寒而快栗也。"

（4）神志失常

冲脉上行至头面，出于颃颡，脑为元神之府，当逆气随冲脉而上冲头面，则可致神志诸疾。《脉经·平奇经八脉病》曰："两手脉浮之俱有阳，沉之俱有阴，阴阳皆实盛者，此为冲、督之脉也。冲、督之脉者，十二经之道路也。冲、督用事，则十二经不复朝于寸口，其人皆苦恍惚狂痴。"

（5）躁热

《难经·二十九难》曰："冲之为病，逆气而里急。"后《奇经八脉考》云："逆气上冲，或作躁热。"

（6）喘促咳逆、惊悸不寐、哕呃、偏枯

冲气上逆，上干于肺，痰涎壅塞，则喘促咳嗽；痰涎停于心下则惊悸不寐；停于经络则肢体麻木或半身不遂。张锡纯谓："肾中气化不摄，则冲气易于上干。为其上隶于阳明也，冲气上干，胃气亦多上逆，不能息息下行以运化水饮，此又痰之所由来也。""痰涎郁塞胸膈，满闷短气，或溃于肺中为喘促咳逆，停于心下为惊悸不寐，滞于胃口为胀满哕呃，溢于经络为肢体麻木或偏枯"。

2. 冲脉气血失调所致病证

（1）神志失常

冲为血海，通行全身上下，蓄藏十二经气血，灌注五脏六腑，当血海不调，神失所养，则神志随之发生异常。血海有余者感到身体胖大，情志不舒，而不觉有病，不足者感到身体瘦小，情志压抑不畅，亦不觉有病，此皆病态。如杨上善云："血多脉盛，故神想见身大也。怫，扶弗反，怫郁不安，不知所苦也。"张介宾云："形以血充，故血有余则常想其身大，怫，怫郁也，重滞不舒之貌。血不足则常想其身小，狭，隘狭也，索然不广之貌。此皆血海不调之为病，病在血者徐而不显，故茫然不觉其所病。"血海有余，可致狂证，血海不足，则可致郁证。

（2）偏枯

偏枯当为冲脉气血虚衰所致，单纯的阳气虚衰引发冲气上逆可发偏枯，亦可因冲脉虚衰，不能克制，肝风随气上逆，风升阳扰，血随之上而发偏枯。王冰注："冲脉者，经脉之海……并少阴之络俱起于肾下，并少阴之经，下入内踝之后……故如是。若血气变易，为偏枯也。"此疾与冲脉之血气变易相关。当虚邪贼风侵入人身，若伤冲脉气血，亦可发偏枯。《灵枢·刺节真邪》曰："虚邪偏客于身半，其入深，内居荣卫，荣卫稍衰，则真气去，邪气独留，发为偏枯。"

3. 脏腑虚损累及冲脉所致病证

（1）喑痱

喑痱属中风病，表现为舌强不能语，四肢不能动，相当于现代医学的脑血管意外及颜面神经麻痹等多种神经性疾患。"元阳大亏，肾虚内夺，冲脉并少阴而行，少阴虚，则冲气上逆而厥，致喑痱，即声喑于上，体废于下"。《素问·脉解》曰："所谓入中为喑者，阳盛已衰，故为喑也。内夺而厥，则为喑痱，此肾虚也，少阴不至者，厥也。"王冰注："肾之脉，与冲脉并出于气街……故肾气内夺而不顺，则舌喑足废，故云此肾虚也。"《素问·奇病论》还有对妊娠喑痱的记载："人有重身，九月而喑，此为……胞之络脉绝也。帝曰：何以言之？岐伯曰：胞络者系于肾，少阴之脉贯肾，系舌本，故不能言。"此为冲任之络绝所致之证，妊娠九月而不能言，如张介宾云："胞中之络，冲任之络也。胞络者，系于肾而上会于咽喉，故胞中之络脉绝则不能言。"此病不用施治，待十月生产后其证自去。

（2）足痿

足痿表现为下肢痿废软弱，行走困难。冲脉与阳明合于宗筋，宗筋有赖阳明水谷精微之滋润，若阳明虚衰，则使冲脉无以荣养，而致足痿不用。《素问·痿论》曰："冲脉者，经脉之海也，主渗灌溪谷，与阳明合于宗筋，阴阳揔宗筋之会……故阳明虚则宗筋纵，带脉不引，故足痿不用也。"张介宾谓："阳明虚则血气少，不能润养宗筋，故至弛纵。宗筋纵则带脉不能收引，故足痿不为用。"

（3）溺涩

溺涩是指小便量少排出困难的一种症状。《素问·腹中论》曰："伏梁……不可动之，动之为水溺涩之病。"王冰注"水溺涩之病"云，"亦冲脉也"，又注曰："以冲脉起于肾下，出于气街，其上行者，起于胞中，上出脐下关元之分。故动之则为水而溺涩也。动，谓弄其毒药而击动之，使其大下也。"杨上善云："动，变发也。若有变发，可为水病。"

（4）不生须毛

冲脉与维持男性第二性征有关。《灵枢·五音五味》曰：

"宦者去其宗筋，伤其冲脉，血泻不复，皮肤内结，唇口不营，故须不生。天宦未尝被伤，不脱于血，然其须亦不生。"又云："天之所不足也，其任冲不盛，宗筋不成，有气无血，唇口不荣，故须不生。"男子宗筋伤，冲脉血泻，或天生任冲不盛，则不能上荣唇口而须不生。冲任血足，方能生须毛。张介宾云："冲任为血之海，须为血之余，血不足则冲任之脉不荣于口，而须不生矣。"

（5）女子经、带、胎、产、乳诸证，男子生殖系统诸证

冲为血海，灌注诸经，若冲脉虚衰失养，则诸经亦失养，尤以肝、脾、肾影响最著。肝、脾、肾失养，精气不充，则生理功能无法正常运行，而导致女子经带胎产乳诸证、男子生殖系统诸证。具体表现有：月经失调、崩漏、经闭、带下、不孕、漏胎、产后恶露不绝、乳汁减少等，在男子方面的表现主要有：男子不育、虚痛失精。

《素问·上古天真论》有："女子，二七而天癸至，任脉通，太冲脉盛，月事以时下，故有子……七七，任脉虚，太冲脉衰少，天癸竭，地道不通，故形坏而无子也。"可见冲脉与经血、生殖之关系极为密切。杨上善云："任冲二脉气血俱少，精气尽，子门闭，子宫坏，故无子。"

《素问·骨空论》曰："任脉为病，男子内结七病，女子带下。"又曰："督脉，此生病……其女子不孕，癃痔遗溺嗌干。"古以冲任督三脉为同体异名，且冲任同起于胞中，循腹上行，故此亦为冲脉病。王冰云："亦以冲脉任脉并自少腹上至于咽喉，又以督脉循阴器合篡间绕后别绕臀，故不孕癃痔遗溺。"冲脉起于胞中，在男子为精室，女子为子宫，主血海，为精血所聚之经，受纳诸经经血之灌注，调摄子宫，司生殖、月事，若冲脉虚

衰失调，精血滑脱，在女子则可见经血不调、经闭不行、崩漏、带下、不孕诸证，在男子则见不育、失精、虚劳。张锡纯有谓："是以女子不育，多责之冲脉……冲脉无病，未有不生育者。"又言："带下为冲任之证，而名谓带者，盖以奇经带脉，原主约束诸脉，冲任有滑脱之疾，责在带脉不能约束，故名为带也。"

《素问·风水论》杨上善注："胞者，任冲之脉，起于胞中，为经络海，故曰胞脉也。膀胱之胞与女子子门之间，起此冲脉，上至咽喉，先过心肺。但肺与心共相系属，今胞脉虚邪闭塞，下则溢于胞气，上则迫于肺气，不得下，故月事不来也。"张介宾云："阳气上下交通，故胞脉属心而络于胞中以通月事。今气上迫肺，则阴邪遏绝阳道，心气不得下行，故胞脉闭而月事断矣。"

《素问·腹中论》曰："帝曰：有病胸胁支满者，妨于食，病至则先闻腥臊臭，出清液，先唾血，四支清，目眩，时时前后血，病名为何？何以得之？岐伯曰：病名血枯,此得之年少时，有所大脱血，若醉入房中，气竭肝伤，故月事衰少不来也。"此血枯之证，亦为冲脉病，如张介宾云："枯者其来也渐，冲任内竭。"而血枯者，由肝肾阴伤而使冲任竭，在女子表现为经闭、不孕诸疾，男子则为精枯、不育、劳损诸疾，如张介宾云："夫肾主闭藏，肝主疏泄，不唯伤肾，而且伤肝，及至其久，则三阴俱亏……而终必至于血枯，则月事衰少不来也……若丈夫有犯前证，亦不免为精枯之病，则劳损之属皆是也。"

4. 寒客冲脉所致病证

（1）下肢厥冷

冲脉下行支与肾脉并行向下，循大腿内侧，入腘中，再循胫骨内侧，入内踝而行于足背，入足大指，有将精气灌注诸络，温养足部、胫部肌肉的功能，若寒凝瘀阻于冲脉，则足胫部肌肉将失养而致下肤厥冷。如《灵枢·逆顺肥瘦》曰："夫冲脉者……其前者，伏行出跗属，下循跗，入大指间，渗诸络而温肌肉。故别络结则跗上不动，不动则厥，厥则寒矣。"杨上善云："冲脉之络，结约不通，则跗上冲脉不动，不动则卫气不行，失逆名厥，故足寒也。"冲脉为十二经之海，与阳明会于宗筋，又行至足下，出于跗上，故若宗筋伤，则冲脉亦伤，不能灌渗营养经络，而致寒厥。

（2）积聚

积聚是腹内结块，或痛或胀的病证。积属有形，结块固定不移，痛有定处，病在血分，是为脏病；聚属无形，包块聚散无常，痛无定处，病在气分，是为腑病。外邪所致、情志所伤、饮食失节等是积聚产生的主要原因，然而，冲脉为病也可导致积聚发生。《素问·骨空论》曰："任脉为病，男子内结七疝，女子带下瘕聚。"冲、任为病时，在女子将致癥瘕、积聚等证。《灵枢·百病始生》曰："虚邪之中人也……留着于脉，稽留而不去，息而成积……其著于伏冲之脉者，揣揣应手而动，发手则热气下于两股，如汤沃之状。"当寒邪留着于脉而不去时，会积而成积，若邪是留着于伏冲之脉所致之积块，以手触之会有跳动应手的感觉，抬起手时则会有一股热气下行于两股之间，好像用热汤浇灌一样。马莳云："又其着于伏冲之脉，以手揣摸其积应手而动，举手则热气下于两股间，如有以汤沃之状也。"导致积块之根本原因在于寒，《灵枢·百病始生》云："积之始生，得寒乃生，厥乃成积也。"寒气客于子宫，恶血不下，则成积如石。《太素·胀论》曰："石瘕何如？岐伯曰：石底生于胞中，寒气客于子门，子门闭塞，气不通，恶血当泻不泻，衃以留止，日以益大，状如怀子，月事不以时下，皆生于女子，可导而下。"

《素问》中提及"伏梁"病，亦为积聚范畴。《素问·腹中论》曰："病有少腹盛，上下左右皆有根，此为何病？可治不？岐伯曰：病名曰伏梁……岐伯曰：病名伏梁，此风根也。其气溢于大肠而著于肓，肓之原在脐下，故环脐而痛也。"此多因风邪乘虚而入，致腹部上下左右皆有根之痞满肿块、内痛疾患，身体髀股骨行皆肿，环脐而痛。此疾与冲脉相关。王冰注曰："正当冲脉带脉之部分也……冲脉者，与足少阴之络起于肾下，出于气街，循阴股。其上行者，出脐下同身寸之三寸关元之分，夹脐直上，循腹各行会于咽喉。故病当其分，则少腹盛，上下左右皆有根也。以其上下坚盛，如有潜梁，故曰病名伏梁不可治也……以冲脉下行者络阴，上行者循腹，故此上则迫近于胃脘，下则因薄于阴器也。若因薄于阴，则便下脓血，若迫近于胃，则病气上出于膈，复夹胃脘内长其痈也。"

（3）痛症

寒邪克于冲脉，可导致五脏痛症。《素问·举痛论》中，岐伯论及"五脏卒痛"的原因时说到，"寒气入经而稽迟，泣而不行……客于脉中则气不通，故猝然而痛"。又论其痛"喘动应手"，是因为"寒气客于冲脉，冲脉起于关元，随腹直上，寒气客则脉不通，脉不通则气因之，故喘动应手矣"。王冰注："气因之，谓冲脉不通，足少阴气因之上满。冲脉与少阴并行，故喘动应于手也。"杨上善谓："因邪气客之，故喘动应手。"当寒气客于冲脉时，脉气不通，会猝然而痛。"喘"和"揣"声同义通，《方言》载，"揣"，"试"也，"喘动应手"谓试探其腹部痛处即急剧跳动应手。当寒客于冲，脉气不通而致痛时，以手触摸其痛处，会有跳动应手的感觉。

若邪气中人，传入于络脉，留而不去，则会传入冲脉，致体重身痛。《灵枢·百病始生》曰："是故虚邪之中人也……留而不去，传舍于伏冲之脉，在伏冲之时，体重身痛。"有医家谓此伏冲脉为行于脊之冲脉分支。如张介宾谓："伏冲之脉，即冲脉之在脊者，以其最深，故曰伏冲。"此伏冲脉当作冲脉解。若解作冲脉，冲脉行于全身上下腹背，邪客于冲，则脊背、胸腹、下肢，均会有疼痛而重的感觉，即全身疼痛而重。如《黄帝内经太素·邪传》杨上善注"在伏冲之时，体重身痛"为"冲脉为经络之海，故邪居体重"。马莳云："留而不去，传舍于伏冲之脉，时则身体重而且痛也，其在于伏冲之脉者如此。"当寒气客于冲脉之时，必导致脉涩不通，而会有喘动应手的表现。如《素问·举痛论》曰："寒气客于冲脉，冲脉起于关元，随腹直上。寒气客则脉不通，脉不通则气因之，故喘动应手矣。"又如《灵枢·百病始生》曰："其著于伏冲之脉者，揣揣应手而动，发手则热气下于两股，如汤沃之状。"

总之，冲脉为病所及病证广泛，古医文献对冲脉病候的记载还不止于此。后世医家，如《针灸大全》就冲脉联系的经脉、脏腑和有关腧穴的主治，又进行了不少补充，指出冲脉的病候有：心脘疼痛、胸脘满闷、结胸、反胃、酒食积聚、肠鸣、大便溏泄、噎膈、气急、胁胀、脐腹痛、肠风便血、疟疾、胎衣不下、产后晕厥等。兹依肺系病证、心脑病证、肠胃病证、肝胆病证、肾膀胱病证、气血津液病证、妇产科病证等分类列之：

肺系病证：咳嗽、喘满等。

心脑病证：眩晕、中风、躁狂、癫痫、不寐、惊悸、怔忡等。

肠胃病证：胃痛、胃脘痛、痞满、呕吐、嗳气、哕呃、噎膈、疟、痢等。

肝胆病证：胁痛等。

肾膀胱病证：淋证、癃闭、遗精、虚劳等。

气血津液病证：吐血、便血、衄血、痰饮、厥证、厥冷等。

妇产科病证：闭经、不孕、癥瘕、痛经、带下、崩漏、胎衣不下、产后晕厥等。

（二）任脉病证

任总一身之阴，又为人体"妊养之本"而主胞胎，冲脉主生殖，司月事，与任脉同主胞宫。冲任同起胞中，故考释任脉之病证常与冲脉为病相兼。《诸病源候论》有言，"妇人病有三十六种，皆由冲任劳损所致"，故任脉为病常可见妇科疾病。

1. 月水不调候

冲任为病，可致月经经量、经期、周期改变，出现月经不调证候。《诸病源候论》曰："妇人月水不调，由劳伤气血，致体虚受风冷。风冷之气客于胞内，伤冲脉、任脉，损手太阳、少阴之经也。冲任之脉，皆起于胞内，为经络之海。手太阳，小肠之经，手少阴，心之经，此二经为表里，主上为乳汁，下为月水。然则月水是经络之余。若冷热调和，则冲脉、任脉气盛，太阳、少阴所主之血宜流，以时而下，若寒温乖适，经脉则虚，有风冷乘之，邪搏于血，或寒或温，寒则血结，温则血消，故月水乍多乍少，为不调也。"

2. 月水来腹痛候

冲任二脉气血失调，导致胞宫的气血运行不畅，或胞宫失于濡养，而痛经发作。《诸病源候论》曰："妇人月水来腹痛者，由劳伤血气，以致体虚，受风冷之气，客于胞络，损冲、任之脉，手太阳、少阴之经。冲脉、任脉皆起于胞内，为经脉之海也。手太阳，小肠之经，手少阴，心之经也，此二经共为表里，主下为月水。其经血虚，受风冷，故月水将下之际，血气动于风冷，风冷与血气相击，故令痛也。"

3. 月水不断候

相当于经期延长，由冲任虚损所致。《诸病源候论》曰："妇人月水不断者，由损伤经血，冲脉、任脉虚损故也。冲任之脉，为经脉之海。手太阳，小肠之经也；手少阴，心之经也。此二经为表里，主下为月水。劳伤经脉，冲任之气虚损，故不能制其经血，故令月水不断也。凡月水不止而合阴阳，冷气上入脏，令人身体面目萎黄，亦令绝子不产也。"

4. 月水不通候

相当于闭经，由冲任虚损，寒凝血瘀所致。《诸病源候论》曰："妇人月水不通者，由劳损血气，致令体虚受风冷，风冷邪气客于胞内，伤损冲任之脉，并手太阳、少阴之经，致胞络内绝，血气不通故也。冲任之脉，起于胞内，为经脉之海。手太阳，小肠之经也；手少阴，心之经也。此二经为表里，主下为月水。风冷伤其经血，血性得温则宣流，得寒则涩闭。以为冷所结搏，血结在内，故令月水不通。"

5. 带下候

房事不节，外感风邪，损伤任脉为病，可致带下过多。《诸病源候论》曰："带下者，由劳伤过度，损动经血，致令体虚受风冷，风冷入于胞络，搏其血之所成也。冲脉、任脉为经络之海。任之为病，女子则带下。而手太阳，为小肠之经也。手少阴，心之经也。心为脏，主于里；小肠为腑，主于表。此二经之血，在于妇人，上为乳汁，下为月水，冲任之所统也。冲任之脉既起于胞内，阴阳过度，则伤胞络，故风邪乘虚而入于胞，损冲、任之经，伤太阳、少阴之血，致令胞络之间，秽液与血相兼，连带而下。冷则多白，热则多赤，故名带下。"

经血损伤，寒热侵袭，损伤五脏，五脏俱虚，而致五色带。《诸病源候论》曰："带下病者，由劳伤血气，损动冲脉、任脉，致令其血与秽液兼带而下也。冲任之脉，为经脉之海。经血之行，内荣五脏。五脏之色，随脏不同。伤损经血，或冷或热，而五脏俱虚损者，故其色随秽液而下，为带五色俱下。"

6. 带下月水不利候、月水不通候

带下病，脏腑虚损，外感风邪，可致闭经。《诸病源候论》曰："带下输泻则脏虚，而重被风冷乘之，入伤手太阳、少阴之经，则使月水不利。所以尔者，手太阳，小肠之经也，为腑主表，手少阴，心之经也，为脏主里。此二经共合，其经血上为乳汁，下为月水。血性得寒则涩，既为风冷所乘，故带下而血涩，所以月水不利也。"

7. 漏下候

气血劳伤，冲任虚损，导致崩漏之病证。《诸病源候论》曰："漏下者，由劳伤血气，冲任之脉虚损故也。冲脉、任脉为十二经脉之海，皆起于胞内。而手太阳，小肠之经也；手少阴，心之经也。此二经主上为乳汁，下为月水。妇人经脉调适，则月水以时。若劳伤者，以冲任之气虚损，不能制其经脉，故血非时而下，淋沥不断，谓之漏下也。"又曰："五脏皆禀血气，虚则淋沥漏下，致五脏伤损。五脏之色，随脏不同。若五脏皆虚损者，则漏五色，随血而下。"

8. 崩中候

劳倦致脏腑损伤，冲任气虚，不能制约经血，经血暴下而致崩中。《诸病源候论》曰："崩中者，腑脏伤损，冲脉、任脉血气俱虚故也。冲任之脉，为经脉之海。血气之行，外循经络，内荣腑脏。若无伤，则腑脏平和，而气血调适，经下以时。若劳动过

度，致腑脏俱伤，而冲任之气虚，不能约制其经血，故忽然暴下，谓之崩中。"

9. 跨马痈

跨马痈指生在胯腹部的急性化脓性疾病，表现为结块肿痛，皮色不变，步行困难，相当于西医的腹股沟急性淋巴结炎。明代虞抟的《医学正传》记载："便毒一名跨马痈，此奇经冲任为病……初发宜疏利之，即散。变胖后，如常用托里内补之药。"

10. 五噎

指气噎、忧噎、食噎、劳噎、思噎五种噎证。明代王肯堂的《证治准绳》认为，五噎为"任脉不润"所致，所谓"五噎……血枯则道路闭塞。盖心生血，肾生气，任脉乃阴之母。枯则精涸，任脉不润矣。任脉循咽嗌胸中胃之三脘，一直而下。肾虚则丹田清气不升，故中焦失顺下之化，脾虽思味而爱食，因升降不利而成噎矣"。

11. 囟不合

指小儿囟门不闭合，为生长发育迟缓的表现。《本草乘雅半偈》记载，"疟，则经脉纵横，致任督不能维持于经脉，湿痹四肢重弱，则经脉缓解，致经脉不能依循于任督，小儿囟不合，此任不会督于颠，龟盖以骨为表，囟合固宜"。

清代以后始有任脉为病的医案记载，医案量也在清代到达鼎盛，民国之后渐少，如丁甘仁治冲任崩漏，张锡纯善调冲任，认为冲任血少可致女子经闭，冲气上逆则经行吐衄，冲任不固则胎动不安，冲任亏损则恶露不绝。大致整理清后医案中有关冲任为病所及之病如下：

任脉为病：胎损、疝气寒痛、腰脊酸软。

冲任为病：带下、崩漏、经漏、癥瘕积聚、月经不调、痛经、疝、泄泻、淋证、经闭、胎漏、产后形寒、产后形瘦、恶露未清、头胀痛、血风病、遗精、不孕等。

（三）督脉病证

督脉为"阳脉之海"，元气所发，反映脑髓的功能，起源于少腹，经过后正中线，连接大脑，故所涉病证多于脑络、脊、髓密切相关。头、项、脊诸疾指督脉循行所过身体部位的病证。脑为髓海，髓海的病证也可属督脉。《素问·骨空论》谓："督脉为病，脊强反折。"《灵枢·海论》曰："髓海不足，则脑转耳鸣、胫酸、眩冒，目无所见，懈怠，安卧。"《灵枢·经脉》曰："实则脊强，虚则头重，高摇之，夹脊之有过者，取之所别也（属督脉之络脉病）。"《难经·二十九难》论督脉、任脉的病证，曰："督之为病，脊强而厥。"《素问·风论》曰："风气循风府而上，则为头风，风入系头，则为目风、眼寒。"

西晋王叔和在《脉经·平奇经八脉病》中曰："督脉也，动苦腰背膝寒，不得俯仰，大人癫，小儿痫也。"督脉脉象为"两手脉浮之俱有阳，沉之俱有阴，阴阳皆实盛者"，然"尺寸俱浮，直上直下，此为督脉，腰背强痛，不得俯仰，大人癫病，小人风痫疾""脉来中央浮，直上下痛者，督脉也"。此外，《脉经·腰背病诸候》中记载，"尺寸俱浮，直上直下，此为督脉腰强痛"。

《圣济总录》在论及任脉、督脉时，将《素问》《灵枢》《难经》各论一并收载，书中曰："《内经》谓风气循风府而上则为脑风……然督脉阳维之会，自风府而上至脑户。脑户者，督脉足太阳之会也……今风邪客搏其经，稽而不行，则脑髓内弱，故项背怯寒而脑户多风冷也。"

明代张介宾的《景岳全书》记载，"鼻渊证，总由太阳、督脉之火，甚者上连于脑，而津津不已，故又名为脑漏。"明代王绍隆撰、清代潘楫增注之《医灯续焰》中认为，龟背为督脉病，"龟背者，是强儿坐，或坐风中，邪乘于脊，或乘于督脉，不能解散，渐如伛偻而背高如龟状也"。明代李时珍在《本草纲目》中论述痉风，"属太阳、督脉二经。其证发热口噤如痫，身体强直，角弓反张，甚则搐搦"。

清代以后始有督脉为病的医案记载，大致整理清后医案中有关督任为病所及之病证如下：

督脉为病：项背腰痛、遗泄、痿躄、头痛、尾闾尻骨疼痛、冲疝、背寒、淋浊、督脉胀酸痛、龟背、发背、脑疽、昏晕、鼻渊。

任督为病：脊背冷痛、脂液暗消、瘕泄、瘕聚、疝、遗精、胎漏、不孕等。

（四）带脉病证

带脉总束诸经，带脉为病临床表现以其所过部位的不适和病变为主要特征。带脉为病有虚实两端，实者乃邪气客带，带脉不和；虚者乃带脉虚衰，固约不力。

1. 带脉不和所致病证

（1）肾着

肾着为寒湿附着肾经而见腰部寒冷沉重的病证。湿为阴邪，其性趋下，带脉绕腰腹一周居下之阴位，外邪客带，带脉不和，经气不利，约束失司，则腰痛腹胀。《难经·二十九难》云："带之为病，腹满，腰痛溶溶如坐水中。"《金匮要略·五脏风寒积聚病脉证并治》记载："肾着之为病，其人身体重，腰中冷，如坐水中，形如水状，腰以下冷痛，腰重如带五千钱。"

（2）痛症

带脉瘀滞跌仆闪扭，损伤带脉，或情志内伤，气机郁滞，或痰湿内生，阻滞带脉，则带脉经气不利，形成带脉瘀滞证。症见腰腿疼痛如针刺，腰腹坠胀，冲心痛，女子痛经，月经暗红有瘀块，舌暗有瘀点，脉沉涩或结涩。《张氏医通·诸病门》云："腰痛如以带束引痛，此属带脉为病，用辛味横行而散带之结，甘味舒缓带脉之急。"

（3）妇科、男科病

王叔和《脉经·手检图三十一部》指出："右足三阴脉……中部左右弹者，带脉也。动，苦少腹痛引命门，女子月水不来，绝继复下止，阴辟寒，令人无子，男子苦少腹拘急，或失精也。"王叔和从脉象的角度描述了带脉病主要表现为妇科和男科病。《奇经八脉考》记载："明堂曰带脉二穴主……妇人少腹痛，里急后重，癥瘕，月事不调，赤白带下。"此说明了带脉穴的主治包括了妇科、男科病。

（4）腰痛

带脉引起的腰痛以腰背痛连及大腿内侧为主。如《脉经》言："诊得带脉左右绕脐腹，腰脊痛冲阴股。"此类腰痛多因第4腰椎以上腰椎间盘突出、髂腰肌损伤等病证引起。

2. 带脉虚衰所致病证

（1）痿证

以肢体筋脉弛缓，软弱无力，不得随意运动，日久而致肌肉萎缩或肢体瘫痪为特征的疾病，相当于西医学的重症肌无力、肌营养不良症、运动神经元疾病、多发性肌炎及皮肌炎、周期性麻痹、多发性神经炎等。《素问·痿论》说："冲脉者，经脉之海也，主渗灌溪谷，与阳明合于宗筋，阴阳总宗筋之会，会于气街，而阳明之为之长，皆属于带脉，而络于督脉。"带脉为阴阳交泰之机要，阴阳总宗筋，带脉不和，约束失司，则宗筋不引，下肢痿废不用。《素问·痿论》云："带脉不引，故足痿不用也。"

（2）腰酸坠胀、腹坠胀满、内脏下垂、便血、崩漏等陷下及带脉不固证

带脉固束诸经，使不妄行，带脉不和，固束无力，则纵行诸经脉气妄行，升举无力而陷下，表现为腰酸坠胀、腹坠胀满、内脏下垂、便血、崩漏。先天禀赋不足或房劳过度，精血衰耗，或脏腑虚弱，精血亏虚，带脉失充，经气虚衰，不能固束诸经和提携诸脉经气，则形成带脉不固证。症见腰腹坠胀隐痛，内脏下垂，足痿不用，女子胞胎不固，男子遗精、滑精，舌淡苔白，脉沉细。沈金鳌在《杂病源流犀烛》中云："带不能自持其气，其证皆陷下而不上矣。"

（3）早产、滑胎

带脉不固、冲任失调致胎元不固，形成早产滑胎。《傅青主女科》云："带脉者，所以约束胞胎之系也。带脉无力则难以提系，必然胞胎不固，故曰带弱则胎易坠，带伤则胎不牢。"

（五）维脉病证

阴维脉与阴经相交，若邪犯阴维，或实热、瘀血阻滞经脉，可致胸中痛、心痛、腰痛等；若阴维失调，脉气紊乱，神明失职，发为癫痫。阳维维系诸阳经，主卫主表，若感六淫之邪，卫气与邪相争，则出现头项强痛、身痛、腰痛、喘息等。阴维与阳维不能维系，阴阳失调，营卫失和，出现肌肤失养，经断前后诸证等。

1. 头项强痛、身痛、腰痛

阳维脉主表证，脉之所及，病之所处，"阳维为病苦寒热"。三阳俱属于表，与阳维脉的交会部位主要在头，故其证以寒热、头痛为主。王叔和说："诊得阳维脉浮者，暂起头眩，阳盛实者

苦肩息，洒洒如寒。"《素问·刺腰痛》说："阳维之脉，令人腰痛""飞阳之脉，令人腰痛"。

阴维脉主里证，"阴维为病苦心痛"。王叔和云："诊得阴维脉大而实者，苦胸中痛，胁下支满心痛。其脉如贯珠者，男子两胁下实，腰中痛。"《针灸甲乙经》《千金要方》《太平圣惠方》《铜人腧穴针灸图经》等书记载阴维脉的许多交会穴可主治其所及之处的痛症，如腹痛、胃肠痛、癥疝、心痛等。

2. 足少阳胆经病候

阳维脉与足少阳胆经有 10 个交会穴，分别为阳交、肩井、本神、阳白、头临泣、目窗、正营、承灵、脑空、风池。这些交会穴大部分在头肩部，所以其病证表现为头痛、目痛、肩痛等。

3. 神志疾患

维脉失调，脉气紊乱，神明失职，可出现神志疾患。《脉经》指出，阳维为病"苦颠仆、羊鸣，手足相引，甚者失音不能言"，阴维为病"动，苦癫痛僵仆、羊鸣"。

4. 妇人脏躁

妇人脏躁相当于现代医学的更年期综合征、更年期抑郁症、癔病等，主要证候为精神情志的改变，虚证多伴气短懒言，头昏眠少，饮食欠佳等；实证多见心悸不寐，胸闷太息，烦热等。如头昏耳鸣，烦躁难眠，潮热自汗，口干不饮，腰酸膝软，常为下虚上实之虚实夹杂证。维脉维系全身阴阳，阴阳失调，脏气紊乱，扰动心神，则出现本病。

5. 经断前后诸证

经断前后诸证主要表现为月经紊乱，烘热汗出，阵发性潮热面红，五心烦热；或头晕耳鸣，烦躁易怒，情绪不稳，易于激动；或情志异常，失眠心悸，浮肿便溏，皮肤感觉异常等。维脉维系全身之阴阳，而肾为阴阳之根本，因此维脉与足少阴肾经关系密切。经断前后诸证肾中阴阳虚损，导致维脉功能失调，从而出现本病诸证候。

（六）跷脉病证

跷脉主司人体阴阳之气，调节肢体运动，濡养眼目和司眼睑开合等作用，结合跷脉的循行特点，其主病生理特点是阴阳失调，病位多为四肢、头目及脑，表现为下肢运动失常、肌张力发生改变、嗜睡或失眠、眼睑开合功能失司或眼睑下垂、神志异常等。

1. 肢体功能异常

跷脉为病，气机阻滞不畅，则脏腑失养，腠理失濡，肢体阴阳拘急，活动异常，可分别在其循行所过部位反映出肢体内外两侧的肌肉拘挛、疼痛及功能活动受限。杨玄操注《难经》曰："跷，捷疾也，言此脉是人行走之机要，动足所之由，故曰跷脉焉。"两跷脉皆起于跟中，行于下肢内外侧、身体前后而终达于脑，"其流溢之气，内溉脏腑，外濡腠理"。因此，《难经·二十九难》曰："阴跷为病，阳缓而阴急；阳跷为病，阴缓而阳急。"《脉经·卷十》进一步指出："阴跷脉急，当以内踝以上急，外踝以上缓，阳跷脉急，当以外踝以上急，内踝以上缓。"由此可以看出，跷脉为病，下肢会出现拘急或是弛缓的状态。

2. 眼目开合异常

阴阳跷脉循行至头面，在目内眦与手足太阳、足阳明经相交，五脉交会后，又与足太阳并行交于目锐眦，跷脉与眼目有两次联系，其中又有脑的参与。跷主眼目开合包括两方面内容，一是眼睑开合失调；二是失眠、嗜睡。

由于跷脉在眼部与多经交会，所以能禀承正经之气的渗灌达于上下眼睑，从而起濡养眼睑、利于其开合功能的作用。因此，无论内因或外因所致的跷脉失调，均可导致眼睑失养，眼闭不能睁，眼开不能合。《针灸甲乙经》曰："人病目闭不得视者……卫气留于阴，不得行于阳，留于阴则阴气盛，阴气盛则阴跷满，不得入于阳则阳气虚，故目闭也。"李时珍强调眼目开合与二跷脉有关，认为"数说皆论目闭，目不瞑，虽不言及二跷，盖亦不离乎阴阳营卫虚实之理，可互考者也"。

3. 睡眠异常

人体睡眠与卫气运行及阴阳跷脉功能有关。白昼卫气行于阳则阳跷满盛，目张而不寐；夜晚阴气盛则阴跷满盛，目闭而欲寐。《灵枢·寒热病》曰："阳气盛则瞋目，阴气盛则瞑目。"《针灸甲乙经》曰："病目不得瞑者，卫气不得入于阴，常留于阳，留于阳则阳气满，阳气满则阳跷盛，不得入于阴，则阴气虚，故目不瞑也。"《灵枢·口问》中指出，"卫气昼日行于阳，夜半则行于阴……阳气尽，阴气盛，则目瞑，阴气尽而阳气盛则寤矣"。《灵枢·大惑论》曰："卫气不得入于阴，常留于阳，留于阳则阳气满，阳气满则阳跷盛，不得入于阴则阴气虚，故目不瞑也矣。"又曰："卫气留于阴，不得行于阳，留于阴则阴气盛，阴气盛则阴跷满，不得入于阳，则阳气虚，故目闭也。"

4. 经断前后诸证

经断前后诸证可表现为睡眠障碍及精神情志异常。"阴平阳秘，精神乃治"，绝经前后肾气虚衰，天癸渐竭，肾中阴阳失衡。阴跷脉别少阴肾经，上连脑海，阴精循经而上，益脑填髓，阳跷脉别出足太阳膀胱经，上出于脑，主持阳气，阴阳跷脉同入脑主脑中阴阳。因此，跷脉功能失常，则可能导致脑中阴阳失衡而引起神志异常及睡眠障碍。《千金要方》说，阳跷主"卧惊，视如见鬼""百邪癫狂"。《医学入门·奇经主病》指出："阳跷之病，阳急而狂奔，阴跷之病，阴急而足重。"此外，《奇经八脉考》也认为："邪在阴维、阴跷则发癫，邪在阳维、阳跷则发痫。痫动而属阳，阳脉主之，癫静而属阴，阴脉主之。"张洁古又提出了"癫痫昼发灸阳跷，夜发灸阴跷"的治疗方法。

现代临床中，阴阳跷脉以主治头目、四肢、脑之疾病为主，阳跷脉多治肩背腰腿在表之疾，阴跷多去心腹、胁肋在里之疑，二脉又同至头目、入脑，因此，在治疗神志病、目疾、睡眠障碍、肢体拘挛、中风偏瘫、足内外翻、手足麻痹、腰背强直，以及疝气、崩漏、胁肋疼痛、少腹痛等疾病过程中应重视跷脉的应用。

二、冲任与妇科病证

冲任学说是中医基础理论中重要的组成部分，它归属于奇经八脉理论的范畴，随着奇经八脉学说的发展，冲任二脉在妇人病理生理中的重要作用为历代医家所共识。女子以冲任为本，以血为用，经孕胎产乳无不与冲任相关，二脉相辅相成，是维持和调节妇女生殖生理机能的重要本源。韩冰教授认为，冲任学说是妇科的理论核心，而冲任失调是发生经孕胎产诸疾的基本病机。

（一）冲任为病与月经不调

月经不调是指月经周期、经期、经量的异常或伴经色、经质异常一类疾病。

冲为血海，又为"十二经脉之海""五脏六腑之海"，是人体气血运行的要冲；任主一身之阴，为"阴脉之海"，全身精血津液皆由任脉主司。冲任二脉隆盛，血海充盈，月经应时而下。张介宾曰："月经之本所重在冲任。"历代医家总结月经病的病因病机为寒热湿邪侵袭、内伤七情、房劳多产、饮食不节、劳倦过度和体质因素导致脏腑功能失常，血气不和，冲任二脉损伤，血海败乱，则出现月经不调诸证。

明代龚廷贤的《寿世保元》论述月经病的病因病机在于血寒、血热、气滞、气虚、风邪、痰浊、血瘀等，致冲任受损，耗伤其气，损及心脾，从而导致月经先期、月经后期、痛经等病的发生。其云："经者经络也，过期而行经者，血寒也；未期而先行者，血热也；经行作痛者，气之滞也；来后或作痛者，气之虚也。其色紫者为风，黑者多热，淡者多痰，如烟尘水者，血不足。余考古方，耗其气以调其经，则以为人之正气，不宜耗也，夫冲脉气也，任脉血也，气升则升，气降则降，血随气行，无有暂息。若独耗其气，血无所施，正气既虚，邪气必胜，故百病生焉，其经安得调乎？况心生血，脾统血，脉为之元也，养其心则血生，实其脾则血足，气盛则血行矣，安得独耗其气哉。"《医宗金鉴·调经门》提出外感六淫之邪损伤冲任是月经病重要的病因病机。"天地温和经水安，寒凝热沸风荡然，邪入胞中任冲损，妇人经病本同参"。

气血劳伤，寒热之邪侵袭，损伤冲任，是导致经量过多或过少的病因病机。《诸病源候论·月水不调候》曰："妇人月水不调，由劳伤气血，致体虚受风冷，风冷之气客于胞内，伤冲脉、任脉，损手太阳、少阴之经也。冲任之脉，皆起于胞内，为经络之海……然则月水是经络之余，若冷热调和，则冲脉、任脉气盛，太阳、少阴所主之血宣流，以时而下。若寒温乖适，经脉则虚，有风冷乘之，邪搏于血，或寒或温，寒则血结，温则血消，故月水乍多乍少，为不调也。"《妇人大全良方》提出寒热之邪损伤冲任而致月经过多、月经过少。"然则月水是经络之余，若冷热调和，则冲脉、任脉气盛，太阳、少阴所生之血宣流依时而下。若寒温乖适，经脉则虚，若有风冷，虚则乘之，邪搏于血，或寒或温，寒则血结，温则血消。故月水乍多乍少，故为不调也"。月水不调属风冷之邪搏血，寒温之邪损伤冲任及心、小肠经，故月经量多或少。

　　叶天士在《临证指南医案》中提出，辨月经病思路首重奇经，次重调肝，后为脾土，再次气血，辨证施治。"冲为五脏六腑之海，脏腑之血，皆归冲脉，可见冲脉为月经之本也，然血气之化，由于水谷，水谷盛，则血气亦盛，水谷衰，则血气亦衰，是水谷之海，又在阳明，可见冲脉之血，又总由阳明水谷所化，而阳明胃气，又为冲脉之本也，故月经之本，所重在冲脉，所重在胃气，所重在心脾生化之源耳，心主血，脾统血，肝藏血，凡伤心伤脾伤肝者，均能为经脉之病……奇经八脉，固属扼要，其次最重调肝，因女子以肝为先天，阴性凝结，易于怫郁，郁则气滞血亦滞，木病必妨土，故次重脾胃，余则血虚者养之，血热者凉之，血瘀者通之，气滞者疏之，气弱者补之，其不治之症……经带之疾，全属冲任，治冲任之法，全在养血，故古人立方无不以血药为主者，案中大段亦养血为先，而未能说着变化，盖未得女科专门传授也。"《沈氏女科辑要》提出冲任禀命门之火，月经病辨治，滋水更当养命门之火。云："赵养葵曰：冲任藏精系胞，又恃一点命门之火，为之主宰。火旺则红，火衰则淡，火太旺则紫，火太衰则白，所以滋水更当养火。甚有干枯不通者，虽曰火盛之极，亦不宜以苦寒药降火，只宜大补其水，从天一之源，以养之使满。"

（二）冲任为病与崩漏

崩漏的发生多由情志抑郁、操劳过度、产后或流产后起居饮食不慎及房事不节等引起冲任二脉功能失调，不能制约经血而导致子宫不规则出血，表现为经期、周期、经量的严重失调。《素问·阴阳别论》云："阴虚阳搏谓之崩。"《妇人大全良方》论曰："妇人崩中由脏腑伤损，冲任血气俱虚故也，冲任为经脉之海，血气之行，外循经络，内荣脏腑，若无伤损，则阴阳和平，而气血调适。若劳动过多，致脏腑俱虚，而冲任之气虚，不能约制其经血，故忽然暴下，或由阴阳相搏，为热所乘，攻伤冲任，血得热则流散，甚者至于昏闷。其脉数疾，小为顺，洪大为逆。"这提示了冲任气血虚、脾胃虚弱、心火亢盛、悲哀七情等为崩漏的主要病机。

《证治准绳》指出，劳损或因经期交合，致气血、冲任受损，为崩漏病因病机。"妇人月水不断，淋沥无时，或因劳损气血而伤冲任，或因经行而合阴阳，皆令气虚不能摄血。若时止时行，腹痛脉沉细，此寒热邪气客于胞中，非因虚弱也"。

此外，崩漏日久加重冲任虚损，治疗当辨清虚实。《医宗金鉴》曰："淋沥不断名为漏，忽然大下谓之崩，紫黑块痛属瘀热，久多缘损任冲经，脾虚不摄中气陷，暴怒伤肝血妄行，临证审因须细辨，虚补瘀消热用清"。

《诸病源候论》明确指出，崩漏的病机为冲任虚损。其云："漏下者，由劳伤血气，冲任之脉虚损故也。冲脉、任脉为十二经脉之海，皆起于胞内。而手太阳小肠之经也，手少阴心之经也，此二经主上为乳汁，下为月水。冲任之脉虚损，不能约制其经血，故血非时而下，淋沥成漏也。"心经与冲任关系密切，劳伤气血，冲任虚损，故而漏下。而冲任气虚是崩中的主因，"崩中者，腑脏伤损，冲脉、任脉血气俱虚故也。冲任之脉，为经脉之海，血气之行，外循经络，内荣腑脏。若无伤，则腑脏平和，而气血调适，经下以时。若劳动过度，致腑脏俱伤，而冲任之气虚，不能约制其经血，故忽然暴下，谓之崩中"。其还提出冲任气虚，时崩时止，多因内有瘀血。"崩而内有瘀血，故时崩时止，淋沥不断，名曰崩中漏下"。

　　与《诸病源候论》观点相似，《丹溪心法》提出心与冲任关系密切，冲任虚损为崩漏病机，治宜大补气血，健脾兼镇心火。其曰："夫妇人崩中者由脏腑伤损，冲任二脉血气俱虚故也。二脉为经脉之海，血气之行，外循经络，内荣脏。若气血调适，经下根据时。若劳动过极，脏腑俱伤，冲任之气虚，不能约制其经血，故忽然而下，谓之崩中暴下。治宜当大补气血之药，举养脾胃，微加镇坠心火之药，治其心，补阴泻阳，经自止矣。"此外，强调情志致病为崩漏发病的重要病因。《景岳全书·妇人规》指出，情志不遂，脾胃、冲任依次伤损而致崩漏，治疗当分辨病之新久，胃气败否。其曰："崩淋之病，有暴崩者，有久崩者。暴崩者其来骤，其治亦易。久崩者其患深，其治亦难。且凡血因崩去，势必渐少，少而不止，病则为淋。此等证候，未有不由忧思郁怒，先损脾胃，次及冲任而然者。"

　　《妇人大全良方》提出冲任气虚为崩漏之机。其曰："夫妇人月水不断者，由损伤精血，冲任脉虚损故也。冲任之脉，为经脉之海。手太阳小肠之经也，手少阴心之经也，此二经为表里，主下为月水。若劳伤经脉，冲任气虚，故不能制经血，令月水不断也。"《张氏医通》认为，冲任损伤有虚实两端："经水淋沥不断，其故有三。有因月戒来而行房，致伤胞络。有多气所致者，甚则胸膈饱闷，肚腹疼痛。妇人劳伤气血，冲任虚损。"《女科经纶》

提出，冲任劳伤，寒邪克于下焦而致崩漏，治当调补脾胃。其曰："妇人冲任二脉，为经脉之海，外循经络，内荣脏腑。若阴阳和平，则经下根据时。如劳伤不能约制，忽然暴下，甚则昏闷。若寸脉微迟，为寒在上焦，则吐血衄血。尺脉微迟，为寒在下焦，则崩血便血，法当调补脾胃为主。"李太素曰："崩为急证，漏为缓病。崩必是大怒伤肝，冲动血海，或火盛之极，血热沸腾而然。漏则房劳过度，伤损冲任二脉，气虚不能约制经血，或其人平素多火，血不能安，故不时漏泄。"

冲任不固亦为崩漏病机。《临证指南医案》指出："崩如山家崒崩，言其血之横决莫制也，漏如漏卮难塞，言其血之漫无关防也，经云，阴在内，阳之守也，气得之以和，神得之以安，毛发得之以润，经脉得之以行，身形之中，不可斯须离也，去血过多，则诸病丛生矣。原其致病之由，有因冲任不能摄血者，有因肝不藏血者，有因脾不统血者，有因热在下焦，迫血妄行者，有因元气大虚，不能收敛其血者，又有瘀血内阻，新血不能归经而下者。"崩漏的发生与脾的统血、肝的藏血、气的摄血功能失调密切相关，又与瘀血、血热相关，冲任不能摄血为其核心病机。

冲脉热盛所致崩漏与肝脾不能制衡相关。《傅青主女科》曰："血海者，冲脉也。冲脉太寒而血即亏，冲脉太热而血即沸，血崩之为病，正冲脉之火热也。然既由冲脉之热，则应常崩而无有止时，何以行人道而始来，果与肝木无恙耶？夫脾健则能摄血，肝平则能藏血。人未入房之时，君相二火，寂然不动，虽冲脉独热，而血亦不至外弛。及有人道之感，则子宫大开，君相火动，以热招热，同气相求，翕然齐动，以鼓其精房，血海泛滥，有不能止遏之势，肝欲藏之而不能，脾欲摄之而不得，故经水随交感而至，若有声应之捷，是唯火之为病也。"

（三）冲任为病与闭经

闭经分为原发性和继发性两种。原发性闭经指年龄超过 13 岁，第二性征未发育，或年龄超过 15 岁，第二性征已发育，月经尚未来潮。继发性闭经指正常月经建立 6 个月后，或按自身原有月经周期计算停止 3 个周期以上者。闭经发病源于冲任气血失调，有虚、实两个方面，虚者由于冲任亏败，源断其流；实者因邪气阻隔冲任，经血不通。《诸病源候论》提出闭经由气血虚损，风冷客胞，损伤冲任，血气不通而发病。其曰："妇人月水不通者，由劳损血气，致令体虚受风冷，风冷邪气客于胞内，伤损冲任之脉，并手太阳、少阴之经，致胞络内绝，血气不通故也。冲任之脉，起于胞内，为经脉之海，手太阳小肠之经也，手少阴心之经也，此二经为表里，主下为月水。风冷伤其经血，血性得温则宣流，得寒则涩闭，既为冷所结搏，血结在内，故令月水不通。"

《黄帝素问宣明论方》提出闭经病机为风热之邪伤于经血，致邪热内敛，损伤冲任。其曰："以妇人月水，一月一来如期，谓之月信。其不来，则风热伤于经血，故血在内不通。"《外经微言》提出，房劳损伤任督，抑郁伤肝，心肾不交，均可导致闭经。其曰："妇女纵欲伤任督之脉，则经水不应月矣。怀抱忧郁以伤肝胆，则经水闭而不流矣。"又曰："肝藏血者也，然又最喜疏泄。胆与肝为表里也，胆木气郁，肝木之气亦郁矣，木郁不达，任冲血海皆抑塞不通，久则血枯矣。容成曰：木郁何以使水之闭也？岐伯曰：心肾无咎不交者也。心肾之交接，责在胞胎，亦责在肝胆也。肝胆气郁，胞胎上交肝胆，不上交于心，则肾之气亦不交于心矣。心肾之气不交，各脏腑之气抑塞不通，肝克脾，胆克胃，脾胃受克，失其生化之司，何能资于心肾乎？水火未济，肝胆之气愈郁矣。肝胆久郁，反现假旺之象，外若盛内实虚。肾因子虚转去相济涸水，而郁火焚之，木安有余波以下泄乎？此木郁所以水闭也。"又曰："肾化为经，经化为血，各经气血无不随之而各化矣。是以肾气通则血通，肾气闭则血闭也……肾不通肝之气，则肾气不能开。肾不交心之气，则肾气不能上。肾不取脾之气，则肾气不能成。盖交相合而交相化也。苟一经气郁，气即不入于肾，而肾气即闭矣。况三经同郁，肾无所资，何能化气而成经乎？是以经闭者，乃肾气之郁，非止肝血之枯也。倘徒补其血，则郁不宣反生火矣。徒散其瘀，则气益微反耗精矣。非唯无益，而转害之也。"可见，忧郁损伤肝胆，肝气郁滞，冲任血海不通，久则血枯。心肝脾三脏相交相化则经行，一经气郁，肾气即闭，月经亦闭，故治当注重开经之郁，不可徒补其血，散其瘀。

五脏为病可导致冲任虚损而致闭经。《证治准绳》曰："夫经水阴血也，属冲任二脉，主上为乳汁，下为月水。其为患，有因脾虚而不能生血者，有因脾郁伤而血耗损者，有因胃火而血消铄者，有因脾胃损而血少者，有因劳伤心而血少者，有因怒伤肝而血少者，有因肾水不能生肝而血少者，有因肺气虚不能行血而闭者。"

情志因素伤及心脾，损伤冲脉，可致闭经。《沈氏女科辑要》从心 – 脾胃 – 冲脉角度论述了闭经原因。其曰："沈尧封曰，二阳之病发心脾者，阳明为多血之经，血乃水谷之精气，借心火锻炼而成。忧愁思虑伤心，因及其子，不嗜饮食，血无以资生，阳明病矣。经云，前阴总宗筋之所会，会于气街，而阳明为之长，故阳明病，则阳事衰而不得隐曲也；太冲为血海，并阳明之经而行，故阳明病，则冲脉衰而女子不月也。"

（四）冲任为病与痛经

痛经指妇女正值经期或经行前后出现周期性小腹疼痛或痛引

腰骶，甚至剧痛晕厥者。邪气内伏或精血素亏，更值经期前后冲任二脉气血的生理变化急骤，导致胞宫的气血运行不畅，"不通则痛"，或胞宫失于濡养，"不荣则痛"，故使痛经发作。《诸病源候论》认为，素体气血虚弱，复感风寒之邪，损伤冲任胞宫，致痛经发生。其曰："妇人月水来腹痛者，由劳伤血气，以致体虚，受风冷之气，客于胞络，损冲任之脉，手太阳、少阴之经。冲脉、任脉皆起于胞内，为经脉之海也。手太阳小肠之经也，手少阴心之经也，此二经共为表里，主下为月水。其经血虚，受风冷，故月水将下之际，血气动于风冷，风冷与血气相击，故令痛也。"

痛经发病可由冲脉累及任督带脉连带而作痛。《医学衷中参西录》曰："血海虚寒，其中气化不宣通也。夫血海者，冲脉也，居脐之两旁，微向下，男女皆有。在女子则上承诸经之血，下应一月之信，有任脉以为之担任，带脉以为之约束。阳维、阴维、阳跷、阴跷，为之拥护，督脉为之督摄。有时其中气化虚损或兼寒凉，其宣通主力微，遂至凝滞而作疼也。而诸脉之担任拥护、督摄者，亦遂连带而作疼也。"

下焦寒湿相争，克于冲任，月经不得出，不通则痛，发为痛经。《傅青主女科》曰："妇人有经水将来三五日前而脐下作疼，状如刀刺者，或寒热交作，所下如黑豆汁，人莫不以为血热之极，谁知是下焦寒湿相争之故乎！夫寒湿乃邪气也。妇人有冲任之脉，居于下焦。冲为血海，任主胞胎，为血室，均喜正气相通，最恶邪气相犯。经水由二经而外出，而寒湿满二经而内乱，两相争而作疼痛，邪愈盛而正气日衰。寒气生浊，而下如豆汁之黑者，见北方寒水之象也。治法利其湿而温其寒，使冲任无邪气之乱，脐下自无疼痛之疚矣。"

（五）冲任为病与热入血室

热入血室出自《伤寒论·辨太阳病脉证并治》，指妇女在月经期间感受外邪，邪热与冲任气血互相搏结所出现的病证。临床表现为下腹部或胸胁下硬满，寒热往来无定时，神志异常等。《金匮要略心典》曰："妇人中风，发热恶寒，经水适来，得之七八日，热除脉迟身凉和，胸胁满如结胸状，谵语者，此为热入血室也。血室者，冲任之脉，肝实主之。"

《伤寒明理论》曰："人身之血室者，荣血停止之所，经脉留会之处，即冲脉是也……伤寒之邪，妇人则随经而入，以冲之脉，与少阴之络起于肾，女子感邪，太阳随经，便得而入冲之经，并足阳明，冲之得热，血必妄行，在妇人则月水适来，阳明病下血谵语，此为热入血室者……妇人伤寒，经水适来，与经水适断者，皆以经气所虚，宫室不辟，邪得乘虚而入。"此论述血室即是冲脉，伤寒之邪，妇人随经传入，冲得热，血妄行。《女科经纶》曰："妇人伤寒有热入血室之证也。血室即血海，冲任之脉所系，为藏精受胎之所。因妇人血海有余，遇经行之期，而犯伤寒之邪，则热邪乘血室之虚，袭入而与血相搏。夫肝藏魂，血室虚，则肝无所根据。肝受热邪，则为谵语，为见鬼，肝之魂不能安也。故治法，唯有清热行血。"此承前人观点，主张不可见热入血室即用小柴胡汤。

（六）冲任为病与带下病

带下病指带下量明显增多或减少，色、质、气味发生异常，或伴有全身或局部症状者，带下明显增多者称为带下过多，带下明显减少者称为带下过少。久居湿地，或涉水淋雨，或不洁性交以致感受湿邪，加之肝脾肾三脏功能失调产生内湿，湿邪伤及任带二脉，使任脉不固，带脉失约，致带下过多。肝肾亏损，血枯瘀阻，致阴液不足，不能润泽阴户，任带失养，致带下过少。

任带二脉损伤为带下过多的根本病机。《黄帝素问宣明论方》提出任脉湿热则致带下过多。其云："其病所发，正在过带脉之分，而淋沥以下，故曰带下也……下部任脉湿热甚者，津溢涌，而溢以为带下。"《医学启源》曰："所谓带下者，任脉之病也……任脉自胞上，过带脉，贯络而上，然其病所发，正在带脉之分，而淋沥以下，故曰带下也。其赤白说者，（与）痢义同，而无（独）寒者。"《证治准绳》指出，赤白带下的病机在于冲任受损，胞络受邪。其云："带下不显其证，今人唯知赤白二带耳。此由劳伤冲任，风冷据于胞络。妇人平居，血欲常多，气欲常少，百疾不生，或气倍于血，气倍生寒，血不化赤，遂成白带。若气平血少，血少生热，血不化经，遂成赤带。寒热交并，则赤白俱下。"

冲任受损，累及带脉，可致带下。《诸病源候论》曰："冲脉、任脉为经络之海。任之为病，女子则带下……冲任之脉既起于胞内，阴阳过度，则伤胞络，故风邪乘虚而入于胞，损冲、任之经，伤太阳、少阴之血，致令胞络之间，秽液与血相兼，连带而下。冷则多白，热则多赤，故名带下。"

冲任虚损，邪入五脏致五色带。《医宗金鉴》指出："带下者，由于劳伤冲任，风邪入于胞中，血受其邪，随人脏气湿热、湿寒所化。故色青者属肝，为风湿；色赤属心，为热湿；色黄属脾，为虚湿；色白属肺，为清湿；色黑属肾，为寒湿也。其从补，从泻，从涩，从寒，从温，则随证治之。更审其带久淋沥之物，或臭或腥秽，乃败血所化，是胞中病也。若似疮脓，则非瘀血所化，是内痈脓也。若如米泔，兼尿窍不利，乃膀胱白浊病也；若尿窍通利，从精窍出，或如胶黏，乃胞中白淫病也。"

《四圣心源》指出，肾阴精不藏，肝失疏泄，任脉阴旺，带脉不引，故成带下，与五脏皆相关。其云："带下者，阴精之不藏也。相火下衰，肾水渐寒，经血凝瘀，结于少腹，阻格阴精上济之路，肾水失藏，肝木疏泄，故精液淫泆，流而为带。带者，任脉之阴旺，带脉之不引也。五脏之阴精，皆统于任脉。任中阳秘，带脉横束，环腰如带，为之收引，故精敛而不泄。任脉寒冱，带脉不引，精华流溢，是谓带下。"

《医学衷中参西录》进一步指出，冲任不固、带脉失约致带下病。其曰："带下为冲任之证。而名谓带者，盖以奇经带脉，原主合同束诸脉，冲任有滑脱之疾，责在带脉不能约束，故名为带也。"《傅青主女科》认为，任督为病，带脉失约，为带下病总病机，"夫带下俱是湿证，而以'带'名者，因带脉不能约束而有此病，故以名之，盖带脉通于任、督，任、督病而带脉始病"，并提出黄带病机为任脉湿热，"夫黄带乃任脉之湿热也"。

血枯致阴液不足，不能润泽阴户，任带失养，致带下过少。《女科辑要》云："凡汛愆而带盛者，内热逼液而不及化赤也，并带而枯燥全无者，则为干血劳之候矣。汇而观之：精也、液也、痰也、湿也、血也，皆可由任脉下行而为带，然有虚寒、有虚热、有实热三者之分。"

（七）冲任为病与胎漏、胎动不安

胎漏指妊娠期间阴道有少量出血，时出时止，或淋沥不断，若伴腰酸、腹痛、腹坠者，称为胎动不安。二者主要病机为冲任损伤，胎元不固。如肾气亏损，不能固摄胎元；热伤冲任，扰动胎元；气血虚弱，冲任匮乏，不能固摄滋养胎元；瘀阻子宫、冲任，使胎元失养。这些均可导致胎元不固，出现胎漏、胎动不安。《诸病源候论》指出，冲任气虚，不能滋养胎元而致胎漏。"漏胞者，谓妊娠数月而经水时下。此由冲脉、任脉虚，不能约制太阳、少阴之经血故也……有娠之人，经水所以断者，壅之以养胎，而蓄之为乳汁。冲任气虚，则胞内泄漏，不能制其经血，故月水时下，亦名胞阻"。

母体因素、生活失度、跌仆损伤、情志因素、药物滥用均可致冲任虚损，发生胎动不安。《医学纲目》曰："妊娠胎动不安者，由冲任经虚，受胎不实也；亦有饮酒房室过度，损动不安者；有误击，触而胎动者；有喜怒，气宇不舒，伤于心肝，触动血脉者；有信医宜服暖补，反为药所害者；有因母病而胎动者，但治母病，其胎自安；有胎不坚固，动及母疾，但当安胎，其母自愈。"《医学心悟》曰："妊娠胎动不安，多因起居不慎，或饮食触犯禁忌，或风寒搏其冲任之脉，或跌仆伤损，或怒动肝火，或脾气虚弱，宜各推其因而治之。"《妇人大全良方》曰："妇人妊娠常胎动不安者，由冲任经虚，胞门、子户受胎不实故也。并有饮酒、房室过度，有所损动不安者。"《产孕集》曰："凡胎动，无故而动及体素羸弱者，乃冲任脉虚不得固摄，当大补之。"

（八）冲任为病与恶阻

恶阻指妊娠早期出现恶心呕吐，头晕倦怠，甚至食入即吐者，主要病机为冲气上逆，胃失和降。如素体脾胃虚弱，孕后血聚子宫养胎，冲脉气盛，冲气循经上逆犯胃，胃失和降，随冲气上逆而发为恶阻；或素性抑郁，郁怒伤肝，肝气郁结，郁而化热，孕后肝血益虚，肝火愈旺，夹冲脉之火冲上，上逆犯胃，胃失和降，导致恶阻。《医学纲目》曰："一妇人孕三月，吐痰水并饮食，每日寅卯作，作时觉少腹有气冲上，然后膈满而吐，面赤微躁，头眩，卧不起床，四肢疼，微渴。此肝火夹冲脉之火冲上也。"《景岳全书·妇人规》曰："凡恶阻多由胃虚气滞，然亦有素本不虚，而忽受胎妊，则冲任上壅，气不下行，故为呕逆等证。"《胎产心法》曰："恶阻者，谓有胎气恶心阻其饮食也……亦有素本不虚，而一受胎孕，则冲任上壅，气不下行，故呕逆者。"

（九）冲任为病与堕胎、小产

堕胎指妊娠 12 周内胚胎自然殒堕者，小产指妊娠 12～28 周胎儿已成形而自然殒堕，分别相当于西医学的早期流产和晚期流产。病机主要是肾气虚弱、气血不足、热病伤胎、跌仆损伤致冲任损伤，胎结不实，胎元不固，而致胚胎、胎儿自然殒堕，多由胎漏、胎动不安发展而来。《张氏医通》曰："小产，盖由冲任气虚，不能摄养，或仆闪坠，致气血损动。"《证治准绳》曰："夫妊娠日月未足，胎气未全而产者，谓之半产。盖由妊妇冲任气虚，不能滋养于胎，胎气不固，或仆闪坠，致气血损动，或因热病温疟之类，皆令半产。"

（十）冲任为病与子肿

子肿指妊娠中晚期，孕妇出现肢体面目肿胀者，是妊娠高血压综合征的早期症状之一。《张氏医通》指出，妇人素有风气或冲任有血夹风水可致子肿。其曰："妊妇四肢浮肿，或腹大者，其证有二，有水肿，有胎气肿……若足指发肿，渐至腿膝，喘闷不安，或足指缝水出，名子气，乃妇人素有风气，或冲任有血夹风水，不可妄投汤药。"

（十一）冲任为病与产后月水不通

产后劳伤气血，乳汁生成亦依赖气血，月经不通为正常，如冲任虚损，气血不足，致月经不能来潮，治当健脾益气养血，不可活血。《妇人大全良方》曰："夫妇人冲任之脉，为经络之海，皆起于胞内。而手太阳小肠之经、手少阴心之经也，此二经上为乳汁，下为月水。若产后月水不通者，盖新产之后劳伤气血，或去血过多，乳汁通行，自是不通……若产后一二岁，月经不通而无疾苦，何必服药，或劳伤气血，冲任脉虚，气血衰少而不能行者，但服健脾胃、资气血之药自然通行。若以牛膝、红花、苏木、干漆、虻虫、水蛭等药以通之，则为害滋大。经水枯竭，则无以滋养，其能行乎？"此完整提出了本病的病因病机及治法方药。

（十二）冲任为病与产后缺乳

产后缺乳指哺乳期内，产妇乳汁甚少或无乳可下者。乳汁由气血化生，资于冲任，赖肝气疏泄与调节，赖脾胃运化，气血化生有源，则乳汁充足。《妇人大全良方》认为，乳房资于冲脉，与胃经通，乳胀乳痛为风热，经产缺乳亡津液，乳少须通经动之。其曰："凡妇人乳汁或行或不行者，皆由气血虚弱，经络不调所致也……若乳虽胀而产后霎作者，此年少之人初经产乳，有风热耳！须服清利之药则乳行。若累经产而无乳者，亡津液故也，须服滋溢之药以动之。若虽有乳，又却不甚多者，须服通经之药以动之，仍以羹臛引之。盖妇人之乳，资于冲脉，与胃经通故也。有屡经产而乳汁常多者，亦妇人血气不衰使然也。大抵妇人素有疾，在冲任经者，乳汁少而其色带黄，生子亦怯弱多疾。"《景岳全书·妇人规》提出，产后缺乳缘于气血不足，冲任虚弱。其云："妇人乳汁乃冲任气血所化，故下则为经，上则为乳。若产后乳迟乳少者，由气血之不足，而犹或无乳者，其为冲任之虚弱无疑也。治当补化源而兼通利。"

（十三）冲任为病与产后恶露不绝

产后恶露不绝指产后血性恶露持续10天以上，仍淋沥不尽者。发病机理主要为冲任不固。恶露乃血所化，出于胞中而源于血海，气虚冲任不固，或血热损伤冲任，或血瘀冲任，或怒火、风热伤肝血不归经，均可导致恶露不绝。《景岳全书·妇人规》曰："产后恶露不止，若因血热者，宜保阴煎、清化饮；有伤冲任之络而不止者，宜固阴煎加减用之；若肝脾气虚，不能收摄而血不止者，宜寿脾煎或补中益气汤；若气血俱虚而淡血津津不已者，宜大补元煎或十全大补汤；若怒火伤肝而血不藏者，宜加味四物汤；若风热在肝而血下泄者，宜一味防风散。"此提示治疗产后恶露不绝当从调补冲任入手。

（十四）冲任为病与产后泻痢

产后肾气亏损，气血不足，肠胃虚怯，寒邪易侵，发生泻痢。《证治准绳》提出："产后泻痢，或因饮食伤损脾土，或脾土虚不能消食，当审而治之……若久而不愈，或非饮食所伤而致，乃属肾气亏损，盖胞胎主于任而系于肾，况九月、十月，乃肾与膀胱所养，必用四神、六味、八味三药以补肾。若用分利导水之剂，是虚其虚也。"此提示产后泻痢当审而治之，从脾治久不愈者属肾气亏损，盖因胞胎主于任而系于肾。

（十五）冲任为病与产后乳痈

乳痈是以乳房红肿疼痛，乳汁排出不畅，以致结脓成痈的急性化脓性病证。产后冲任气血不足，热从阳明上行，邪热攻冲脉，乳汁壅积，发为乳痈。《圣济总录》曰："产后冲任不足，气血俱虚，其热潜行入足阳明之脉。直行者，从缺盆下乳内，下夹脐，入气街中。冲脉者，起于气街。盖足阳明之经，夹脐上行，至胸中而散。其经为邪热攻冲，则血为之击搏，气为之留滞。击搏则痛作，留滞则肿生。产后多有此疾，由乳汁壅积，与气相击搏故也。"

综上，冲任对解释妇人经、带、胎、产这些特殊的生理现象起着重要的指导作用。鉴于冲任与女子生理功能关系密切，历代医家一直沿用冲任学说，即"冲为血海，任主胞胎"来理解妇女疾病产生机理，将冲任学说作为妇科理论核心，广泛地应用其理论治疗妇科疾病。

第四节 中医妇科学的发展与现代科学技术

一、中医学与中华传统文化

中医学自有文字记载以来已有数千年的悠久历史，它综合了中华民族长期和疾病做斗争的丰富经验，并早在两千多年前就形成了较为完善的理论体系，为中华民族的繁衍生息乃至全世界人民的健康保健事业做出了不可磨灭的贡献。中医学起源于原始社会旧石器时代向新石器时代过渡过程中，伴随着文明的曙光从东方升起，中医学由此产生，此后中医学的发展也就是与人类文明的进步结伴同行，中华传统文化的各个层面都深深地渗透在中医学之中。因此，中医学不仅是自然科学，更是一种文化现象，镌刻着中华传统文化的烙印。韩冰教授一直教导学生只有在中华传统文化的土壤中寻找中医学的根源，才能够透彻地理解中医学，领悟中医学的精髓，吾辈方可有所建树。

中华文化是世界唯一长期延续发展而从未中断过的优秀文化，是东方文化的杰出代表，是人类文化最辉煌的重要组成部分。五千年的中华文化，孕育着中华民族的精神文明，凝聚着中国人的思想支柱，同时，也孕育着灿烂的科学技术。中华民族在漫长的历史进程中，创造了富有生命力的灿烂文化，源远流长，丰富多彩。中华文化是一个博大精深的有机整体，中医药学是中华文化重要的有机组成部分，也是中华文化重要的传承载体。中医药学是中华民族在一定历史背景和民族区域内形成、发展起来的，深受中华文化的影响，没有中华文化，也就谈不上中医药学，所以说，没有中华文化，中医药学就没有生存的根基，也就失去了它的璀璨光辉。

韩冰教授主张在中华文化大背景下学习、理解中医药学。当然，我国古代文化典籍卷帙浩瀚，博大精深，作为医生不可能用更多精力钻研文化古籍，但对中华文化的主要精神应该有所学习，特别是中华文化对中医学的影响应该掌握，这对于更好地理解中医学术思想和理论基础大有裨益。

（一）中华文化是中医学之根

中医理论体系中，阴阳五行学说是最根本的理论基础。阴阳五行学说富含唯物论和辩证法的古代哲学思想，它们渗透到医学领域后，促进了中医理论体系的确立和发展，并贯穿于整个理论体系的各个方面。阴阳五行学说肇始于中华文化，作为方法论，帮助人们构筑中医理论体系的基本框架。阴阳学说产生于《周易》。《周易》形成的哲学观、宇宙观、整体观、变异观是中医学理论体系形成的哲学基础。

中华文化源自上古太极气化观。古代先民对自然界、对事物的观察与体验，首先面对的是日月星辰运动、寒暑气象变化、昼夜长短转化，进而总结其阴阳气化运动态势，揭示出天地自然阴阳进退，盛衰转化的规律，乃至"河出图，洛出书"，进一步做了数学表达。太极阴阳气化理论是古代文明的科学杰作，是中华民族文明之源。中华文化文明延至黄帝时代，出现了易学理论。

中医学的许多理念受《周易》影响，并逐步融入儒、释、道的文化精髓，吸收了自然科学成果，逐渐形成了独特的医学理论体系。殷周时代逐渐形成的阴阳学说应用到医学中，成为《内经》的理论基础。唐初医家孙思邈说："不知易不足以言太医。"明代张景岳也说："医易通原。"可见《周易》和医学的关系。

《周易》把一切事物的运动、变化，称作"易"，"易者变易也""生生之谓易"，又称"道"或者"神"，"一阴一阳之谓道……阴阳不测之为神"（《周易》）。"神也者，妙万物而为言也"（《说卦》）。

易、道、神是《周易》最早提出的哲学概念和哲学命题，是对物质世界生生化化的初步表述，它是存在于物质运动之中的内在规律，不是存在于物质之外，更不是存在于物质之先。《周易》谓："乾坤其易之蕴耶？乾坤成列而易立乎其中矣，乾坤毁无以见易，易不可见则乾坤或几乎息矣。是故形而上者谓之道，形而下者谓之器，化而裁之为之变，推而行之谓之通，举而措之天下之民，谓之事业。"

韩冰教授认为，在《周易》时代，在"道器观"上能做出这样符合唯物主义认识论的解释是很难能可贵的，这一点，明末王船山进行了唯物主义的发挥，他说："天下唯器而已矣，道者器之道，器者不可谓之道器也。"这种"无其器则无其道"的观点，更准确地阐发了《周易》的合理思想。

值得注意的是，在《周易》中还根据阴阳学说的基本原则说出了人与自然界的关系，如"夫大人者与天地合其法，与日月合其明，与四时合其序"（乾卦），这一"天人相应"的思想，对后世医学的发展产生了一定的影响。

先秦诸子时候，《周易》的阴阳学说和精、气、神学说结合起来，阐述人类生命活动的物质基础和脏腑、四肢、思维等正常生理功能，并用阴阳学说解释疾病发生的病理机制和预防治疗等。虽然这些先秦诸子的论述不是专门的医学著作，也不可能对人体生理、病理、治疗等论述得相当详尽，但是形成的这些认识为《内经》奠定了思想基础，更可以看出《周易》阴阳学说的创始，到《内经》形成医学理论的学术渊源。所以，明代张景岳指出："易之变化参乎医，医之运用赞乎易……易具医之理，医得易之用。"又曰："用易者所用在变，用医者，所用在宜。"

五行学说是中华本元文化的两大支柱之一。五行是指金、木、水、火、土。古人认为，五行是组成世界万物的基本元素。五行的相生关系，如木生火，东方属木，在人体五脏属肝，火能生土，土在中医属脾，脾为后天之本。土生金，金生水，北方属水，在人体五脏属肾，肾为先天之本。还有五行相克的关系，如木克土，土克水，水克火，火克金，金克木，这又形成了一个相克的循环图。五行还有相乘、相侮的关系。实际上，五行一词是后人加的，最早始于东汉儒学经典《尚书·洪范》一书之中。书中对"五行"的特性进行了精辟论述："木曰曲直""火曰炎上""土爱稼穑""金曰从革""水曰润下"。

阴阳五行作为中华文化两大支柱，在构建中医理论体系中起到了决定性的作用。它以五行的特性来分析人体组织器官等的五行属性，以五行的生克制化来分析五脏之间在生理上的联系，以五行的相乘反侮和子母相及来阐明五脏病变的相互影响，并在此基础上用于疾病的诊断和治疗、判断预后等。

《内经》系统总结了汉以前的阴阳五行学说，融会贯通，使该学说获得极大发展。《内经》对人体生、长、壮、老等生命过程进行了精辟论述，突出了先天的理论渊源，为藏象学说的重要内容之一，强调了人体生长、发育和生殖功能，并论述了肾精与五脏六腑之间相互转化为用的辩证关系。

整体观是中医学理论特色之一。中医学辨证思维方法是建立在整体之上的，从时间的运动过程，主、客体浑然一体的基础上，对自然、生命以及二者关系的深层解读。中医学整体观思想之源植根于中国传统文化的肥沃土壤之中，因此它既是一门与文化、人文密切相关的学科，又是一门与人的健康、疾病密切相关的学科。自《内经》始，它就具有完善、独特的理论体系，继承了中华文化之中的混沌思想，十分注重人的整体性，即形神合一，同时中医学认为，人与其赖以生存的宇宙亦是一个相互影响的整体。

综上不难看出，《周易》是中国文化的主干线，由此而产生的《内经》就成了中医学的主干线，中华文化为中医学之源，《内经》是中医学之本，基于古代哲学体系的阴阳五行学说影响，《内经》形成了以整体观为特色，藏象学说、经络学说、病因和病机学说、病证学说、诊法、论治及养生学说等为组成部分的中医学理论体系。

（二）中医学的文化特征

中医学是中华文化的重要组成部分。中医学的哲学体系、思维模式、价值观念、发展历程与中国传统文化一脉相承、水乳交融、休戚相关。中医学正是熔铸了传统文化中哲学、易学、天文学、气象学、地理学、生物学、心理学、语言文字学等诸科知识，通过阴阳五行学说加以建构，进而形成了自己的医学理论体系。中医学是在中国传统文化的大背景下成长、发展、成熟起来的，正如现代科学技术是现代医学的原动力一样，也可以说，中华传统文化是中医学的原动力，是中医学的根。没有这个根，就很难形成中医学这棵参天大树；没有这个根，就很难理解和掌握中医学。

1. 以人为本的道德观

中医学的文化特征体现在人命至重，以人为本的医道观。《周易》指出："形而上者谓之道，形而下者谓之器。"道是万物生成的本源，是自然运行的法则。老子说，"道冲而用之，或不盈，渊兮似万物之宗"（《老子·四章》），认为大道无体而功用无穷。天有天道，人有人道，医有医道。《内经》称"道之大者，拟于天地，配于四海"（《素问·征四失论》）。《诸病源候论》讲人命至重，有贵天地，诸如上医之道、天人之道、阴阳之道、运气之道、摄生之道、形神之道等，强调人生命的价值观，以人为本，把保护人类的健康、减少疾病、追求人们的健康长寿作为科学伦理的核心。医为仁术，要求医生要不计名利，要潜心医道，要对人有恻隐之心，有爱人之心。中医学中的大道是每个习中医者不可不知的。

2. 天地人合一的整体观

中华文化特征强调天地人三才合一的整体观，中医学则强调作为一个生物学的人其形神合一。形神这个概念本来是中国古代哲学的一个范畴，形即为现代语的形体，神即指功能，强调人的形神合一就是形体和生命现象的合一，是结构功能的合一。此外，中医学不仅仅把人作为一个具有生物学属性的个体看待，更强调把人作为一个社会的人来看待，把人放在天地自然之间来考察，中医学认为"天覆地载，万物悉备，莫贵于人"，将人与人、人与自然、人与社会三者联系起来，构成一个完整的有机整体，形成了中医学整体观的医学模式。

3. 审视动静的恒动观

阴平阳秘、动静互涵的恒动观。中国文化的一个观点就是运动的观点，反映在医学里形成了中医学用运动变化的观点去看待生命运动，看待健康和疾病的变化。中医学以气、阴阳、五行为自己的科学方法论，认为生命的本原是气，世界的本原是气，气通过气化运动形成了物质世界，形成了生命。气的思想是贯穿于中国传统哲学体系的一条主线。气为万物之终极、变化之本始。气的概念在中医学中占有极其显要的地位。举凡中医理论，从运气到生理，从病因到病变，从养生到治疗，从药理到组方，几乎无一处不渗透着气的理念。气是中医理论体系的本体基石，离开了气则中医不成其为学，而气运动的根本原因是气本身内部的阴阳运动，表现为气的一分为二、气本为一，分为阴气和阳气，阴气和阳气的运动构成了生命的运动。《内经》云"阴平阳秘"，后世医家提出阴阳自和。阴阳自和，即为阴阳匀平，阴阳和合，以和为贵，更能体现中华文化致中和、和谐的精神。阴阳匀平意味着用阴阳二气和阴阳运动的观点看待平衡状态，阴阳匀平就是和谐状态，就是健康，一旦打破了这个平衡，阴阳失调，就是疾病。人从出生，到健康，到疾病，到死亡的过程，始终处于一个阴阳动态平衡的运动过程中。这个观点在临床医疗过程的辨证论治中体现得淋漓尽致，始终在运动状态中考察疾病变化、辨证论治、随证用药。

4. 贵和执中与中医治疗观

中国人自古就特别强调"和"，也特别重视"中"，讲究中道。中和融通是贯穿中国古代哲学体系中的基本思想方法，是中华文化的基本精神之一。所谓"和"，是指不同事物的和合、和谐、统一，对立面的相济相成，既同且异，共聚一体，相资相长。中华传统文化追求宇宙自然的和谐、人与自然的和谐、人与人之间的和谐、自我身与心的和谐。《易传》提出了"太和"的观念，倡导至高无上的和谐，达到最好的秩序与和谐状态。西汉董仲舒认为"德莫大于和"，把"和"提高到道德最高标准。

中国的先哲们对"和"的概念有独特的见解，主张"和而不同"。西周末年的史官史伯说："和实生物，同则不继。""和"是多样性的统一，比如性质不同的金、木、水、火、土杂和而生百物，只把一种物质放在一起就不能产生任何新的东西。他主张不同事物的交融，不同意见的兼蓄。春秋时期的晏婴说："若以水济火，谁能食之？若琴瑟之专一，谁能听之？"饮食必须要谨和五味、八音和谐才能奏出美妙的乐章。孔子丰富了"和"与"同"的概念，第一次正式提出"君子和而不同，小人同而不和"，表现了"重和去同"的价值取向。这对中华文化的发展有十分重要的影响。

中国古代的"贵和"观念往往是与"执中"观念联系在一起的。《论语·尧曰》开篇记载先圣尧传给舜最重要的一句话是"允执其中"。子思在《中庸》篇首写道："中也者，天下之大本也；和也者，天下之达道也。致中和，天地位焉，万物育焉。"所谓"中"是指为人处世要掌握好一个度，无过无不及，不偏不倚，恰到好处。

"中和"也可以简称为"和"。"和"是中华传统文化的核心，所以有人将中华文化概括为"和文化"。例如：《素问·生气通天论》曰："凡阴阳之要，阳密乃固，两者不和，若春无秋，若冬无夏，因而和之，是谓圣度。故阳强不能密，阴气乃绝，阴平阳秘，精神乃治，阴阳离决，精气乃绝。"人体生理功能的正常，是阴阳协调的结果，如若不和，则发生疾病，甚至"阴阳离决，精气乃绝"。"因而和之，是谓圣度"。中医认为，事物之间，机体之内，通过生克制化，在运动状态下达到"中和"，如偏盛偏衰，太过或不及都会破坏"和"的状态，出现病证。《素问·六微旨大论》曰："亢则害，承乃至，制则生化。"治疗中，要谨记"因不知合之四时五行，因加相胜，释邪攻正"，不知抑制"相胜"，反而加强"相胜"，进而更加破坏"和"的状态，必然也就"绝人长命"了。

辨证论治中，总的原则就是"谨守病机，各司其属，有者求之，无者求之，盛者责之，虚者责之。必先五脏，疏其血气，令其调达，而致和平"（《素问·至真要大论》）。治疗中"或收，或散，或缓，或急，或润，或软，或坚，以所利而行之，调其气，使其平也"（《素问·至真要大论》）。所以，韩冰认为，中医治疗的最高标准是"谨察阴阳所在而调之，以平为期"（《素问·至真要大论》）。

很显然，中医治疗观与中华文化"贵和执中"的精神极其一致，这也是中医治疗学的精华所在。较之西方文化的"矢状思维"，就病医病，更显示其学术优势和特点。

（三）中医学产生发展的文化背景

西汉开始有"中医"的说法，若"中"不指中国，究竟何意呢？中国最早认识尤物的思想基础来源于《易经》，将世界一切事物均纳入阴阳的轨道，对后世的哲学、社会、堪舆、天文、地理、医学等都具有重要和直接的影响。因此，中国古代的医学理论认为，人体的阴阳保持中和才会取得平衡，不会生病。若阴阳失衡，则疾病必来。中医大夫有"持中守一而医百病"的说法，意即身体若无阳燥，又不阴虚，一直保持中和之气，会百病全无。所以"尚中"和"中和"是中医之"中"的真正含意。"中医"二字最早见于《汉书·艺文志·经方》，其云："以热益热，以寒增寒，不见于外，是所独失也。"故谚云："有病不治，常得中医。""中医"这个名词真正广泛使用是在鸦片战争前后。东印度公司的西医为区别中医和西医给中国医学起名"中医"。这个时候的"中医"是为和西医做一个对比。到了1936年，国民党政府制定了《中医条例》，正式有了"中医"这个概念。过去人们又叫中国医学为"汉医""传统医""国医"，这些都是区别于西医而先后出现的。两千多年前，《汉书》里的那个"中医"概念体现了中国医学中的一个最高境界。

中医学的真正形成是以《内经》为标志的，而《内经》正是在中国先秦时期"诸子蜂起、百家争鸣"的文化背景下完成的，其学术思想的建立，甚至文字句式都受诸子百家的影响甚广、甚深。诚如程文囿所言："夫医之道大哉！体阴阳五行与《周易》性理诸书通；辨五方风土与官礼王制诸书通；察寒热虚实脉证严于辨狱；立攻补和解方阵重于行军。"《内经》所说的"阴阳者，天地之道也，万物之纲纪，变化之父母，生杀之本始，神明之府也，治病必求于本"，就是源于阴阳学说的思想，并将其与古代医学科学成就相结合，用阴阳五行构建人体复杂系统，最终使阴阳五行学说成为中医理论的指导思想。中医的生命观、养生观又多源于老庄学说。老子洋洋五千言的《道德经》，都是在讲如何超越自身，教导人如何从整体上把握事物的本质，从全方位证悟

"道"的本体，他所提出的"抱朴归真""至虚极，守静笃"的证悟方式，直接衍生出中医学的养生方法。另外，墨家思想对中医的逻辑思维、辩证思维产生了深远的影响。中医辨证论治、四诊合参、治法治则等提法和形式体现了法家的思想特点。中医的方剂构成、治疗时机的把握，即所谓"用药如用兵"，又深受兵家学说的影响。总之，中医的产生与先秦文化氛围有着重要的关系，可以说诸子百家的文化甘露浇灌着中医学破土发芽，使之得以建立。

总之，任何一个学科的形成和发展均是应用其文化母体所提供的方法，以解决自己内部的问题。随着社会的进步和社会文化的发展，一个历史悠久的学科必然是不断地应用当时先进的哲学方法解决所面临的问题，这在中医学形成和发展的历程中表现得尤为明显，从中我们不难看出中医学的构建、发展，以及它的思维方式、研究方法，都同中国文化有着非常深刻的血缘关系。中医学里蕴涵着中华民族不可言传的文化体验和观念，中国文化的精神品格与思想境界是中医学的理论源泉与建构基石。所以，正是绵绵不绝的中国文化土壤才孕育了中医学。

二、中医妇科学的理论发展

中医妇科学是中医学的重要组成部分，有着悠久的历史，是在中医学的形成和发展中逐渐建立和充实起来的，与社会政治、经济发展相携而行，密不可分。远古至先秦，自有文字记载起即有与妇产科相关的事迹记载，妇产科发展的起始阶段为后世妇产科理论的发展打下坚实基础，也为中华民族的繁衍昌盛做出过很大的贡献。秦汉至唐朝以前，中医药迅猛发展，中医妇科学在此过程中也积累了大量宝贵的理论、临床资料，中医妇科学已具雏形。唐朝开始，中医学科开始逐渐分科细化，至宋朝，中医妇科学独立分科，《妇人大全良方》等妇科专科书籍的问世也对后世产生深远影响。金元至明清时期，中医妇科的发展进入了繁荣时期，一大批妇科医家提出了独具特色的妇产科理论，积累了大量宝贵的临床医案及经方史籍。兹将中医妇科学的理论发展整理阐述。

（一）起始阶段（远古至先秦）

中国妇产科历史源远流长，从考古学出土的甲骨文等观之，可上溯到三千年以前。殷墟甲骨文中就有关于孕妇临产时求问母子吉凶的卜辞。辞曰："贞，子母其毓，不井（死）。"可见，当时对妇女孕产的重视。现存最早有文字可考者，《易经》有"妇孕不育，凶，"和"妇三岁不孕"之言。古代所以首重产育，主要由于人口稀少，而孕产对母婴的存活和健康关系很大，故特别引起重视。

二千五百多年前我国一部民族诗歌集《诗经·大雅》有"载震（娠）载夙（肃），载生载育……先生如达，不诉（同拆）不副，无菑（灾）无害"（注：诉副，难产也）。这是周人颂美祖先姜源生育后稷之赞歌。此外，《诗经》还提到民间采集益母草、茜根、菟丝子、枸杞子等妇科常用的草药。周代之《山海经》更提到"食之宜子"和"食之使人无子"等药物，虽然这些物品现在已不可考，但可反映古时对产育方面的重视。

《礼记》有"取妻不取同姓"之言，《正义》注云："礼，取妻不取同姓，辟（避）违礼而取，故其生子不能蕃息昌盛也。"《晋语》云："同姓不昏（婚），惧不殖也。"《左传》说："男女同姓，其生不蕃。"远古人聚族而居，同姓主要是同一氏族，有近亲血缘关系，近亲成婚，会影响下一代的健康，故以礼制限之。古时亦提倡晚婚，《周礼》云："令男三十而娶，女二十而嫁。"又曰："三十日壮，有室。"南齐褚澄之《褚氏遗书》加以引用说明曰："男虽十六而精通，必三十而娶，女虽十四而天癸至，必二十而嫁。"妊娠以后，主张孕妇正言行以进行"胎教"。汉初刘向的《列女传》记载文王之母太任孕后"目不视恶色，耳不听淫声，口不出傲言"。上述这些措施，具有优生优育之意义。

《史记·楚世家》记载其先祖"吴回生陆终，陆终生子六人，诉剖而产焉"。《集解》注释云："若夫前志所传，修已（大禹之母）背诉而生禹，简狄（殷契之母）胸剖而生契……近魏黄初五年，汝南屈雍妻王氏生男儿从右脐下水腹上出，而平和自若，数月创合，母子无恙，斯盖近事之信也。以今况古，固知注记者之不妄也。"《晋书·焉普传》记载："安夫人绘胡之女，妊身十二月，剖胁生。"《后汉书·华佗传》有"酒服麻沸散，既醉无所觉，因刳破腹背，抽割积聚，若在肠胃，则断截湔洗，除去疾秽，既而缝合，敷以神膏，四五日创愈，一月之间平复"的记载。从上述资料看来，我国古代曾有过剖宫产者。

《内经》对于女子月经的生理、病理、妊娠诊断等，均有较详细的论述。其中涉及有关妇产科的条文达30条，内容包括生殖器官的名称、生长发育以至衰老各时期的情况、疾病的机理、月经病、带下病、妊娠病、产后病、杂病等的诊断、预后，并载有第一张方子"四乌贼骨一藘茹丸"等，初步将医学实践上升为理论和诊治方法，这是中医妇产科学术发展的源始。如《素问·上古天真论》云："女子七岁，肾气盛，齿更发长。二七而天癸至，任脉通，太冲脉盛，月事以时下，故有子……七七，任脉虚，太冲脉衰少，天癸竭，地道不通，故形坏而无子也。"可见古人很早就对女子生长、发育、衰老的过程有了一定认识。又如

《素问·阴阳别论》曰，"二阳之病发心脾，有不得隐曲，女子不月"，认为月经不调与精神因素有关。又如《素问·阴阳别论》云："阴搏阳别，谓之有子。"《素问·腹中论》云："何以知怀子且生也……身有病而无邪脉也。" 这是从妇女的脉象变化以测知其是否妊娠。《内经》中不仅对诊断妊娠有记载，而且对妊娠期的用药原则进行了深刻论述。如《素问·六元正纪大论》云："妇人重身，毒之何如……有故无殒，亦无殒也……大积大聚，其可犯也，衰其大半而止，过者死。"《内经》成书的前后，曾有过妇产科专书，惜均已遗失。战国时代，已有擅长治妇科病的"带下医。"据《史记·扁鹊仓公列传》记载："扁鹊闻名天下，过邯郸，闻贵妇人，即为带下医。" 早在 2000 多年以前，中医学对妇科便有如此认识，这在医学上是一个重大贡献。

（二）积累阶段（秦至唐前）

秦代已有妇产科病案的记载。据《史记·扁鹊仓公列传》记载，太仓公淳于意首创"诊籍"，其中"韩女内寒月事不下"及"王美人怀子而不乳"的病案，是妇产科最早的病案。

到了汉代，妇产科有了进一步发展，在医事制度上设有"女医"，药物堕胎、连体胎儿、手术摘除死胎等首见记载，并出现了一批妇产科专著。马王堆汉墓出土的文物中有《胎产书》，约成书于公元前 2 世纪，是现存最早的妇产科专著。《汉书·艺文志》记载汉初李柱国校正方伎书时有《妇人婴儿方·十九卷》（公元前 26 年）。张仲景在《伤寒论》序中曾谓撰用《胎胪药录》，《隋志》记载有《张仲景疗妇人方》1 卷，可惜已都散佚。现存的只有张仲景所著《金匮要略》中的妇人三篇，即妊娠病、产后病、杂病脉证并治，其内容可能以《胎胪药录》为基础，结合他本人的经验和收集前人方药总结而成，这是中医妇产科专著的雏形。该书有"妇人妊娠病脉证并治"篇，讨论了妊娠出血、妊娠腹痛、妊娠水肿等证；"妇人产后病脉证治"篇，讨论了产后痉、郁冒、大便难三证，均为产后亡血伤津所致；"妇人杂病脉证并治"篇，讨论了痛经、经闭、脏躁、热入血室、阴吹等证。书中对这些证候提出了有效治法，这些宝贵的实践经验直至今天仍具有指导妇科临床的重要价值。与张仲景同代的医学家华佗对妇科亦有研究。《后汉书·华佗传》记载："有李将军者，妻病，呼佗视脉。佗曰：伤身而胎不去。将军言，闻实伤身，胎已去矣。佗曰：案脉胎未去也。将军以为不然，妻稍瘥，百余日复动，更呼佗。佗曰：脉理如前，是两胎，先生者去血多，故后儿不得出也，胎既已死，血脉不复归，必燥着母脊。乃为下针，并令进汤，妇因欲产不通。佗曰：死胎枯燥，执不自生。使人探之，果得死胎，人形可识，但其色已黑，佗之绝技，皆此类也。"可见我国妇产科在汉代就能用针药合治方法以下死胎，且在事前凭脉症能对死胎进行正确诊断，也说明当时医学的发达，然遗憾的是，华佗遗著失传，殊为惋惜。

晋代王叔和所著的《脉经》，其中第 9 卷专篇阐述了妇产科的脉象和辨证施治，他在继承《内经》《金匮要略》的同时，另辟新说，"尺中之脉，按之不绝，法妊娠也"，并提出了"居经""避年""激经"的新观点。南齐褚澄的《褚氏遗书》提出了"男三十而娶，女二十而嫁"的晚婚见解。北齐徐子才的《逐月养胎法》对胎儿的逐月发育、居食宜忌叙述较祥，同时对孕妇卫生进行了较为完整的记载，在孕期保健方面有一定的指导意义。徐文伯著有专书《疗妇人瘕》，并曾针刺引产成功。

　　隋代以巢元方为首所著的《诸病源候论》共 50 卷，67 门，1730 个证候，其中 37～44 卷是专论妇科疾病的，包括经、带、胎、产证候 283 种，有月水不利、月水不断、月水来腹痛、月水不通、崩中漏下、带下，以及阴肿、阴痛、阴疮、阴挺下脱等。如对阴挺下脱病因的叙述颇为中肯，是谓"胞络伤损，子脏虚冷，气下冲则令阴挺出，谓之下脱，亦有因产用力偃气而阴下脱者"。此说迄今观之，亦属确论。书中后四卷则为妊娠病、将产、难产、产后病等，均有较详细论述。如产难候中说："产难者，或因漏胎去血，脏躁或子脏宿夹疹病，或触禁忌，或始觉腹痛，产时未到，便即惊动，秽露早下致子道干涩，产妇力疲，皆令难产也。"此言颇为合理。此外，对恶阻、难产及恶露不尽，都进行了较详细叙述，书中明确了妊娠期为 10 个农历月，并提出了人工流产法，进一步丰富了妇科学的内容。

（三）形成阶段（唐、宋）

　　现存最早的妇产科专书为唐代的《经效产宝》。孙思邈的《千金要方·妇人方》首先论述孕产内容及其病证，对妇产科疾病的认识较唐以前更为进步，明确指出，"妇人之别有方者，以其胎妊生产崩伤之异故也"。《千金要方》关于临产的护理，在"产难第五"中有言，产妇"将痛之时及未产已产，并不得令死丧污秽家人来视""凡欲产时，特忌多人瞻视，唯得二三人在旁……若人众看视，无不难产"，又说，"凡产妇第一不得匆匆忙怕，旁人极须稳审，皆不得预缓预急及忧悒，忧悒则难产"。这种强调产房必须安静和清洁卫生的观点，虽然其动机或理论不一定正确，可是依然适用于今天的待产室和产房的工作实际。该书在"产后虚损"一章中，告诫产妇"勿以产时无他，乃纵心恣意，无所不犯"，指出"妇人产讫，五脏虚羸""所以妇人产后百日以来，极须殷勤忧畏，勿纵心犯触，及即便行房，若有所犯，必身反强直，犹如角弓反张，名曰薄风""凡产后满百日，乃可会合，不尔至死虚羸，百病滋长，慎之"。尽管作者限于历史条件不可能认识产褥感染的微生物病原学问题，但这种从实际观察到的颇似产道感染破伤风病例的严重病状，得出应注意产褥期卫生的见解，是十分可贵的。

宋朝太医局设九科之中有"产科"一门，并置产科教授，故宋代产科专书较多，如杨子建的《十产论》、朱端章的《卫生家宝产科备要》、李师圣的《产论》、郭稽中的《产育宝庆集》、陆子正的《胎产经验方》、虞流的《备产济用方》、李辰拱的《胎产救急方》等，不一而足。从历史来看，我国的妇产科学主要是从产科开始，直至宋代，仍比较重视产科。但由于社会礼教的限制，男医生不能直接参与接产工作，而妇女又极少当医生，接产工作委于没有医药学知识的稳婆之手，因而影响到以后产科方面的发展。在唐、宋以前，对产育提出过不少合理的措施。如《千金要方·少小婴孺·初生出腹》指出"断脐不得以刀子割之"，这是防止新生儿破伤风的一种措施，又提出"凡产后满百日乃可合会"，以免影响产妇的健康。对于妇女因身体情况及患有疾病不适宜生育者《诸病源候论·妊娠欲坠胎候》指出："此谓妊娠之人羸瘦或夹病疾，既不能养胎，兼害妊妇故去之。"《千金要方》和《外台秘要》更载有去胎方及针法，这是最早的人工流产的记载。《十产论》论及多种转胎位手法以解决难产。陈自明的《妇人大全良方·将护孕妇论》提出，"妇人妊娠以后至临月……须时时步行，不可多饮酒，不得负重或登高涉险……既觉欲产，不得喧哄、人力杂乱、大小仓皇、惊动产妇……勿令饥渴，恐产妇无力困乏也"。这些意见都是从实际经验中总结出的合理措施。

公元 1237 年，宋代陈自明根据自己多年的临床经验写成了《妇人大全良方》一书，全书 24 卷，分调经、众疾、求嗣、胎教、胎候、妊娠疾病、坐月、产难、产后、疮疡，共 10 门，总计 250 余论，引用医书 30 多种，分别讨论了有关病因和症状，论后附有方药和治验。虽然本书也存在一些不科学之处，如"坐月门"中的"逐月安藏衣忌向方位""推妇人行年法""体玄子借地法""禁草法""禁水法""催生灵符"之类，但瑕不掩瑜，依然可以称得上是我国第一部比较全面的妇科学专著。这部书的出现，标志着中医妇科开始走向科学化，其影响至今。

（四）发展阶段（金、元、明、清、民国）

金元时代，医政设施更加健全，妇科从大方脉（内科）中分了出来，设立了妇人杂病科和产科。此时名噪后世的金元四大家，根据自己所处的环境、接触的对象，对于妇产科学说有其各自的阐发和专长。刘完素主张用寒凉泻火以通经，曰："女子不月，先泻心火，血自下也"，著《素问病机气宜保命集》，成书于公元 1184 年，集中反映了其学术思想。同时，该书中的《妇人胎产论》说："妇人童幼天癸未行之间，皆属少阴；天癸既行，皆从厥阴论之；天癸已绝，乃属太阴经也。"其对妇女生理进行了规律性阐述，这就是我们临床上治少女重肾经，中年妇女重肝经，绝经期妇女着重脾经论治的理论根据。李东垣的补脾升阳，益气补血之法，对妇产科具有广泛的作用，著《兰室秘藏》，论"妇人血崩，是肾水阴虚，不能镇守包络相火，故血走而崩也"，对今天月经病，特别是功能失调性子宫出血的治疗仍有指导意义。朱丹溪主张"阳常有余，阴常不足"，对于胎前调治重"清热养血"，提出"产前安胎，黄芩、白术为要药也"，著《格致余论》，成书于公元 1347 年，该书中的《受胎论》说："阴阳交媾，胎孕乃凝，所藏之处，名曰子宫，一系在下，上有两歧，一达于左，一达于右"，第一次明确描写了子宫的形态。张子和提出"凡看妇人病，入门先问经；凡治妇人病，不可轻用破气行血之药，恐有娠在疑似之间也；凡看产后病，需问恶露多少有无，此妇科要诀也"的宝贵经验，堪称后世之墨绳。其著《儒门事亲》，善用汗、吐、下三法以祛病，这种观点也常用于妇科。金元四大家的理论，从不同角度丰富了妇科学的内容，使妇产科学的辨证论治得到了完善与提高。

明代的医事制度和医学教育设 13 科，据《明史·百官志》记载，其中有妇人科。此期妇科专著较多，薛己著《薛氏医案》，大旨以命门真阴真阳立论，对妇科理论也有重要影响。万全著《广嗣纪要》，他对妇女生育问题很重视，在"寡欲篇"中提出"求子之道，男子贵清心寡欲以养其精，女子贵乎平心意以养其血"，在"择配篇"中又说明古人对女子因先天生理缺陷所造成的不孕症，有五种不宜，即所谓螺、纹、鼓、角、脉，还编有《妇人秘科》一书，也是临床上一部有价值的参考书。王肯堂著《证治准绳·女科》，当属明代对于妇产科论述最详的书，此书内容丰突，博采各家之说，并加以发挥。该书对小产十分重视，他说："夫妊娠日月未足，胎气未全而产者，谓之半产……俗叫小产……小产不可轻视，将养十倍于正产也。"武之望著《济阴纲目》，该书以《证治准绳女科》为基础，删繁就简，并收集前人的理论和方药，分门别类地归纳而成书，内容比较全面，病种亦较多，资料较全，便于查阅，足供参考，但少有己见。与此同时，李时珍著《本草纲目》《奇经八脉考》和《濒湖脉学》，其对月经理论和奇经八脉的论述对中医月经理论的发展做出了重要贡献。他说："女子阴类也，以血为主，其血上应太阴，下应海潮，月有盈亏，潮有朝夕，月事一月一行，与之相符，故谓之月信、月水、月经……女子之经，一月一行，其常也，或先或后，或通或塞，其病也，复有变常，而古人并未言及者，不可不知，有行期只吐血衄血或眼耳出血者，是谓逆行。"张介宾著《景岳全书》，其中有《妇人规》3卷，张氏认为，妇科病虚证较多而实证较少，论治多偏于温补，但他强调辨证，力主"当随证随经，因其病而药之，乃为至善"，并明确提出"宜凉则凉，宜补则补"。后世虽认为张氏是温补派之代表，但他并非不辨证而妄施温补者。楼英著的《医学纲目》、李梴著的《医学入门》、龚信著的《古今医鉴》等，对妇科疾病也有精辟论述。

至清代，将妇人杂病科和产科合并为妇人科，通称女科。当时的著作有肖慎斋的《女科经纶》、沈尧封的《沈氏女科辑要》《医宗金鉴》、陈修园的《女科要旨》等。其论述均简单扼要，各有所长。当时最著名的著作当属《傅青主女科》，该书有调经、种子、崩漏、带下、妊娠、小产、临产、产后等部分，内容无论体例、说理、方药均较新颖，与前人的著述没有抄袭雷同，而立方与仲景异，谈症不落古人案臼，制方不失古人准绳，用药纯和，无一峻品，辨证详明，一目了然，如对产后病的治疗，主张攻补兼施，"频服生化汤，随证加减"。傅氏对女科确有全面创新的精神。他着重对肾、肝、脾的调摄，在脏腑辨证和妇科发病的机理上，能抓住重点，切合实际，故所用方药，疗效显著，为后世从事妇科者所推崇。《医宗金鉴·妇科心法要诀》乃清代所编写的一本妇科教材，立论平稳，方药简约，内容全面，分别编成歌诀，便于记诵。正如该书《凡例》中说："妇科诸证与方脉无异，唯经、带、崩漏、胎产不同，兹集于此数证，折衷群书，详加探讨，病情方药，要归正当……证候传变，难以言尽，而其要不外阴阳表里寒热虚实八者而已。是集凡论证，必于是八者反复详辨，故谓之心……医者书不熟则理不明，理不明则识不精，临证游移，漫无定见，药证不合，难以奏效。今于古今之言病机病情、治法方药，上参灵、素，弃其偏驳，录其精粹，编为方歌，学者易于成诵，故曰要诀。"因为它是一本官定的教科书，故提出"使为师者必由是而教，为弟子者必由是而学"，这是该书编写之主要目的。其体例于每篇之首写成歌诀，随加详细注释，把理、法、方、药概括其中，是简要而实用者。《沈氏女科辑要》刊于 1850 年，由沈氏之婿王孟英加按语刊行，全书分上下两卷，内容简要。除经、孕、产、乳诸证及妊娠药忌外，接受西方医学，开启了清末民初中西汇通派的先河。书中体例每节首录历代医家不同的论述以供参考，沈氏继加按语以阐发，说理精当，多发前人所未发，最后附录医案和方药，王孟英等加具按语。至于胎产方面，则有阎纯玺的《胎产心法》、汪朴斋的《产科心法》等著作。当时最值得提出的是亟斋居士所著的《达生篇》，这本书流行很广，影响极大。如该书中提出的临产六字真言"睡、忍痛、慢临盆"，指出妇人分娩是个生理过程，不必惊慌，这与现代医学观点是完全一致的。其他著作，如陈士铎的《石室秘录》、徐大椿的《兰台轨范》、叶天士的《叶天士女科》、沈金鳌的《妇科玉尺》、吴道源的《女科切要》、陈莲舫的《妇科秘诀大全》等；专论胎产的有阎纯玺的《胎产心法》、汪朴斋的《产科心法》、单养贤的《胎产全书》、张曜孙的《产孕集》等。

民国时期对妇科贡献比较大的著作有张锡纯著的《医学衷中参西录》，还有张山雷笺正的《沈氏女科辑要笺正》，书中所倡肝肾学说，多是自识心得，切要发明，曾作教本而广泛流传。

三、当代中医妇科学的传承与发展

中华人民共和国成立后，中医事业得到了很大的发展，中医妇科学理论进一步得到整理和提高，妇产科的医疗、教学、科研都有了很大的进尽。1956 年以后各省市相继建立了中医学院，连续编写修订《中医妇科学》统一教材，出版了《中国医学百科全书·中医妇科学》、教学参考丛书《中医妇科学》，各地先后编写了一批内部教材和妇科专著，开展了博士、硕士不同层次的医学教育，培养了一大批中医妇科人才。中医妇科在其发展历程中受到地域文化和地方学派的影响，各家医派传承创新，逐渐形成各具特色的医学流派。如燕京妇科、津沽妇科、新安妇科、钱塘妇科、海派妇科、岭南妇科等。各个医学流派均有一批名医为代表，并以其独到的学术风格与临证经验代代相传，2007 年中华中医药学会授予韩百灵、刘云鹏、沈仲理、朱南孙、蔡小荪、姚寓晨、夏桂成、刘敏如、李光荣、杨家林、欧阳惠卿、韩冰、马宝璋、肖承悰、吴熙等 15 人"全国中医妇科名专家"称号。中医妇科学得以进一步传承与发展。

（一）龙江学派

龙江学派以韩百灵教授为代表，在通晓中医内、外、妇、儿的基础上，重点精研妇科，他认为"贯通整体，才可窥其原貌，功擅百术，莫如专精一艺"，提倡"由博返约"，推崇"肝肾学说"，强调肝肾与血海、胞宫的功能联系和经络联系是最为直接、密切的，女子经、孕、产、乳的正常与否与肝肾息息相关。肝肾学说以妇产科肝肾阴虚"同因异病，异病同治"力为外延，提供了规律性的辨证论治经验，补充和完善了"肾为调经之本"的不足，具有理论与临床的双重意义。肝肾共同主持月经生理活动的观点，符合中医的传统认识，为韩百灵教授从肝着手研究月经病提供了理论依据。

（二）岭南学派

岭南学派以罗元恺教授为代表，罗老精专于妇科，其学术思想渊源本于《内经》，并善于撷取诸家精华，有继承，有发展，又有创新，从而形成其独特的学术思想。罗老深究《内经》条文中关于女性生长、发育与生殖的论述，在 20 世纪 80 年代提出"肾－天癸－冲任－子宫轴"是女性生殖调节的核心，整理和阐发了中医妇科理论，构建了当代中医妇科学的学科体系。罗老认为，阴阳学说是中医理论的核心和纲领，同时突出血气，独重脾肾；提出女子多瘀，常须活血的临床治则；岭南温热，治疗调护上应注重养阴保津。

（三）沪上学派

沪上学派以朱小南教授为代表，朱老强调治妇人，依证型，择时机。中医学治疗疾病，非常重视掌握时机，治妇科病当根据各种病因类型，择时机而动，常可收到事半功倍的效果。同时治病务求其本，以调脏腑之气为重，而调肝尤为首要。临证辨治，有显而易见者，有幽而难明者，有真假现象复杂者，有证见于彼而病在乎此者，有病在里而症状于表者，有内有变化而外不著者，但必当审证求因，治病务求其本。

（四）浙江学派

浙江学派代表之一为何子淮教授，何老重视整体观念，突出脏腑经络辨证，并以治奇经作为调治妇科病的重要手段，理论上强调妇人以血为本，以肝为先天，治疗血病注重调畅气机，治杂病重视调理肝、脾、肾。何老认为，女科最重调肝，肝的疏泄和藏血功能对于人体情志调达、气血平和起到重要的调节作用，并基于此提出了"调肝八法，解郁三法"。同时何老认为，冲任之气血流畅，精血充盈，八脉调和，方能经调体健，嗣育有机，故对妇科疾病的辨证用药上当究奇经。妇科杂病，何老则强调调治肝、脾、肾。

（五）巴蜀学派

巴蜀学派以王渭川教授为代表，王老倡导"不断摸索，不断总结，有所收获，有所前进"，强调"扶正须别脏腑阴阳，祛邪尤重风寒湿瘀"。临证时当审证求因，切脉认病，恪守辨证论治，随证施治的原则，创"内科六法"，推本求源，异病同治，用温、清、攻、补、消、和六法通治四十二种疾病，总结并提出了脏腑合病、肝脾合病、脾肺合病、肝肾合病、心肾合病、脾肾合病、肝脾肾合病的证治六法。王老临证治崩漏犹有心得，强调崩漏四要素：青年血崩——治宜柔肝解郁，凉血安神；老年血崩——治宜固气滋肾，调气和冲；胎前血崩——治则澄源塞流，澄源即针对病因，紧急止血安胎，塞流即止血；产后血崩——治宜调气固血，速塞其流，防止气随血脱至。

（六）荆楚学派

荆楚学派以刘云鹏教授为代表，刘老擅长调肝治疗妇科疾病，提出疏肝为主，调肝为先，创有"调肝十一法"：疏肝开郁法、疏肝散结法、疏肝扶脾法、清肝和胃法、疏肝清火法、养血疏肝法、调补肝肾法、养血清肝解毒法、泄肝利湿法、疏肝清热活血法、温肝通络法。同时刘老重视燮理阴阳，根据脾肾为本，生理上脾肾相互依存；病理上相互影响的特点，刘老每脾肾同治，既重视补益阳气，也注意滋养阴液，创有"治脾九法"和"补肾五法"。刘老对温病研究颇深，不轻用补法，主张祛邪为先，认为邪去则正自安，祛邪即所以扶正。临证处方多以清灵见长，并将叶、吴等人的温病理论和方法用于治疗妇科疾病、重病。

四、津沽妇科的传承与发展

天津别称"津沽"，华洋杂处，中西汇通，人文荟萃，造就了别具一格的社会人文环境，为津沽中医药学积淀了深厚的历史与文化底蕴，资此一方人文厚土之亭育，津沽中医药学在近代发展中格外引人注目，形成了开放、多元、互融等鲜明的地域特色，特别是新中国成立后，涌现出以哈荔田、顾小痴、王敏之、金梦贤、韩冰等为代表的一批中医名家，逐渐形成了以脏腑理论为基础，奇经八脉辨证为理论体系，补肾调冲为主要治疗特色的津沽学派。

（一）哈荔田临证经验

哈荔田教授是津沽妇科学派的奠基人，为中医妇科的传承与发展贡献毕生精力。他强调临床论治妇科注重整体观念，将妇女经、带、胎、产等病与脏腑气血经络全面联系起来，注重整体，认为胞宫除与脏腑十二经脉互相联系外，与冲、任、督、带各脉，特别是与冲任二脉的关系更为密切。又由于经、孕、产、乳的物质基础是血，而血的生成、统摄和运行又有赖于气的生化和调节。气为肺所主，肺朝百脉，输布精微，下荫于肾。因此，经、孕、产、乳各方面的疾病都不只是胞宫局部器官的病变，而是机体在致病动因作用下的整体反应。所以，对于妇科疾病的探讨，必须从整体出发，既要了解邪中何经，病在何脏，又要重视脏腑、气血及冲任二脉之间的相互影响，提出论治妇科病以肝脾肾为三要，辨证上以肝、脾、肾三脏为首，三者相互影响，互为因果。提出冲任充盛，月事得以时下，胎、孕、产、乳皆正常，临床常以调肝、健脾胃、补肾为治则治疗经孕胎产诸疾，为补肾调冲大法的形成奠定了临床和理论基础。

情志抑郁，肝失疏泄，不能遂其条达之性，或肝不藏血，肝血耗伤，则可导致多种妇科疾病的发生。哈老在临床上凡月经不调、痛经、闭经、不孕、产后腹痛诸证，见有精神抑郁，胸胁满闷，乳房胀痛等症者，每以柴胡疏肝散疏肝解郁为基本方。兼寒则加乌药、吴茱萸、小茴香、橘核等暖肝散寒；兼热则去川芎之升动，加丹皮、生地、黄芩、白薇等凉肝清热。但肝为刚脏，体阴用阳，故疏肝解郁不可一味仗恃辛燥劫阴之品，否则易造成肝郁化燥、气逆化火之病理。因此，在应用香燥辛散药物时，应适当佐以肝经血分之药，如归、芍、桃仁等，以缓肝急。另如肝血不足或肝肾阴虚之月经涩少、经闭、痛经、不孕等病证，由于肝木失养，难遂条达之性，也每见有少腹作胀、胁肋隐痛等肝郁症状，可仿魏之琇"一贯煎"之意，于大队养血柔肝、益肾填精药中，佐以香附、川楝、柴胡等疏肝之品，助其升发之机。

哈老认为，调理脾胃用药宜顺应其性。如脾司中气，其性主升，又为阴土，易损阳气，故治脾应针对其特点，用药多以温阳、益气、升清、化湿、辟秽等法为主。温阳药如炮姜、艾叶等；益气药如党参、黄芪、白术、扁豆等；升阳药如柴胡、葛根、升麻等；化湿悦脾药如苍术、厚朴、半夏、陈皮、薏苡仁、藿香、佩兰等。常用方剂如补中益气汤、参苓白术散、升阳益胃汤等。胃主受纳，其性主降，又为阳土，其性主燥，最易受热邪影响而耗伤胃津，故治胃之法多以和胃降逆，清热养阴为主。前者如清半夏、竹茹、枳壳、佛手、苏梗等，后者如沙参、麦冬、石斛、知母、黄连等。常用方如麦门冬汤、沙参麦冬汤、左金丸、温胆汤等。

脾与肝的关系甚为密切，脾主运化可以散精于肝，肝主疏泄可助脾胃升降，在病理上肝病可以传脾，脾病也能及肝，故治脾又宜兼疏肝，以期土木相安，和平与共。脾与肾之间在生理病理上关系也十分密切。如脾胃的升降纳运功能能有赖于肾阳命火的温煦才得以不断运行。倘肾阳不足，火不生土，则可导致脾胃升降失司；反之脾阳久虚也必累及肾阳，故治脾尚须兼温肾。如子宫脱垂多因脾虚下陷、清阳不升所致，其以补中益气加巴戟天、杜仲、续断等益气补肾每获良效。又如脾不统血之崩漏，其以举元煎加减治疗，药用参、芪、术等补气健脾，升阳固本，阿胶、熟地黄、枸杞、女贞子等养血止血，并以杜仲、川断、菟丝子、山茱萸等大队益肾固冲之品，从肾治脾，以期脾肾兼顾，效果甚好。

肾主藏精而寓元阳，为水火之脏，主生殖而系胞脉，与胎孕关系甚为密切。补肾包括滋补肾阴（精）和温补肾阳（气）两方面。滋补肾阴者常宜兼益肝、涩精。哈老以二至丸为基础方，加杜仲、枸杞、何首乌、当归等，俾血能化精，子令母实。又因肾主封藏，肾阴亏损，封藏失职，则精易走泄，故又常加五味子、菟丝子、桑寄生、山茱萸之类补肾涩精，以故封藏。临床凡由肝肾阴虚所致之经闭、不孕、崩漏、带下、滑胎等病证，每以上述方药为主，视具体病情加减。若肾阴虚损，阳失制约，相火失潜而致月经失调、先期、量多、崩漏等，伴见颧红盗汗，五心烦热，午后潮热等症者，则宗王太仆"壮水之主，以制阳光"之旨，用二至丸加生地黄、丹皮、玄参、麦冬、白芍、地骨皮等滋阴凉营，并用鳖甲、龟甲、牡蛎等介类潜降之品，而不主张加知、柏等苦寒损阴之药。

对于肾阳虚者，据"精能化气"之旨，宜温补肾阳兼用温润填精之品，诸如鹿角胶、紫河车、巴戟天、狗脊、菟丝子、川续断等。若兼四末不温，小腹冷痛等虚寒之症，则加仙茅、淫羊藿、补骨脂、艾叶、吴茱萸等温阳散寒之品，而对辛热劫津之干姜、附子、肉桂等一般较少应用，即使确有下元虚冷，寒湿不化，见面白肢厥，重衣不暖，肢面浮肿，脉象沉迟等症而必用时，亦不可重用久用。又如肾阳虚馁，火不生土，每使脾阳不振，失于健运，脾不能助肺益气，故肾阳虚者又常兼见脾肺气虚之症，如气短乏力，自汗便溏等，当在温阳填精的同时，须辅以参、术、芪等益气健脾之药，以从气中补阳。

（二）顾小痴临证经验

顾小痴教授是当代津沽中医妇科发展中里程碑式的代表人物，一生精研中医理论，博采众方，融贯中西，丰富了妇科临证诊治的方法。前人恒以冲任二脉论治妇科疾病，顾老根据多年临床经验体会到，生理上冲脉与肾经相并，上通于脑，受先天肾气的资助，下连胞宫，为生殖系统开合之枢纽，又与阳明胃经相交会，受后天水谷精微以供养，在体内通上连下，贯穿全身，为气血之要冲，对全身气血有蓄溢调节作用，有"十二经之海""血海"之称，与"任""督"二脉一源三歧，皆络带脉，在人体处于极其重要的位置。顾老根据多年临床经验对妇科疾病的病因病机、遣方用药体会颇多，认为奇经之疾以冲脉最多，提出了"脏腑先虚，冲脉气盛，虚邪易发"的病理机制，在病因上，重视气、血、痰、湿、郁，在治疗妇科疾患时首重冲任，对冲任虚损所致的不孕、滑胎、闭经等疾患，创制了补冲丸，体现了顾老补益冲脉的用药特点。顾老认为，妇科病首重调经，提出治本、治标、调气血、和脾胃、补肾气的调经五法，用药上善以四物汤为基础，出入化裁，疗效颇佳，为韩冰教授学术思想的形成产生了深远的影响。

对冲任虚损所致的女性不孕、滑胎、闭经、月经先期、月经过多、月经过少，以及男性不育等疾患，顾老创补冲丸应用于临床 30 余年，疗效显著。补冲丸集中反映了顾老补益冲脉用药的特点，其主要组成为紫河车、菟丝子、肉苁蓉、当归、熟地黄、川芎、丹参、巴戟天、蛇床子等，具有补冲益肾，调经养血，填精益髓之功。方中紫河车、菟丝子温肾益精，为君药。紫河车甘咸，为血肉有情之品，能补精血，益冲任。《本经逢原》云："紫河车禀受精血结聚之余液，得母之气血具多，故能补营血。"《本草从新·人部》谓，紫河车"大补气血，治一切虚劳损极"。菟丝子入肝、肾、脾经，能补肝肾，益精血，"治妇人肾虚胎动，常习流产"。《本草汇言·草部》云，菟丝子"补而不峻，温而不燥"。该药禀气中和，既可补阳，又可益阴，为平补肝、脾、肾之良药。肉苁蓉、熟地黄、巴戟天、蛇床子滋肾阴，助肾阳，助君药补肾虚，为臣药。其中肉苁蓉甘、咸，温，补肾壮阳，一般补阳药多燥，滋阴药多腻，唯肉苁蓉甘而微温，咸而质润，具有补阳而不燥，滋阴而不腻的特点，补而不峻，其力缓和，故有苁蓉（从容）之称。《本草从新·草部》谓其"补命门相火，滋润五脏，益髓强筋。治五劳五伤，绝阳不兴，绝阴不产，腰膝冷痛，峻补精血"。熟地黄滋阴养血补髓，为补益肝肾要药，在众多补阳药中加入熟地黄有阴中求阳之意。巴戟天辛甘性温，甘温能补，辛温能散，专入肾家鼓舞阳气，强筋壮骨而治腰痛腿软。佐以当归、川芎、丹参补冲脉之血，使以大青盐引诸药入肾经。顾老所立补冲丸，名为补冲，实则补肾，他认为，肾为冲任之本，温养肾经即能调补冲任，临证强调首辨冲任，尤推崇徐大椿"经带之疾，全属冲任"之说。

顾老认为，治疗妇科病首重调经，尤突出"调"字，除以经血的寒、热、虚、实及脏腑盛衰之治外，又要注意用药灵巧，不宜过于寒热、攻补，故主张理气而不燥，祛瘀而不峻，补益而不滞。顾老常云："妇人之血阴阳偏盛偏衰、七情六气太过与不足皆可导致经血失调，故调经之要，要在调正、引导。随证施方，加减变通得当，即可收事半功倍之效。"如对崩漏一证，顾老每以参芪四物、胶芩四物、胶姜四物、胶艾四物酌加止血之品治疗。

（三）韩冰临证经验

哈荔田、顾小痴二老均已仙逝，当今津沽中医妇科学派传承的代表人物当属韩冰教授。韩冰教授是哈荔田教授为院长的天津中医学院（现天津中医药大学）的优秀门生，1962年以优异成绩留校，执业于附属医院妇科。时任妇科主任的顾小痴教授格外垂青，倾囊相授。韩冰侍诊左右，病房、门诊临证问难，虚心求教，尽得其传。白天忙于诊务，灯下伏案写作，整理顾老经验，发于期刊。在顾老"善调冲任"的学术思想指导下，力求发展中医妇科学的专科理论，提出中医学是中华文化重要的有机组成部分，更是中华文化的重要载体，中华文化是中医学具有强大生命活力之本。韩冰教授潜力研究，构建中医妇科理论架构。他认为一个学科的发展，不仅在于临床技能的不断创新，更应该在理论上有所建树，才能使这一学科取得突破性发展。韩冰教授系统地总结出中医妇科学理论结构，一是脏腑学说是妇科学的理论基础；二是奇经八脉学说是妇科学的理论架构；三是冲任学说是妇科学的理论核心。

　　韩冰教授提出了"补肾调冲"治法，创制出补肾调冲系列方药作为治疗卵巢功能失调性疾病的基本方药，并带领名中医传承工作室成员，结合现代科学技术，对补肾调冲法的临床疗效和作用机制进行了系统深入地研究。经过几代人的不懈探索，逐渐形成了奇经八脉为辨证理论体系、补肾调冲为主要治疗特色的津沽妇科流派。奇经八脉学说是中医学认识女性生理、病理特点的学说，在中医学中占有比较重要的地位，它的价值和意义日益受到重视和关注，而补肾调冲法的临床应用正是津沽妇科流派的主要特色。

　　子宫内膜异位症是妇科常见病、多发病、疑难病。韩冰教授在继承顾老病因上重视气、血、痰、湿、郁学术思想的基础上，认为"气、血、痰"是分析子宫内膜异位症病机的三个关键。遵《内经》"坚者削之""结者散之""血实者决之"，提出"软坚散结"亦为治疗本病的一个重要方法，研制出"妇痛宁颗粒冲剂"，丰富了流派的学术思想和特色治疗。在国家中医药管理局、国家自然基金委和天津市科委的资助下，从神经－内分泌－免疫网络水平系统深入地探讨了活血化瘀、软坚散结法治疗子宫内膜异位症的作用机制。其中国家中医药管理局、天津市科委课题"活血化瘀、软坚散结法对子宫内膜异位症神经－内分泌－免疫网络的整体调节作用"获 2004 年天津市科技进步二等奖、2005 年中华中医药学会科技进步三等奖。"妇痛宁颗粒冲剂"被国家食品药品监督管理局批准为三类新药开发。

　　天津中医药大学第二附属医院妇科作为国家中医药管理局重点学科、重点专科，2010 年有幸被天津市卫生局评为天津市首批名中医工作室。韩冰教授现年事已高，仍在坚持一线门诊工作，诊余笔耕不辍，整理学术经验。韩冰教授带领医院妇科和"韩冰名医工作室"为中医妇科学的传承与发展殚精竭虑、奋斗不止。在韩冰教授的带领下，以宋殿荣教授为代表的新一代传承人致力于对本流派的临床经验进行收集、整理、发掘和研究，特别是不孕症、妇科内分泌疾病、痛经（子宫内膜异位症）等领域的临床研究思路和遣方用药特色，编写了《中国现代百名中医临床家·韩冰专辑》。承担子宫内膜异位症、不孕症等研究领域的国家及省部级课题 8 项。秦淑芳荣获中华中医药学会"全国首届中医药传承高徒奖"。先后培养海内外博士生、硕士生 60 余名，发表相关论文百余篇，融合古今，汇通中西，逐渐树立了奇经八脉理论在中医妇科辨证体系中的重要作用和学术地位，使天津中医妇科在全国具有重要影响。

五、运用现代科学技术与方法研究中医妇科

人类社会进入 20 世纪以来，科学技术革命已成为一种势不可挡的伟大历史洪流席卷全世界。现代科技革命与产业革命相互交织，形成了以物理学、分子生物学、系统科学为中心，以基本粒子物理、DNA 理论、系统论、信息论、耗散结构论为标志的现代科学革命；以核能技术、计算机和微电子技术、空间技术为标志，以新材料技术、新能源技术、自动化技术、生物工程、海洋工程为内容的现代技术革命。中医学的发展本身就是一部不断继承与创新的历史，从唐容川的"中西汇通"到张锡纯的"衷中参西"，从恽铁樵的"群经见智"到解放区提出的"中医要科学化，西医要中国化"，无不体现中医学家在医学实践中力图学习、认识、沟通和运用现代医学研究方法发展中医学的努力。韩冰教授以奇经八脉学说为切入点，沿着奇经八脉－冲任学说－妇科理论的思维方法，系统地研究现代文献，结合临床实践，提出了奇经

八脉在调整整体阴阳平衡、气机升降、动静中的作用，并创造性地总结提出了奇经八脉的辨证思想，且验之于临床，将脏腑、气血辨证与奇经八脉、冲任辨证相结合，条缕目列，提出了"补肾调冲"治法，创制出补肾调冲系列方药，补肾调冲Ⅰ号、Ⅱ号、Ⅲ号颗粒剂为治疗卵巢功能失调性疾病的基本方药。在此基础上应用现代科学技术手段对补肾调冲法的临床疗效和作用机制进行了系统深入研究，验证了补肾调冲方对下丘脑－垂体－卵巢轴的多系统、多环节、多靶点的整体调节作用，为补肾调冲治法的科学性和临床有效性提供了科学依据，这是借助现代医学技术手段促进中医学研究创新性发展的典范。

韩冰教授认为，中医学要发展，就必须重视运用现代科学技术和方法，其研究方法有文献研究、理论探讨、经验整理等传统研究方法，也有规范的临床研究方法，总结诊治规律。随着现代科学技术的发展，理论研究和实验研究方法进一步规范，新仪器、新设备不断涌现，都可以被借鉴，用于研究中医药学，使具有数千年历史的古老的中医学重新焕发勃勃生机。

天津中医药大学第二附属医院妇科在继承韩冰教授学术思想基础上，围绕子宫内膜异位症、不孕症、盆腔炎、围手术期中医药干预等开展了创新性研究，取得了一批标志性成果。子宫内膜异位症虽是一种良性疾病，却具有广泛种植、浸润、转移和复发的恶性生物学特性，治愈率低，复发率高，素有"不死的癌症"之称。韩冰教授一直致力于本病的研究，提出了活血化瘀，软坚散结的治疗大法。近年来，随着干细胞研究不断深入，多项研究证明，子宫内膜存在干（祖）细胞。韩冰教授学术继承人宋殿荣教授从子宫内膜干细胞角度深入探讨了活血化瘀法治疗子宫内膜异位症的机理。子宫内膜基底层的干（祖）细胞发生改变或异常脱落，进而逆流入盆腔，在局部微环境的刺激诱导下进入增殖、分化程序，最终发展成子宫内膜异位病灶。中医理论认为，子宫内膜异位症形成的最主要原因是瘀血。妇女房劳、多产、手术等均易损伤冲任胞宫，致藏泻功能异常，经血泄而不循常道，成为离经之血。《血证论》云："凡系离经之血，与荣养周身之血已睽绝而不合……此血在身，不能加于好血，而反阻新血之化机，故凡血证总以祛瘀为要。"这提示离经之血与荣养周身的正常血液不同，为致病因素，可随经络气血运行至周身他脏，与周围组织粘连、纤维化，形成瘢痕，瘀积日久，可于机体多部位形成癥痕，故瘀血始终贯穿子宫内膜异位症病理演变的全过程。离经之血犹如种子，瘀血不除，血不归经，则反复发病。可见，中医理论在"离经之血"导致子宫内膜异位症的发生发展认识上，与"干细胞学说"存在高度同一性。韩冰工作室目前承担国家自然基金和博士后特别资助项目，基于该理论应用目前先进的干细胞研究方法，揭示活血化瘀法具有以干细胞为靶点的靶向治疗特征，使传统的活血化瘀理论得到更新、充实和完善，实现中医传统理论的升华。

天津中医药大学第二附属医院妇科在韩冰教授学术思想指导下，创新性地将微创技术与中医药有机结合起来，针对不孕症病因的不同环节，创制了特色鲜明、疗效显著的不孕症治疗四部曲。首先应用宫腔镜、腹腔镜及宫腹腔镜联合检查，明确不孕症的病因，使不孕症的治疗更具针对性。对输卵管炎性不孕，实施宫腹腔镜联合输卵管扩通术，术后辅以中药外治法降低盆腔粘连的发生率，避免输卵管阻塞复发，形成中西医结合治疗输卵管炎性不孕的有效方案。针对排卵障碍性不孕在应用西药促排卵治疗的基础上，根据卵泡发育的不同时期，结合患者体质因素，辨证性地应用补肾调冲方，协同针刺促排卵，有效提高排卵障碍性不孕症患者的成功排卵率。应用彩超监测卵泡发育，指导性生活，或于排卵日前后行人工授精助孕治疗，继而应用补肾活血方改善子宫内膜容受性，提高胚泡着床率，形成了不孕症治疗的系列方药和科学手段。

　　现代西医发展的模式是以还原分析方法为主的模式，现代科学技术的不断进步带动西医从多学科、多层次向纵深发展，也带来中医学日新月异的变化。现代医学的诊断手段日趋完善，对于妇科而言，B超、宫腔镜、腹腔镜、阴道镜等仪器设备的使用将有助于更加准确地诊断疾病。现代中医学并不排斥西医诊断手段，随着现代科学技术的发展，中医的宏观认识必将在微观层面得到相应的基础，而西医学的微观认识最终也必定会与宏观认识相融合，产生共同的交叉点并指导科技成果在医学领域的应用。

各论　奇经八脉论治妇科病临证实践

第一章　从冲脉论治妇科病证

　　冲脉上行于头，下至于足，贯串全身，通行十二经之气血，是总领诸经气血之要冲。从《内经》成书至今，对冲脉的功能定位几乎贯穿于所有妇科疾病的病机之中。致病因素最终直接或间接损伤冲任、胞宫，变生经孕胎产诸病。冲脉与任脉相并行，又与督脉、十二经相通，与足阳明胃经合于宗筋，会于气街，直接受承胃之气血，得后天精气滋养，与足少阴肾经相并而行，得先天精气濡养，于会阴及足趾与足厥阴肝经相络，受肝血调养，对人体生殖、生长、发育方面具有重要的生理作用。

　　冲脉为病与肾、肝、胃关系最为密切。从病理上来讲，脏腑与正经有病往往传至冲脉，而冲脉病证也必然累及正经或有关脏腑。冲脉为病，实证多因肝经郁滞、肝失疏泄、胃失和降导致冲气上逆所致；虚证多由肾虚失固、脾虚失摄所致冲脉不固。因此，冲脉治则主要有：补肾调冲法，益气固冲法，安冲止血法，清热凉血、调经固冲法，平肝安肾、和胃降冲法，调补冲任、通络下乳法等。

第一节　补肾调冲法

补肾调冲法是通过滋补肾阴、温补肾阳、调理冲任气血的方法，使肾中阴阳平衡，精气充足，冲脉调和。肾为先天之本，五脏六腑之根，各脏之阴取滋于肾阴，各脏之阳均赖于肾阳以温养。肝肾同源，肝藏血，肾藏精，经血互化，补肾实则包括补五脏六腑之虚损，调冲则是指疏泄肝木，主要用于治疗卵巢功能失调所致月经失调、闭经、崩漏、不孕症、更年期综合征等病证。补肾调冲法亦是治疗妇科疾病的根本大法。

一、病因病机

肾虚有肾气虚、肾阳虚、肾阴虚、阴阳两虚之别，因而导致的妇科疾病、证候也随之而异。可将病因病机类型划分为四类：

第一类，肾气不足，冲脉为病。包括：①肾气不足，冲脉失养。因先天肾气不足或后天损伤肾气，致精不化血，冲任血海匮乏，可发生闭经、月经过少、月经后期、不孕等。②肾气不足，冲任不固。因先天肾气不足，房劳多产，久病大病，反复流产，损伤肾气，封藏失固，可致月经先期、月经过多、崩漏、胎漏、胎动不安、滑胎等。

第二类，肾阴虚弱，冲脉为病。包括：①肾阴亏虚，精血不足，冲任失养。素体阴虚，或多产房劳，数脱于血，或七七之年，天癸将竭，血海不能按时由满而溢，可致月经后期、月经过少、闭经、经断前后诸证。②阴虚内热，热扰冲任。阴虚生热，迫血妄行，则为崩漏、经间期出血。

第三类，肾阳虚弱，冲脉为病。包括：①肾阳虚损，痰湿阻滞冲任、胞宫。素体阳虚或寒湿伤肾，肾阳虚衰，气化失司，水液代谢失常，湿聚成痰，痰浊阻滞冲任、胞宫，可致月经后期、闭经、不孕。②肾阳虚损，瘀阻冲任、胞宫。肾阳虚弱，血失温运而迟滞成瘀，血瘀阻碍生机加重肾虚，而发生肾虚血瘀，导致子宫内膜异位症等更为错综复杂的妇科疾病。

第四类，肾阴阳两虚，冲脉为病。如久病或大病之后，或经断前后，天癸将竭，阴损可以及阳，阳损可以及阴，若病程日久，往往肾阴阳两虚，冲任虚损，导致卵巢早衰、经断前后诸证等。

二、疾病及其辨证

肾气虚、肾阴虚、肾阳虚及阴阳两虚在疾病发展变化中，常处于多种病机变化同时存在状态，形成气阴两虚，阴阳两虚，肾气与肾精亏虚，肾阴与肾精不足的复杂病理变化。

肾气不足，冲脉失养所致闭经、月经过少、月经后期、不孕症，症见月经初潮偏迟，月经延后，时有闭经，经量少，或点滴即净，色暗淡，质稀，带下清稀，或素体虚弱，发育迟缓，腰膝酸软，头晕耳鸣，倦怠乏力，面色晦暗，面部暗斑，舌淡，苔薄，脉沉细。

肾气不足，冲任不固所致月经先期、月经过多、崩漏、胎漏、胎动不安、滑胎，症见月经周期提前，经量过多，色淡暗，质清稀，或于青春期、绝经前后出现经乱无期，出血量多如崩，或淋沥日久不净，或妊娠期阴道少量出血，色淡暗，或下腹坠痛，或曾屡孕屡堕，腰膝酸软，头晕耳鸣，面色晦暗，面部暗斑，舌淡，苔薄，脉沉细弱。

肾阴亏虚，精血不足，冲任失养所致月经后期、月经过少、闭经、经断前后诸证，症见月经延后，甚或月经停闭，经来量少或逐渐减少，色暗或鲜红，质稀，头晕耳鸣，腰膝酸痛，或五心烦热，或烘热汗出，面色晦暗，面部暗斑，舌淡，苔薄或少苔，脉沉细或沉数。

阴虚内热，热扰冲任所致经间期出血，症见月经中期，阴道少量出血，色鲜红，质稍稠，头晕腰酸，夜寐不安，五心烦热，小便色黄，大便干结，舌体偏小质红，脉细数。若反复出血，病情缠绵，治疗不当或不及时可导致崩漏，表现为经乱无期，出血量少，淋沥日久，或停经数月后暴崩，经色鲜红，质稠，面红颧赤，头晕耳鸣，手足心热，夜寐不宁，舌红，少苔，脉细数。

肾阳虚损，痰湿阻滞冲任、胞宫致月经后期、闭经、不孕，症见月经延后，量少，色淡红，质黏腻，渐停闭，婚久不孕，带下量多，色白，形体肥胖，胸闷泛恶，神疲倦怠，小腹隐痛，喜暖喜按，腰酸无力，小便清长，大便稀溏，舌淡，苔白腻，脉沉细滑。

肾阳虚损，瘀阻冲任、胞宫，导致子宫内膜异位症，症见经行腹痛，腰膝酸软，月经先后无定，经量或多或少，不孕，神疲体倦，头晕耳鸣，面色晦暗，性欲减退，妇科检查见阴道后穹隆紫蓝色触痛性结节，或触及附件区包块，活动差，无触痛，舌质暗淡，苔白，脉沉弦涩。

肾阴阳两虚，冲脉为病，导致卵巢早衰、经断前后诸证，症见月经错后，或月经稀发，或月经紊乱，量少，乍冷乍热，烘热汗出，头晕耳鸣，健忘，腰背冷痛，性欲减退，倦怠乏力，舌淡，苔薄，脉沉弱。

三、用药经验

韩冰教授善用补肾药物治疗肾虚所致妇科病证，并根据妇科病肾虚、冲任失调的根本病机，创立了补肾调冲系列方药治疗卵巢功能失调性月经失调、闭经、崩漏、不孕症、更年期综合征等病证取得了良好的临床疗效。其用药经验总结如下：

（一）补肾调冲药归类

功效	药物
补肾阴	吴茱萸、巴戟天、枸杞子、甘草、鹿茸、紫河车、杜仲、熟地、女贞子、山萸肉
补肾阳	淫羊藿、巴戟天、补骨脂、菟丝子、覆盆子、肉苁蓉
益肾气	木香、沉香、半夏、紫石英、灶心土、槟榔
填肾精	菟丝子、覆盆子、鹿角霜、熟地黄、淫羊藿、紫河车
阴阳双补	菟丝子、覆盆子、肉苁蓉、巴戟天、淫羊藿
冲脉引经药	紫石英、当归、紫河车、鳖甲、肉苁蓉、枸杞子、杜仲、山药、丹参、巴戟天、白术、莲子、白芍、附子、香附、甘草、木香、吴茱萸、黄芩、黄柏
补冲脉之气	吴茱萸、巴戟天、枸杞子、甘草、鹿茸、紫河车、杜仲
补冲脉之血	当归、鳖甲、丹参、川芎、阿胶、鹿角胶
降冲脉之逆	木香、沉香、半夏、紫石英、灶心土、槟榔
缓冲脉之急	延胡索、金铃子、路路通、杭芍
通调冲脉	当归、川芎、丹参、益母草、鸡血藤、王不留行、牛膝、皂角刺、柴胡、香附、荔枝核、路路通

（二）补肾调冲系列方药的应用

补肾调冲方由菟丝子、熟地、肉苁蓉、巴戟天、当归、鹿角霜、川芎、丹参、鸡血藤、紫石英等药组成。韩冰教授主张真阴亏损宜滋肾养阴，命门火衰宜温肾养肾，但要重视"壮水之主，以制阳光"和"益火之源，以消阴翳"的运用，肝肾同源，冲任失调宜理肝调冲。其中菟丝子归肾、肝、脾经，具有补肾益精，安胎的功效；熟地、肉苁蓉归肝、肾经，补肾填精；巴戟天、鹿角霜归肝、肾经，甘而不燥，有补肾助阳之功；紫石英归心、肺、肾经，性甘温，能助肾阳、暖胞宫、调冲任。排卵期则以王不留行、路路通行气通络促排卵。王不留归肝、胃经，活血通经，走而不守，行而不留，路路通归肝、肾经，疏理肝气而通经，现代药理研究证实，两药合用有很好的促排卵作用。当归、川芎养血调经，当归归肝、心、脾经，补血调经，活血止痛，长于补血，为补血之圣药；川芎归肝、胆、心包经，能活血调经，为血中气药。丹参、鸡血藤活血调经止痛，丹参归心、心包、肝经，擅活血祛瘀，祛瘀生新而不伤正；鸡血藤归肝、肾经，苦而不燥，温而不烈，行血散结，调经止痛，又兼补血，舒筋活络。经期以益母草、红花、桃仁活血祛瘀调经，延胡索理气止痛。经后以四物汤养血和血。

韩冰教授创立补肾调冲系列方药治疗月经病及不孕症取得良好临床疗效。于阴长期（卵泡期）应用补肾调冲Ⅰ号方（菟丝子、女贞子、补骨脂、覆盆子、蛇床子、当归、杜仲、白芍、丹参、续断）补肾滋阴养血；于的候期（排卵期）应用补肾活血方（菟丝子、巴戟天、黄精、淫羊藿、紫石英、丹参、鸡血藤），补肾活血，促发排卵；于阳长期（黄体期）应用补肾调冲Ⅱ号方（菟丝子、女贞子、覆盆子、蛇床子、补骨脂、当归、丹参、淫羊藿、白芍、肉苁蓉、鹿角、续断、杜仲、巴戟天、仙茅）补肾助阳，益气养血；月经期应用补肾调冲Ⅲ号方（当归、赤芍、白芍、桂枝、川芎、牛膝、熟地黄、益母草、香附、王不留行、穿山甲）活血化瘀，通经止痛。

若月经量少，胁肋胀痛等肝郁气滞症状明显者，加柴胡、路路通、月季花、橘核；若经期腹痛者，加桂枝、细辛、乳香、没药；若月经量多，有血块者，加蒲黄炭、川军炭；若月经量多，腰膝酸软者，加生地、地骨皮、女贞子、旱莲草；若腰膝酸软兼畏寒者，加紫石英、淫羊藿、补骨脂、牛膝。随症加减，众药合用，可达到肾之阴阳平衡、冲任气血调和的目的。

四、古籍记载

古代医家历来重视冲任二脉及肾脏在女性一生病生理中的作用。《素问·上古天真论》曰："冲脉为病，女子不孕。"《灵枢·五音五味》中记载："冲任之脉……故须不生焉。"《妇人大全良方·博济方论》曰："妇人病有三十六种，皆由冲任劳损所致也。"《续名医类案》云："经本于肾，旺于冲任二脉。"《景岳全书·妇人规》曰："经本阴血，何脏无之？唯脏腑之血，皆归冲脉，冲为五脏六腑之血海，故经言太冲脉盛，则月事以时下。"《妇科秘书》曰："凡妊娠经水，壅之以养胎，蓄之以为乳，其冲任气虚，不能约制，故月水时下，名曰胞漏，血尽子死。"又云："景岳胎元饮治妇人冲任失守，胎元不安不固，或间日或二三日服一二剂""胶艾汤治妇人漏下，或半产后下血不绝，或妊娠下血腹痛，亦治损伤冲任，月水过多，淋漓不断"。《临证指南医案》曰："病属下焦，肝肾内损，延及冲任奇脉，遂至经漏淋漓，腰脊痿弱，脉络交空，有终身不得孕育之事。"

肾虚，冲任为病，治疗上《妇人大全良方》提出："若经候过多，其色瘀黑，甚者崩下，吸吸少气，脐腹冷极则汗出如雨，尺脉微小。由冲任虚衰，为风冷客乘胞中，气不能固，可灸关元百壮（在脐下当中三寸），宜鹿茸丸。"《临证实验录》曰："经仍先期而汛，量多色鲜，舌红少苔，脉弦略数。此阴虚血热，透延日久，病势已深，非旦夕可医，宜清热凉血，补肾固冲。拟凉血固经汤。"《妇人大全良方》曰："夫妇人崩中者，由脏腑伤损冲脉、任脉、血气俱虚故也。冲任之脉为经脉之海，血气之行，外循经络，内荣脏腑。若无伤损，则阴阳和平而气血调适，经下依时。若劳动过多，致脏腑俱伤，而冲任之气虚，不能约制其经血，故忽然暴下，谓之崩中暴下。诊其寸口脉微迟，尺脉微弦。寸口脉微迟，为寒在上焦但吐尔。今尺脉微弦，如此即小腹痛。引腰脊痛者，必下血也。"《临证指南医案》曰："经水一月两至，或几月不来，五年来并不孕育，下焦肢体常冷，是冲任脉损，无有贮蓄，暖益肾肝主之。"《古今医统大全》曰："若月经不通，未必不由心事不足，思虑伤脾，有所劳倦，谷气不输，肺金失养，肾水无滋，经血津液，日以枯涸，以致三五不调，渐至绝闭，虚损内热，骨蒸劳瘵之证作，而卒至于难治也。"

五、现代研究

韩冰教授针对妇科内分泌失调性疾病创立的补肾调冲系列方药，在治疗卵巢功能早衰、不孕症等方面取得了较好的临床疗效，近年来从细胞及分子生物学水平系统研究了补肾调冲方的作用机制。

（一）治疗卵巢早衰

补肾调冲方（当归、川芎、熟地黄、巴戟天、肉苁蓉、补骨脂、紫石英、菟丝子、五味子、山茱萸）中的多种中药，如菟丝子、肉苁蓉、熟地黄等，具有植物雌激素样作用，紫石英具有兴奋卵巢、促进卵巢激素分泌机能的作用，五味子具有促进生殖细胞增生及卵巢排卵的作用。

研究发现，补肾调冲方可促进卵巢内卵母细胞的生长发育，以及颗粒细胞增殖与分泌功能，延缓卵巢储备功能下降，防止卵巢早衰。临床研究表明，补肾调冲方可使卵巢早衰患者恢复正常月经，围绝经期症状减轻或消失。补肾调冲方对实验性卵巢早衰大鼠模型有性激素调节作用，可使雌二醇升高，对早衰的卵巢组织有恢复作用，使优势卵泡成熟化而促排卵，可增加黄体数量，使早衰的卵巢恢复正常。

（二）治疗卵巢功能失调性不孕症

补肾调冲系列方药能够显著改善不孕症患者的卵巢功能，建立正常月经周期，促进卵泡生长发育，诱发排卵。临床研究显示，补肾调冲方能够促进甾体激素的分泌，提高卵巢的排卵率。补肾调冲方联合克罗米芬治疗，能够有效改善子宫内膜厚度、子宫内膜类型及血流状态。体外药理实验显示，补肾调冲方可促进体外培养的卵巢颗粒细胞雌二醇、孕酮的分泌，促进颗粒细胞增殖，减少细胞凋亡的发生，提高细胞内环状核苷酸（cAMP）含量，上调卵泡刺激素受体（FSHR）、胰岛素样生长因子 – 1（IGF – 1）及类固醇激素合成，抑制肿瘤坏死因子 – α（TNF – α）的表达，从而明显促进颗粒细胞的功能。通过临床与基础研究阐明了补肾调冲方对下丘脑 – 垂体 – 卵巢轴具有多系统、多环节、多靶点的整体调节作用。

（三）改善子宫内膜容受性

子宫内膜容受性差、胚泡着床率低已成为限制临床各种助孕技术发展的瓶颈。韩冰教授认为，肾虚血瘀是胚泡着床障碍的发病机制，补肾活血是胚泡着床期的基本治则，创立补肾活血方，全方由菟丝子、巴戟天、黄精、淫羊藿、紫石英、丹参、鸡血藤组成。研究表明，补肾活血方应用于胚泡着床期，能够改善子宫内膜胞饮突的发育，提高子宫内膜整合素的表达及血清孕激素水平，从而有效地提高胚泡着床数，改善子宫内膜容受性。此外，临床观察发现补肾调冲方有增加子宫内膜厚度及改善子宫内膜血流的作用，可提高子宫内膜容受性，有助于胚胎着床。

六、验案举隅

（一）肾气不足，冲脉失养类病证

1. 闭经

全某，女，36 岁，已婚，农民。2012 年 3 月 14 日初诊。

主诉：停经 6 个月余。

现病史：患者 3 年前因孕 3 月余胎死宫内在当地县医院行钳刮术，术中出血较多，术后月经 3 月未行，服用活血化瘀中药，经水方行。其后月经周期逐渐延长至 40～60 天，量少，色暗淡，伴腰膝酸痛，头晕耳鸣，倦怠乏力，面色晦暗。现患者已 6 月未行经，精神不振，腰痛明显，小腹绵绵而痛，喜揉按，手足冰凉，记忆力下降，白带量少，舌淡暗，苔薄白，脉沉细弱。妇科检查：已婚经产型外阴，阴道通畅，宫颈光滑，子宫及双附件区未及明显异常。查尿妊娠试验阴性，B 超检查子宫附件未见异常，子宫内膜厚 0.6cm。

月经史：13 岁月经初潮，既往月经 4～5 天/26～28 天，经量中等，无痛经。末次月经2011年9月8日。

生育史：23岁结婚，G_3P_1，2002年顺产一男婴，末次流产2009年，工具避孕。

辨证：肾气亏虚，冲脉失养。

治法：补肾调冲。

方药：熟地黄20g，山茱萸10g，巴戟天10g，黄精30g，肉苁蓉10g，鹿角霜15g，当归10g，川芎10g，紫石英30g，五味子10g，鸡血藤30g，益母草30g，牛膝10g，甘草6g。14剂，水煎服。

二诊（2012年3月28日）：服药2周后，自觉腰痛明显好转，白带量增多，月经仍未来潮，但觉乳房胀痛，小腹坠胀而凉，舌淡暗，苔薄白，脉沉弦。于上方去黄精、五味子，加橘核15g，路路通10g，枳壳10g，以加强行气活血化瘀之力，促使月经来潮。4剂，水煎服。

三诊（2012年4月1日）：月经今日来潮，量少，色暗红，小腹及乳房症状消失，唯觉腰膝酸软，大便稀溏，乏力，舌淡暗，苔薄白，脉沉细滑。上方去枳壳、牛膝，加补骨脂10g，茯苓30g，炮姜6g。7剂，水煎服。

四诊（2012年4月7日）：月经已净，行经7天，量中，现腰膝酸软症状较前好转，仍自觉倦怠乏力，大便稀溏，舌淡暗，苔薄白，脉沉细。治疗以补肾调冲，健脾益气。

方药：熟地黄20g，山茱萸10g，巴戟天10g，黄精30g，鹿角霜15g，当归10g，川芎10g，黄芪30g，党参15g，补骨脂10g，菟丝子30g，女贞子15g。7剂，水煎服。

五诊（2012年4月20日）：服药后乏力症状好转，自觉乳房稍胀，白带增多，纳寐可，二便调，舌淡红，苔薄白，脉沉细。

上方加月季花 15g，牛膝 10g，香附 15g。连服 7 剂，水煎服。

六诊（2012 年 4 月 28 日）：患者自觉乳房胀痛明显，腰酸，小腹坠胀，舌淡红，苔薄白，脉沉细滑。月经即将来潮，治以补肾调冲，活血通经。

方药：熟地黄 20g，山茱萸 10g，鹿角霜 15g，当归 10g，川芎 10g，黄芪 30g，党参 15g，牛膝 10g，香附 15g，益母草 30g，路路通 30g，鸡血藤 30g，枳壳 10g。4 剂，水煎服。

七诊（2012 年 5 月 3 日）：月经来潮第 2 天，量中，无腰酸、乏力等不适。

嘱其继续服药半年，随症加减，月经均如期而至。

按语：本例为闭经冲任亏虚，肾气不足型的典型证候。其主症以腰痛为主，并伴小腹绵绵而痛，喜揉按，白带量少，知其闭经病本属虚，肾气虚而冲任亏虚，次症之精神不振、手足冰凉等，说明本证在肾气虚的同时兼肾阳虚，舌淡暗苔白，脉沉细弱为虚证之候。钳刮术中出血较多，元气大伤，应补气养血，少佐逐瘀生新，是故本证病机为冲任亏虚，肾气不足，以肾虚为主。本例治疗以调补冲任，益肾填精为主线，辅以养血活血，补肾活血，益胞活血之治，使血海满盈，故能盈满则溢，经血得下。

本例用药以韩冰教授补肾调冲方为主，增强养血活血之力，熟地黄、山茱萸、巴戟天、黄精、肉苁蓉为主药贯穿始终，突出调补冲任，益肾填精之主治；以当归、川芎、鸡血藤养血活血；牛膝补肾活血；益母草益胞活血，取经满得溢之效。二诊乳房发胀，加用橘核 15g，路路通 10g，枳壳 10g，疏肝解郁通络。整个治疗过程用药始终以补肾调冲为主，理血为辅，其疗效印证了"经本于肾"的理论。

2. 月经过少

王某，女，37 岁，已婚，公司职员。2013 年 5 月 15 初诊。

主诉：月经量少 3 年。

现病史：患者既往月经规律，4～5 天/28 天，量中，色暗红，有血块，轻痛经。3 年前无痛人流术后，经期缩短至 1～2 天，经量减为以前 1/3 左右，无痛经，伴腰酸。平素腰膝酸软，倦怠乏力，近 3 年体重增加 15kg，脸上痤疮，体毛重，饮食睡眠可，二便正常，舌淡红，苔白稍腻，脉沉细。PV：已婚型外阴，阴道通畅，宫颈轻糜，子宫及双附件区未及明显异常。B 超提示子宫附件未见异常，内膜厚 0.7cm。查性激素六项：LH 15.68U/L，FSH 7.09U/L，E_2 26.00pg/mL，T 0.72ng/mL，P 0.82ng/mL，PRL 13.09ng/mL。

月经史：14 岁月经初潮，近 3 年月经 1～2 天/28 天，量少，无痛经。末次月经：2013 年 4 月 25 日。

生育史：26 岁结婚，G_2P_1，7 年前剖宫产一女婴，3 年前人工流产史，工具避孕。

辨证：肾气亏虚，脾虚痰湿，冲任失调。

治法：补肾调冲，健脾化痰。

方药：熟地 15g，当归 15g，山药 20g，杜仲 20g，菟丝子 15g，枸杞 20g，茯苓 15g，半夏 15g，陈皮 15g，白术 20g，香附 15g，胆南星 15g，枳壳 10g，生姜 10g，甘草 10g。7 剂，水煎服。

嘱患者平素少食寒凉易生痰湿之物，配合运动减肥疗法，保持愉悦心情。

二诊（2013 年 5 月 22 日）：2013 年 5 月 21 日月经来潮，经量较前稍增多，色稍暗，伴腰酸、乏力，3 天净，现纳寐可，二便调，舌质淡红，苔白腻，脉沉细。继续予上方治疗，服药至月经来潮前 1 周。

三诊（2013 年 6 月 12 日）：月经即将来潮，患者服药后腰酸、乏力症状明显缓解，体重降低 1.5kg，脸部痤疮好转。舌质淡红，苔白，脉沉细滑。以补肾调冲，活血调经为治。

方药：熟地黄 15g，当归 15g，山药 15g，杜仲 15g，菟丝子 15g，枸杞 10g，茯苓 15g，白术 10g，白芍 15g，赤芍 15g，香附 15g，枳壳 10g，牛膝 10g，益母草 30g，鸡血藤 30g，丹参 30g，柴胡 15g。7 剂，水煎服。

四诊（2013 年 6 月 19 日）：今日月经来潮，经量较前增多，色红，舌质淡红，苔薄白，脉细滑。为巩固疗效继服上方 7 剂。

五诊（2013 年 6 月 26 日）：月经已净，行经 4 日，量中，色红，无腰酸、乏力等不适，继续服用上方 3 个月经周期。

随访 6 个月，月经量基本恢复至以往水平。

按语：月经过少病因病机有虚有实，虚者或因化源不足，血海空虚，或因精血衰少，血海不盈；实者多由瘀血内停，或痰湿阻滞，经脉壅塞，血不畅行。临床上多见虚实错杂型，本案肾虚为本，痰湿为标，故临床治疗时，应抓住患者肾虚之本，兼顾痰湿之标。不能一味用攻破之药，应补肾精，充精源，为治本之道。在此基础上健脾化痰通经为治标之法，如此则能收标本兼治之效，使肾精足，肾气盛，冲任二脉通，气血调和，则血海满盈充足，脾胃健运正常，无痰湿壅塞冲任，则精血下行无阻。化源充足，通路无阻，则月经量正常，月经如期而至。

方中菟丝子、杜仲补益肾气；熟地、山茱萸、枸杞滋肾养肝；山药、茯苓健脾和中；当归补血调经；半夏、陈皮、茯苓、甘草为二陈汤，化痰燥湿，和胃健脾；苍术燥湿健脾；香附理气行滞；胆南星、生姜健脾和胃，温中化痰。全方肾脾二脏共治，先后天之本同调，共奏补肾健脾，化痰调经之效。

3. 月经后期

范某，女，30 岁，已婚，教师。2013 年 1 月 30 日初诊。

主诉：月经周期错后 1 年。

现病史：患者既往月经规律，4~5 天/30~32 天，量中，色红，无痛经。1 年前开始承担初中毕业班教学工作，月经周期逐渐延长至 40~70 天，经色淡暗，经量及经期无改变。平素腰酸腿软，神疲乏力，脱发，畏寒，手足冷，纳寐可，二便调，舌淡红，苔白腻，脉沉细。PV：已婚经产型外阴，阴道通畅，宫颈轻糜，子宫及双附件区未及异常。B 超检查子宫附件未见异常（内膜厚 0.4cm）。性激素检测均无异常。

月经史：近 3 年月经 5~7 天/40~70 天，经色淡暗，经量中等，末次月经 2013 年 1 月 15 日。

生育史：24 岁结婚，G_1P_1，5 年前顺产一男婴，工具避孕。

辨证：肾气不足，冲任失养。

治法：补肾调冲，养血调经。

方药：菟丝子 15g，覆盆子 10g，枸杞子 10g，紫河车 10g，肉苁蓉 10g，党参 30g，黄芪 15g，熟地黄 10g，白芍 15g，当归 10g，川芎 10g，香附 10g。7 剂，水煎服。

二诊（2013 年 2 月 5 日）：自觉腰骶部冷痛，寐差，带多清稀，舌淡暗，苔白，脉细。继以上方加刺蒺藜 10g，续断 10g，7 剂，水煎服。

三诊（2013 年 2 月 12 日）：服药后腰骶冷痛、寐差较前好转，舌淡红，苔薄白，脉沉细。查 B 超示子宫附件未见异常，（内膜厚 0.9cm）。治以补肾调冲，活血调经。

方药：菟丝子 15g，覆盆子 10g，枸杞子 10g，党参 30g，黄芪15g，熟地黄10g，白芍15g，当归10g，川芎10g，香附10g，益母草30，鸡血藤30g，赤芍15g。7剂，水煎服。

四诊（2013年2月19日）：服药后昨日月经来潮，经量较既往明显增多，色红，无血块，腰冷痛明显好转，纳可，二便调。于月经第5天继服一诊方14剂，补肾调冲，养血调经。

五诊（2013年3月4日）：患者服药后无不适症状，测体温已上升2天，舌淡红，苔薄白，脉沉细，嘱患者继续服用上方7剂，后改用三诊方活血调经。

此后随诊2个月，月经周期35～40天，且均有排卵。

按语：肾是先天之本，主藏精，精化血，肾为精血之海，先天肾气不足，或不节房事，房劳多产，损伤肾气，肾虚冲任不足，血海不能按时满溢，均可致经行错后。辨证以肾虚血亏，冲任失调为主，或兼肝郁、血滞、痰湿。虚者补之，实者通之。虚实夹杂者，以虚为主，当通补兼施；虚证以补肾填精，益气养血为主；实证以活血化瘀，行气祛湿为主。临床所见以虚证为多，针对肾虚血亏的主要病机，治以补肾调冲、益气养血，补肾调冲是调经之本。

治疗以《医宗金鉴·妇科心法要诀》圣愈汤及《丹溪心法》五子衍宗丸合方加减，本病肾虚精亏，冲任失调，故组方时常去酸收之五味子和车前子，加入补骨脂温肾暖土，紫河车峻补营血，填精补髓。圣愈汤即参芪四物汤，四物汤养血活血、补中有行、行中有养，加参芪大补脾肺之气，全方合用，共奏补肾调冲、益气养血之效，月经自能按期而至。

4. 不孕症

王某，女，30岁，已婚，个体。2011年5月20日初诊。

主诉：未避孕未孕3年。

现病史：患者近 3 年有正常性生活，未避孕，未孕，1 年前就诊外院，查男方精液常规正常，子宫输卵管碘油造影提示双侧输卵管均通畅，之后先后 3 次行人工授精均失败。刻诊：患者精神可，腰膝酸软，面色晦暗，头晕耳鸣，纳寐可，二便调，舌质淡苔白，脉沉细。妇科检查：已婚型外阴，阴道通畅，宫颈光滑，子宫及双附件未及异常。B 超检查子宫附件未见异常（内膜厚 0.5cm）。

月经史：13 岁月经初潮，4～5 天/30～35 天，量较少，色暗淡，有血块，伴有腰骶酸软，轻痛经，末次月经：2011 年 5 月 10 日。

生育史：24 岁结婚，G_4P_0，4 次人工流产史，末次流产为 2007 年。

辨证：肾虚冲任失养。

治法：补肾调冲，填精益髓。

方药：菟丝子 15g，熟地 15g，巴戟天 10g，当归 10g，赤芍 10g，川芎 6g，丹参 30g，鸡血藤 30g，石斛 30g，黄精 30g，鹿角霜 10g，紫石英 15g。7 剂，水煎服。

嘱自服药起自测基础体温。

二诊（2011 年 5 月 27 日）：患者服药一周后腰酸明显减轻。B 超示：三线子宫内膜厚 0.8cm。此期正值排卵期，上方加覆盆子 15g，王不留行 20g，路路通 20g，以补肾促排卵治疗，7 剂，水煎服。

三诊（2011 年 6 月 3 日）：患者服药后诸症减轻，以补肾调冲，养血调经为治。

方药：菟丝子 10g，覆盆子 10g，蛇床 10g 子，补骨脂 10g，当归 10g，丹参 30g，白芍 10g，肉苁蓉 10g，鹿角霜 10g，续断

10g，杜仲 10g，巴戟天 10g。7 剂，水煎服。

四诊（2011 年 6 月 10 日）：患者今日月经来潮，月经量较前明显增多，仍色暗，小腹坠痛，双乳胀痛。舌淡暗，有瘀斑，脉沉涩。治以活血祛瘀，温补肾阳。

方药：当归 10g，白芍 10g，川芎 15g，丹参 30g，鸡血藤 15g，红花 15g，桃仁 15g，延胡索 10g，鹿角霜 10g，橘核 20g，益母草 30g，桂枝 10g，干姜 6g。7 剂，水煎服。

嘱中药服完后，依次服补肾调冲丸Ⅰ号颗粒以滋补肾阴，补肾调冲丸Ⅱ号颗粒以温补肾阳，各服 1 周。汤药与补肾调冲颗粒交替服用，连续治疗 3 个月。

十一诊（2011 年 9 月 28 日）：末次月经：2011 年 8 月 12 日，量可，舌淡红，苔白，脉沉细滑。以上症状已基本消失，偶有腰酸，基础体温持续高相 19 日未下降，查尿 HCG 阳性，B 超示早孕，相当于孕 6W$^+$，可见胎芽、胎心。予补肾健脾，固冲安胎。

方药：菟丝子 15g，覆盆子 15g，黄芩炭 10g，黄芪 30g，红参 10g，鹿角霜 10g，巴戟天 10g，阿胶珠 15g，炒白术 10g，川断 10g，桑寄生 30g，苎麻根 30g，艾叶炭 10g。7 剂，水煎服。

保胎治疗至孕 3 月后停药，随访足月顺产一男婴。

按语：韩冰教授认为，肾虚冲任失调是本病发生的根本。患者素体气血不足，冲任失调，胞胎失养，加之寒凝瘀阻，故月经量少，甚至月水不行，加之患者多次堕胎，损伤胞宫，导致不孕。治以补肾调冲为治疗大法，"补肾"实则是补五脏六腑之虚损，"调冲"则是指疏泄肝木，即从整体着眼，从"冲任为月经之本""冲任在女子上承诸经之血，下应一月之信""肝藏血"，调其气血阴阳，使之"冲和"，以达调经种子的目的。治疗过程中根据月经周期中阴阳消长变化，通过滋补肾阴，温补肾阳，调理冲任气血功能的方法，改善肾气不足，肾精亏损，气血不足，冲任失调的病理状态，使任通冲和，胎孕自成。

（二）肾气不足，冲任不固类病证

1. 月经过多

李某，女，28 岁，已婚，个体。2013 年 10 月 5 日初诊。

主诉：月经周期缩短、经量增多 2 年。

现病史：患者既往月经规律，3～5 天/28～30 天，量中等，无痛经。2 年前无诱因月经周期缩短至 21～23 天，经量增多，卫生巾由 15 片增至 25 片，色淡，质稀，末次月经：2013 年 9 月 19 日。曾自行口服苁蓉益肾胶囊等中成药，效果不佳。半年前曾于当地医院行诊断性刮宫术，诊刮病理示子宫内膜呈分泌不足反应。近日自觉神疲乏力，头晕气短，腰膝酸软，下腹空坠，就诊于我院门诊。现面色晦暗，纳少便溏，夜尿频多，舌暗淡，苔薄白，脉沉细。PV：已婚经产型外阴，阴道通畅，宫颈光滑，子宫及双附件未及异常。基础体温呈双相，但黄体期少于 12 天。B 超检查子宫附件未见异常。

月经史：14 岁初潮，3～5 天/21～23 天，量多，色淡，质稀，末次月经：2013 年 9 月 19 日。

生育史：24 岁结婚，G_3P_1，4 年前剖宫产一男婴，1 年前人工流产 1 次，半年前药物流产 1 次，工具避孕。

辨证：脾肾两虚，冲脉不固。

治法：健脾益气，补肾调冲。

方药：黄芪 30g，茯苓 10g，菟丝子 30g，补骨脂 10g，白芍 10g，白术 10g，山药 10g，杜仲 10g，续断 15g，桑寄生 30g，鹿角霜 15g，党参 15g，甘草 6g。7 剂，水煎服。

二诊（2013 年 10 月 12 日）：患者月经第 3 天，现经量多，色暗淡，气短乏力，腹坠腰酸，纳少便溏，舌暗淡，苔薄白，脉沉。治以健脾补肾，固冲止血。

方药：黄芪 30g，党参 15g，炒白术 15g，鹿角霜 15g，菟丝子 30g，补骨脂 10g，续断 15g，桑寄生 30g，乌贼骨 10g，炮姜炭 9g，艾叶炭 6g，麦芽炭 30g，炙甘草 6g。4 剂，水煎服。

三诊（2013 年 10 月 19 日）：患者服药后经量较前略减少，现经血已净，此后每次月经前 1 周依上法治疗，经间期予补肾调冲颗粒调服，治疗 2 个月经周期。

十一诊（2013 年 12 月 10 日）：患者服药后月经周期改为 26～28 天，经量中等，末次月经：2013 年 12 月 6 日。全身症状均好转，舌淡红，苔薄白，脉沉细。停用中药，继续予补肾调冲颗粒调服。

随访 3 个月，月经周期、经期、经量均正常。

按语：患者平素脾胃虚弱，生化之源不足，多次流产，损伤肾气，冲任亏虚。脾失统摄，肾失封藏。冲任不固，统摄无权，不能固摄，导致血海蓄溢失常，而至月经先期。治疗在出血期宜健脾益气，固冲止血，减少出血量，服药应在经前 1 周；经期宜健脾补肾，培补冲任。方中黄芪、党参益气为君；甘草、白术、茯苓补中健脾；菟丝子、补骨脂、杜仲、续断、桑寄生温肾阳，益肾阴；鹿角霜益肾助阳暖宫，收敛止血；乌贼骨、炮姜炭、艾叶炭、麦芽炭固摄止血。全方共奏健脾补肾，益气摄血，调摄冲任之功。

2. 崩漏

陈某，女，44 岁，已婚，文员。2013 年 3 月 2 日初诊。

主诉：阴道出血 20 余天，伴腰酸乏力。

现病史：患者既往月经规律，5～7 天/28～32 天，量中，无痛经。近 1 年经期延长至 8～10 天，周期及经量无改变，末次月经：2013 年 1 月 10 日。20 多天前患者工作繁忙，阴道出血淋沥不尽，开始 7 天阴道出血似月经量，之后阴道少量出血，至今未净。曾就诊于外院，查 B 超示子宫内膜增厚，建议行诊断性刮宫术，患者拒绝。随后就诊于我院。望其面色萎黄，眼圈凹陷，形体消瘦，现阴道少量出血，色淡，纳寐差，二便尚调，腰酸乏力，头晕耳鸣，偶有心慌，舌体瘦小、淡暗、边有齿印，苔薄白，脉沉细。PV（消毒后）：已婚经产型外阴，阴道通畅，有少量血，宫颈光滑，子宫前位，饱满，质中等，活动，无压痛，双附件未及异常。B 超示子宫内膜增厚，内膜厚 1.3cm。血常规：Hb103g/L。

月经史：15 岁初潮，既往月经规律，5～7 天/28～32 天，量中，无痛经。近 1 年经期延长至 8～10 天，周期及经量无改变，末次月经：2013 年 1 月 10 日，至今未干净。

生育史：27 岁结婚，G_1P_1，18 年前顺产一女婴，工具避孕。

辨证：脾肾亏虚，冲任失调。

治法：健脾补肾，调摄冲任。

方药：党参 20g，炒白术 30g，茯苓 20g，川断 30g，杜仲 30g，巴戟天 20g，仙茅 15g，淫羊藿 10g，阿胶 10g，艾叶 15g，熟地 15g，当归 15g，川芎 15g，地榆 30g，茜草 20g。7 剂，水煎服。

二诊（2013 年 3 月 17 日）：服 5 剂药后经血已停，精神好转，腰酸诸症减轻，嘱其续服上方 7 剂。

三诊（2013 年 3 月 24 日）：患者无阴道出血，面色红润，精神好，头晕乏力诸症均明显好转，舌淡红，苔薄白，脉细。继续巩固治疗，治以补肾调冲，健脾益气。

方药：党参 20g，白术 20g，茯苓 30g，黄芪 30g，当归 15g，

川芎20g，仙茅15g，淫羊藿10g，杜仲30g，巴戟天20g，菟丝子15g，韭菜子15g，山楂15g。14剂，水煎服。

随访患者3个月，无阴道淋沥出血，月经尚规律。

按语：患者人中淡暗提示冲任固涩，濡养失职，山根低平，则提示先天肾气不足，肾阳温煦气化无力，冲脉不盈，任脉不通，冲任失调，固涩无力，则经血淋沥不尽，腰酸乏力。女子七七，肾气亏虚，冲任不固，"冲任之气虚损，不能制其经脉，故血非时而下"，发为崩漏。面色萎黄，眼圈凹陷，形体消瘦，舌体瘦小，边有齿印，此均为脾阳不升，脾失健运，气血亏虚之象。

方中以四君、四物、二仙合胶艾汤化裁，健脾气，补气血，加续断强筋骨，补冲任，久失血必有瘀，予化瘀止血药地榆、茜草，以加强收涩之力。崩漏止后再予健脾补肾，活血通络之中药培补脾肾，强壮冲任，预防崩漏再犯。

3. 胎漏

薛某，女，29岁，已婚，职员。2013年1月20日初诊。

主诉：停经50余天，阴道少量出血6天。

现病史：患者平素月经规律，4~5天/30天，量中等，无痛经，末次月经：2012年11月28日。停经30多天，自测尿妊娠试验（+），6天前劳动后阴道少量出血，呈咖啡色，轻微恶心呕吐，腰酸，无腹痛，遂就诊于我院急诊。查B超示：可见胎囊1.8cm×2.0cm×1.4cm，未见胎芽，可见卵黄囊，予口服黄体酮胶丸0.2g，每晚1次，以保胎治疗，效果不佳。现就诊于我院门诊。查B超示早孕，相当于孕6W⁺，可见胎芽、胎心。孕酮26.3ng/mL。现患者精神可，阴道少量出血，腰酸，乏力，无腹痛，舌淡暗，苔薄黄，脉沉细。

月经史：15岁月经初潮，4~5天/30天，量中，无痛经，末次月经：2012 年 11 月 28 日。

生育史：27 岁结婚，G_1P_0。

辨证：肾虚脾弱，冲任不固。

治法：补肾健脾益气，固冲止血安胎。

方药：黄芪 30g，太子参 20g，鹿角胶 15g，阿胶 15g，黄芩炭 15g，棕榈炭 15g，炒椿皮 15g，醋艾叶炭 10g，川续断 10g，桑寄生 30g，苎麻根 30g，菟丝子 30g，白术 15g，蒲黄炭 20g。7 剂，水煎服。

嘱其禁性生活，卧床休息。

二诊（2013 年 1 月 27 日）：患者服药一周后阴道出血将净，排便时偶有点滴褐色分泌物，考虑该患者胎气虽得暂安，肾气尚未得复，故效不更方，又诉饮食欠佳，酌加砂仁 10g，7 剂，水煎服。

三诊（2013 年 2 月 3 日）：患者诉阴道出血已净，未诉明显不适，舌淡红，苔薄白，脉滑缓。原方再予 3 剂以巩固治疗。嘱其注意饮食休息，避免剧烈活动。

之后随访，未再有先兆流产之征象，足月后顺产一女婴。

按语：本例患者月经量少，颜色略暗，舌淡暗，脉沉细，是为肾虚脾弱之体，既往殒胎史，今又结而不实，漏下淡红，此乃脾肾气虚，肾虚不能载胎，脾虚则气血乏源，无以养胎，故见孕后阴道出血等症。古人曾喻胎孕如"寄生之托于苞桑，茑与女萝之施于松柏"，若脾肾虚弱如寄生，松柏之下固也，而胎无所附，漏坠难免。《女科证治约旨》曰："妇女有病，全赖血以养之，气以护之。"本方以寿胎丸为主方，菟丝子、续断、桑寄生、阿胶阴中求阳，水中补火，守而能走；再加黄芪、太子参、白术益气健脾，气充则摄胎有力；苎麻根、艾叶炭、棕榈炭等养血止血之味，宗血充则胎自养；二胶同用，温肾阳，滋肾阴，达阳生阴长之功；苎麻根清热止血安胎；艾叶炭归肝脾肾经，可温经止血，与阿胶相伍，补益冲任，止血安胎；另稍佐黄芩炭，清热止血安胎，且防诸补益之品温热而动血；砂仁理气醒脾，防诸药滋腻碍胃。本方谨守病机，有补有行，故补而不滞，温而不燥，肾气足，脾气健，冲任固，则胎自安，而无漏动之虞。《素问·六节藏象论》云："肾者主蛰，封藏之本，精之处也。"肾既藏先天之精，又蕴后天之精，为生殖发育之源。肾虚不能载胎，脾虚气血乏源，均能使胎失摄养而滑堕。韩冰教授认为，安胎之法补脾肾、益气血为其根本，尤其需要重视固肾，还应时刻注意保护胃气，以后天资先天。韩冰教授强调，医师在临床应用时应根据患者的自身情况灵活处方。若母体有病在先则以祛病为主，病去则胎自安；若因胎气不固，影响母体致病者，当先补脾肾以安胎，胎安则病自除。张景岳在《景岳全书》中言："凡妊娠胎气不安者，证本非一，治亦不同。盖胎气不妥，必有所因，或虚或实，或寒或热，皆能为胎气之病，去其所病，即安胎之法。"

　　胎漏病因病机大致可归纳为肾虚、脾虚、气血不足、血热、血瘀、外伤等导致冲任气血不调，胎元不固。韩冰教授认为，胎漏的主要病机在于肾之不足。肾为"先天之本""生胎之元"，古人有"肾以载胎"之说，故肾气盛是孕育的根本，肾虚则冲任不固，胎失所主。如肾气不足，子宫固藏无力，或肾阴虚致阴血亏失，血海空虚胎无所依；肾阳亏虚，宫寒无以养胎；肾阴虚火旺伤络，络损血溢。脾主统血，为"后天之本""气血生化之源"。肾之精气赖于水谷精微才可充盈，故有"非精血无以立形体之基"的说法。同样，脾胃虚损，五谷精微化源不足无法送达四肢百骸，气血生化乏源，母体虚衰，血少则胎失所养，胎元不固。脾肾二脏在胎儿的孕育和生长过程中发挥着至关重要的作用。

（三）阴精亏虚，冲任失养类病证

1. 月经过少

刘某，女，30 岁，已婚，个体。2013 年 3 月 21 日初诊。

主诉：月经量少 1 年半。

现病史：患者既往月经规律，4~7 天/28~30 天，量中，轻痛经。2011 年 10 月，孕 6 个月羊水早破行引产术，术后月经周期规律，经量减少至原来一半，色鲜红，质黏稠，轻痛经，末次月经：2013 年 3 月 10 日。曾就诊外院，行宫腔镜检查，宫腔形态正常，内膜薄，予人工周期治疗 3 个月，停药后仍不见好转。现患者时有腰酸痛，乏力，手足心热，纳寐可，小便色黄，大便干结，舌略红，苔少，脉弦细。妇科检查：已婚型外阴，阴道畅，宫颈光滑，子宫及双附件未及异常。辅助检查：性六项（2013 年 3 月 13 日）：FSH 4.7U/L，LH 4.5U/L，PRL 14.2ng/mL，E_2 37.3pg/mL，T 46.2nmol/L。B 超提示子宫及双附件未见异常。

月经史：14 岁月经初潮，月经 3~5 天/28~30 天，量少，色鲜红，质黏稠，轻微腹痛，末次月经：2013 年 3 月 10 日。

生育史：27 岁结婚，G_1P_0，1 年半前引产 1 次。

辨证：肝肾亏虚，冲任不足。

治法：补肾调冲。

方药：菟丝子 30g，覆盆子 15g，补骨脂 15g，巴戟天 10g，熟地 20g，山萸肉 10g，当归 10g，白芍 30g，茯苓 30g，白术 15g，紫河车 10g，紫石英 30g。7 剂，水煎服。

二诊（2013 年 3 月 28 日）：服药后腰酸痛缓解。复查 B 超：子宫附件未见明显异常，子宫大小 47mm×40mm×40mm，内膜

6mm。舌略红，苔少，脉弦细。上方加杜仲10g，桑寄生30g。14剂，水煎服。

三诊（2013年4月10日）：月经将至，今日白带增多，小腹偶有下坠感。舌淡红，苔薄白，脉细滑。治以补益肝肾，调补冲任。

方药：菟丝子30g，覆盆子15g，补骨脂15g，巴戟天10g，熟地黄20g，山萸肉10g，当归10g，白芍30g，茯苓30g，白术15g，紫河车10g，紫石英30g，杜仲10g，桑寄生30g，黄精30g，何首乌30g。7剂，水煎服。

四诊（2013年4月18日）：2013年4月11日月经来潮，量少，色深，少许血块，轻微腹痛。舌淡红，苔薄白，脉细无力。

方药：菟丝子30g，补骨脂15g，巴戟天10g，石斛20g，黄精30g，何首乌30g，丹参30g，鸡血藤30g，冬瓜皮30g，沙参30g，紫河车10g，紫石英30g。7剂，水煎服。

五诊、六诊未诉明显不适，方药遵上方加减。

七诊（2013年5月16日）：2013年5月14日月经来潮，量明显增多，腰痛明显缓解，继续服用中药调理，以备怀孕。

如此调理2个月，经量增多如前，无腰酸痛等不适，监测排卵。

十二诊（2013年8月1日）：现停经44天，乏力，偶有恶心，未吐，查尿妊娠试验阳性。B超示早孕，相当于孕6W$^+$，可见胎芽、胎心。嘱患者静卧养胎。

按语：中医认为，堕胎、小产或外因伤及胞宫，可导致冲任损伤、精血亏损、胞脉郁滞，发为月经量少；或手术中消毒不严，或术后摄生不洁，邪毒乘虚内侵，与血搏结，瘀阻冲任，胞脉虚滞而经少。韩冰教授认为，病属久者，多责之于肝肾亏虚，或兼夹血瘀；病属新者，多责之于血瘀，兼有肝肾亏虚。肾精亏虚、冲任瘀阻是本病的主要病机，各有侧重而已。治疗时应遵循"扶正固本，祛瘀生新"的原则。本患者属引产术后 1 年余，肝肾亏虚表现明显，瘀象不显，故主要从调补肝肾论治。

2. 闭经

孙某，女，33 岁，已婚，公司职员。2012 年 6 月 14 日初诊。

主诉：闭经半年。

现病史：患者平素月经规律，3 ~ 4 天/35 天，量中，无痛经，末次月经：2012 年 1 月，现闭经半年。曾服用黄体酮，月经能来潮，量少，色红。每月有周期性乳房胀痛，少腹胀痛。细究病史，知其婚后未能嗣育，积想成郁，久郁气结，致月事当期不至。患者平素头晕耳鸣，腰膝酸痛，五心烦热，面部暗斑，纳可，寐差，二便调，舌淡，苔少，脉沉细。妇科检查：已婚型外阴，阴道通畅，宫颈光滑，子宫及双附件区未及异常。B 超提示子宫附件未见明显异常（内膜 0.4cm）。尿妊娠试验阴性。

月经史：12 岁月经初潮，平素月经规律，3 ~ 4 天/35 天，量中，无痛经，末次月经：2012 年 1 月，现闭经半年。

生育史：24 岁结婚，G_0P_0，未避孕。

辨证：肝肾阴虚，冲任失养。

治法：补肾调冲。

方药：柴胡 9g，白芍 15g，当归 12g，熟地黄 15g，山药 12g，杜仲 12g，党参 12g，白术 9g，牡丹皮 9g，酸枣仁 9g。7 剂，水煎服。

二诊（2012 年 6 月 21 日）：患者月经未来潮，现乳房胀痛，头晕耳鸣，腰膝酸痛，五心烦热，面部暗斑，舌淡，苔少，脉沉细。继予上方加女贞子 15g，黄精 30g，旱莲草 30g，山茱萸 10g。

7剂，水煎服。

三诊（2012年6月28日）：月经仍未来潮，仍乳房胀痛，小腹坠胀，舌淡，苔少，脉沉细。上方去酸枣仁、白术、牡丹皮，加桃仁12g、红花6g、牛膝12g、泽兰12g，7剂，水煎服。

四诊（2012年7月4日）：患者于7月3日月经来潮，量少，色红，现月经第2天，仍头晕耳鸣，腰膝酸痛，舌淡，苔薄白，脉沉细。上方加覆盆子15g，紫河车6g，增强温肾填精之力。14剂，水煎服。

因患者为外地人士，舟车不便，改服补肾调冲颗粒（本院制剂），兹后月经每35～45天届期，诸症有所缓解。

五诊（2012年11月15日）：末次月经2012年9月20日，自测尿妊娠试验阳性。

翌年7月诞下一女婴。

按语：《傅青主女科》益经汤中熟地黄、杜仲、山药滋水益肾、温润添精、调补冲任；当归、白芍养血柔肝以养肝体；人参、白术益气健脾、滋其化源；柴胡开郁；牡丹皮泻火；酸枣仁宁心；沙参润肺。全方兼治五脏，但以补肾疏肝为主。正如傅氏云："妙在补以通之，散以开之。倘徒补则肝不开而生火，徒散则气益衰而耗精。"韩冰教授用此方加减调治闭经，取得较好疗效。

3. 经断前后诸证

刘某，女，48岁，已婚，会计。2013年5月16日初诊。

主诉：月经稀发1年，烘热汗出2个月。

现病史：患者近1年月经不规律，3天/2～3月，量少，无痛经，末次月经：2013年4月1日。近2个月患者出现烘热汗出、失眠、烦躁，伴胃部不适，曾自服六味地黄丸，症状稍好转，现患者面色晦暗，烘热汗出，失眠，烦躁，纳可，二便调，舌略红，苔少，脉弦细。妇科检查：已婚型外阴，阴道通畅，宫颈光滑，子宫前位，正常大小，活动，无压痛，双附件未及异常。B超提示子宫附件未见明显异常（内膜0.5cm）。

月经史：15岁月经初潮，近1年月经不规律，3天/2~3月，量少，无痛经，末次月经：2013年4月1日。

生育史：24岁结婚，G_1P_1，19年前剖宫产一女婴。

辨证：阴精亏虚，冲任失养。

治法：滋阴清热，补肾调冲。

方药：柴胡15g，白芍15g，当归10g，厚朴15g，茯神15g，煅龙牡各15g，合欢皮15g，远志15g，女贞子15g，黄芩10g，生地黄30g，菟丝子15g，橘核10g，百合15g，知母10g，泽泻15g，丝瓜络15g，制香附10g，炙甘草6g。7剂，水煎服。

二诊（2013年5月23日）：患者失眠烦躁明显缓解，余症亦减轻，舌略红，苔少，脉弦细。继予上方减丝瓜络、橘红、香附。7剂，水煎服。

三诊（2013年5月30日）：患者症状均明显好转，舌淡红，苔薄白，脉弦。继服上方14剂，以巩固治疗。

之后以补肾调冲Ⅱ号补肾助阳，益气养血调理。

按语：患者七七之年，肾阴虚，津亏血少，不能上荣于脑，致脑髓失养，可见头目眩晕、耳鸣等。加之妇女一生经孕产乳，数伤于血，易处于"阴常不足，阳常有余"的状态，且在妇女经断前后，肾气虚衰，天癸渐竭，故临床表现以肾阴虚证为多，治疗以补肾滋阴安神为先。《景岳全书·妇人规》曰："妇人于四旬外，经期将断之年，多有渐见阻隔，经期不至者。当此之际，最宜防察。若果气血和平，素无他疾，此固渐止而然，无足虑也。

若素有忧郁不调之患，而见此过期阻隔，便有崩绝之兆。若隔之浅者，崩之尚轻；隔之久者，其崩必甚，此因隔而崩者也。"

妇女更年期综合征以肾阴虚证多见，多有肾阴不足，水不济火，心神不宁；亦有水不涵木，肝肾阴虚或肝阳上亢。治疗时韩冰教授多用滋阴补肾之品，如菟丝子补肾益精以滋肾阴不足；知母清热生津以解骨蒸潮热；生地黄清热养阴以解阴虚内热；同时配伍浮小麦养心敛液，固表止汗；再加以宁心安神之茯神，固涩安神之龙骨，解郁安神之合欢皮，祛痰安神之远志，使心神可安，心火得抑。疏肝理气解郁为要，更年期综合征患者多因情志失调诱发，七情过极，尤以悲忧恼怒最易致病，若恼怒伤肝，肝失条达，气失疏泄，而致肝气郁结，则应疏肝解郁。又因肝气郁结者多见横逆犯胃，胃失和降，或是肝气乘脾，故理气畅中对伴有脾胃症状者尤为重要。韩冰教授治疗时多用逍遥散加减为主，柴胡功擅条达肝气而疏郁结；白芍滋阴柔肝，当归养血活血，二者相合，养肝柔肝以助肝用，兼制柴胡疏泄太过；甘草、茯苓健脾益气，使运化有权，营血生化有源；亦常加长于疏肝理气且有良好止痛效果的香附，以及味辛气雄，能疏肝开郁，行气活血止痛之川芎，皆与柴胡相配以解肝经之郁滞，且女子以肝为用，肝气失于条达，易致血行不畅而为郁，上述三者配伍又可增行气活血之效。若情志不畅、忧思过度、饮食失节、寒温不适，致肝脾之气郁而不畅，甚至变生诸证，如影响血行可致气滞血瘀，影响津液敷布而致痰气交阻，影响脾胃受纳运化而致气滞食郁，气郁不解又易生热化火。故朱丹溪说："气血冲和，万病不生，一有怫郁，诸病生焉，故人生诸病多生于郁。"故因气郁为主而引起诸郁兼见的更年期综合征，多以行气解郁为主，兼解其他诸郁，使得气行则血行，气畅则痰、湿、食、火诸郁可消。

（四）阴虚内热，热扰冲任类病证

1. 崩漏

王某，女，15 岁，未婚，学生。2012 年 11 月 12 日初诊。

主诉：月经淋沥不止 2 月余。

现病史：患者 14 岁月经初潮后，月经周期尚规律，7 天/30 ~ 35 天，量中，无痛经。自 9 月小升初后，出现经血非时而下，开始量多如涌，色鲜红，有血块，曾就诊于当地医院，予以中成药止血治疗，无明显效果，建议口服激素类药物，患者家属拒绝。现月经淋沥不止 2 月余，量少，淋沥不断，色暗红，烦躁，五心烦热，大便干燥。舌淡红，苔薄白，脉沉细数。辅助检查：B 超检查子宫及附件未见异常。血常规：Hb110g/L。基础体温单相。

月经史：14 岁初潮，7 天/30 ~ 35 天，量中等，末次月经：2012 年 8 月（具体不详）。

辨证：阴虚内热，热扰冲任。

治法：滋补肾阴，固冲止血。

方药：黄芪 30g，白术 30g，当归 10g，白芍 10g，生地 30g，黄芩炭 15g，鹿角霜 10g，紫河车 10g，女贞子 15g，大小蓟炭各 10g，棕榈炭 15g，地骨皮 30g，黑芥穗 10g。7 剂，水煎服。

二诊（2012 年 11 月 19 日）：服上方 4 剂后血止，唯感腰酸乏力，舌淡红，苔薄白，脉沉细数，拟补肾滋阴，化源以复其本。

方药：菟丝子 15g，覆盆子 10g，紫河车 10g，鹿角霜 15g，杜仲 10g，黄精 30g，当归 10g，白芍 10g，山药 10，补骨脂 10g，女贞子 15g，旱莲草 15。7 剂，水煎服。

三诊（2012 年 11 月 26 日）：今日月经来潮，量偏多，色红无块，乏力，嗜睡，舌淡红，苔薄白，脉细滑，拟补肾益气，调冲止血。

方药：黄芪 30g，白术 30g，紫河车 10g，生地 30g，当归 10g，白芍 15g，黄芩炭 10g，女贞子 15g，山萸肉 10g，地骨皮 30g，龟甲 15g，大小蓟各 15g，棕榈炭 15。7 剂，水煎服。

四诊（2012 年 12 月 2 日）：服上方 4 剂后血止，无五心烦热，时腰酸，舌脉同前。

继服二诊方 7 剂，如此调理 3 个月。

十诊（2013 年 3 月 12 日）：治疗期间月经 35 天一潮，自测基础体温呈双相，末次月经 2013 年 2 月 23 日，量中，色红，无痛经，舌淡红，苔薄白，脉沉细，嘱患者停药观察。

患者停药后月经周期、量、色、质均正常，后随访 3 个月，经事复常。

按语：崩漏一证，病因多端，究其机理，任何因素影响了肾气 – 天癸 – 冲任 – 胞宫 – 月经这个生理轴，即可导致崩漏。叶天士云："夫奇经，肝肾主司为多，而冲任隶属阳明，阳明久虚，脉不固摄，有开无合矣。"治漏须首调冲任，而调冲任奇经又须从肾入手。肾虚冲任不摄，血不循经而致崩漏。方中以鹿角霜、紫河车、女贞子、黄芪、白术补肾固冲，大小蓟、地骨皮、黑芥穗、棕榈炭凉血止血。药后血净，当补肾以治其本，故用菟丝子、覆盆子、鹿角霜、二至丸补肾，肾为生血之根源，冲任得固，则崩漏无再发之虞。

2. 经间期出血

王某，女，34 岁，已婚，医生。2012 年 4 月 6 日初诊。

主诉：经间期阴道有少量出血 8 个月。

现病史：患者月经规律，5~6 天/29~32 天，量稍多，色红，无痛经，末次月经2012年3月22日。近8个月因工作紧张、压力大，出现经间期阴道少量出血，色鲜红，质黏稠，2~3天即净，无腹痛。曾口服中药治疗，效果不佳。患者现阴道有少许血，色暗红，腰骶酸楚，夜寐不安，大便干结，舌质红，苔少，脉细数。妇科检查：已婚型外阴，阴道畅，宫颈光滑，子宫前位，正常大小，活动，无压痛，双附件未及异常。辅助检查：基础体温呈双相。B超提示子宫附件未见明显异常。

月经史：13岁月经初潮，5~6天/29~32天，量稍多，色红，无痛经。末次月经2012年3月22日。

生育史：29岁结婚，G_2P_1，3年前顺产一女婴，1年前人工流产1次，工具避孕。

辨证：阴虚内热，热扰冲任。

治法：滋肾调冲，养阴清热。

方药：黄芪30g，太子参30g，女贞子15g，旱莲草30g，补骨脂10g，生地黄30g，黄芩炭10g，地榆炭30g，蒲黄炭10g，小蓟20g，大黄炭10g。7剂，水煎服，日1剂，早晚温服。

二诊（2012年4月13日）：患者血止，现白带量多，腰酸，舌质红，苔少，脉细数。治以滋补脾肾，养血固经。

方药：菟丝子30g，覆盆子10g，山药10g，川续断15g，寄生30g，熟地黄20g，当归10g，淫羊藿10g，鹿角霜15g，紫石英15g，麦芽炭30g。7剂，水煎服。

三诊（2012年4月20日）：患者腰酸症状好转，仍睡眠不佳，多梦，舌质红，苔少，脉细数。上方加夜交藤15g，酸枣仁15g，远志15g。7剂，水煎服。

四诊（2012年4月27日）：于2012年4月24日月经来潮，量中，5天净，现无腰酸等不适，睡眠较前好转，舌淡红，苔薄白, 脉弦细。继予上方治疗, 7 剂, 水煎服。

五诊 (2012 年 5 月 10 日): 经间期未见出血, 无不适主诉, 嘱患者继续巩固治疗 2 个月经周期。

随访未复发。

按语: 患者素体瘦弱, 肾阴不足, 氤氲之候, 阳气内动, 损伤阴络, 冲任不固见出血。肾阴亏虚, 腰骶酸楚, 大便干结。故治宜滋肾养阴, 清热止血。平素滋补脾肾, 养血固经。方中女贞子、旱莲草、补骨脂、生地、川续断、寄生滋阴补肾; 黄芩炭、地榆炭、蒲黄炭、小蓟、大黄炭凉血止血, 固冲调经; 鹿角霜、紫石英温肾暖宫, 使经血得充, 出血自止。

止血药物中, 临证常用炭药止血, 但药物炒黑成炭未必都用于止血, 有些药物炒炭是防止其对胃肠刺激, 并非止血, 如皂角炭。有些药物必须炒炭才能止血, 如干姜、荆芥。有些药不能生用, 必须炒炭, 如血余炭。有些药不炒炭也能止血, 如茅根、藕节、仙鹤草。因此, 并非炭药都能止血, 切忌滥用。

(五) 肾阳虚损, 痰湿阻滞冲任、胞宫类病证

1. 闭经

关某, 女, 24 岁, 未婚, 职员。2013 年 2 月 25 日初诊。

主诉: 闭经 10 个月。

现病史: 患者既往月经尚规律, 5~6 天/28~30 天, 量可, 无痛经。近 1 年月经稀发, 体重增加 10kg, 末次月经 2012 年 4 月, 2013 年 2 月 17 日口服黄体酮胶丸 7 天, 停药 3 天后月经来潮, 量少, 色暗, 有血块, 痛经, 腰酸。刻诊: 腰膝酸软, 倦怠乏力, 形体肥胖, 小便清长, 大便稀溏, 纳可, 眠可, 二便调, 舌淡, 苔白腻, 脉沉细滑。PR: 未婚型外阴, 子宫及双附件未及异常。辅助检查: B 超 (2013 年 1 月 20 日) 提示子宫发育欠佳,

子宫大小 3.1cm×3.3cm×2.6cm，内膜厚 0.3cm，双卵巢多囊性改变不除外；性六项（2013 年 2 月 12 日）：T 1.33ng/mL、P 3.00ng/mL、FSH 0.81ng/mL、LH 0.11ng/mL、PRL 20ng/mL、E_2 99.0ng/mL。

月经史：13 岁月经初潮，5～6 天/28～30 天，量可，色可，无痛经，末次月经：2013 年 2 月 27 日。

孕产史：G_0P_0。

辨证：肾阳虚损，痰湿阻滞冲任。

治法：补肾调冲，化痰除湿。

方药：菟丝子 30g，覆盆子 15g，补骨脂 15g，巴戟天 10g，当归 10g，白芍 15g，丹参 30g，鸡血藤 30g，茯苓 15g，枳壳 10g，莱菔子 10g，鹿角霜 15g，橘核 20g，苍术 15g。7 剂，水煎服。

嘱查胰岛素释放试验。

二诊（2013 年 3 月 6 日）：患者服药后无不适，舌淡，苔白腻，脉沉细滑。胰岛素释放试验：GLU（空腹）5.23mmol/L，INS（空腹）9.95 mU/L，INS 0.5 小时 49.95 mU/L、1 小时 49.42 mU/L、2 小时 40.21 mU/L、3 小时 10.33 mU/L。治以补肾调冲，化痰除湿，活血化瘀。

方药：菟丝子 30g，覆盆子 15g，补骨脂 15g，巴戟天 10g，当归 10g，白芍 15g，丹参 30g，鸡血藤 30g，茯苓 15g，枳壳 10g，莱菔子 10g，鹿角霜 15g，橘核 20g，桃仁 10g，红花 10g，益母草 30g。7 剂，水煎服。

三诊（2013 年 3 月 13 日）：患者感染风寒，现鼻塞，流涕，偶有咳嗽，咳痰，咽痒，无发热。治以化瘀散结，辅以辛凉解表。

方药：柴胡 10g，桑叶 15g，乌梅 10g，青皮 10g，蒲公英 50g，鳖甲 20g，黄柏 10g，黄连 10g，生鸡内金 20g，生山楂 30g，刘寄奴 15g，益母草 30g，牛膝 10g。7 剂，水煎服。

四诊（2013 年 3 月 20 日）：患者感冒症状消失，服药后睡眠症状改善。治以补肾调冲，化痰除湿。上方加桃仁 10g，红花 10g。7 剂，水煎服。

五诊（2013 年 3 月 27 日）：患者服药后无不适，月经未潮，舌淡红，苔白，脉沉弦。治以补肾调冲，活血散瘀。

方药：柴胡 10g，路路通 10g，王不留行 20g，当归 10g，白芍 20g，丹参 30g，鸡血藤 30g，益母草 30g，青皮 10g，蒲公英 50g，鳖甲 20g，麦芽炭 30g，鹿角霜 15g，橘核 20g。7 剂，水煎服。

六诊（2013 年 4 月 3 日）：患者服药后自觉胃胀，他症暂无，舌淡红，苔白，脉沉弦。上方加生鸡内金 20g，生山楂 30g，刘寄奴 15g。7 剂，水煎服。

七诊（2013 年 4 月 10 日）：患者服药后无不适，舌淡红，苔白，脉沉弦。治以补肾调冲，活血调经。

方药：熟地黄 20g，当归 10g，赤芍 20g，川芎 10g，桂枝 10g，干姜 6g，桃仁 10g，红花 10g，益母草 30g，生鸡内金 20g，生山楂 30g，刘寄奴 15g，紫河车 10g，紫石英 30g，牛膝 10g。7 剂，水煎服。

八诊（2013 年 4 月 17 日）：患者服药后无不适，月经未至，舌淡红，苔白，脉沉弦。患者肾虚血瘀，治以补肾调冲，活血通经。

方药：菟丝子 30g，女贞子 15g，覆盆子 15g，黄精 30g，何首乌 15g，淫羊藿 15g，巴戟天 10g，石斛 15g，生鸡内金 20g，生山楂 30g，刘寄奴 15g，木瓜 15g，牛膝 10g，紫河车 10g。7 剂，水煎服。

九诊（2013 年 4 月 24 日）：患者月经未至，睡眠不佳，舌尖红，苔薄白，脉沉弦无力。

此为肾虚血瘀，心火上炎，治以补肾调冲，活血通经，辅以清心泻火。上方加黄连 10g，莲子心 10g。10 剂，水煎服，日 1 剂，早晚温服。补肾调冲 II 号 2 袋，每日 2 次，连服 10 天。

十诊（2013 年 5 月 4 日）：患者近一周自觉小腹胀，带下色黄量多，月经未至，舌淡，苔黄腻，脉沉弦。此为下焦湿热，治宜补肾调冲，辅以清利湿热。

方药：知母 10g，黄柏 10g，薏苡仁 30g，熟地黄 20g，山茱萸 10g，泽兰 10g，丹皮 10g，石斛 20g，黄精 30g，何首乌 30g，丹参 30g，紫河车 10g，紫石英 30g，车前子（单包）10g。7 剂，水煎服。

十一诊（2013 年 5 月 13 日）：患者近一周仍觉小腹胀，带下黄量多，月经未至，舌淡，苔黄腻，脉沉弦。上方加淫羊藿 15g，巴戟天 10g，补骨脂 15g。7 剂，水煎服。

此后 3 个月来诊，仅守上方出入为治，小腹胀及伴发症状消失，2013 年 6 月 21 日行经一次，量少，色暗，有血块，行经 4 天。后改服补肾调冲汤加减治疗 3 个月经周期，随访至 2014 年 7 月，月经周期正常，4~5 天/30 天，量尚可，色暗，血块少。

按语：韩冰教授认为，气、血、痰三个因素是多囊卵巢综合征征发病的关键。气、血、痰互结，终至"瘀久夹痰，渐成癥瘕"，成为多囊卵巢综合征的基本病机过程。本案中患者肾气虚衰，气虚血阻，津液布化失常，凝聚痰湿，与瘀血交结，血瘀状态是多囊卵巢综合征发病的直接原因，四诊合参，一派肾虚血瘀之象，故治以补肾调冲、活血化瘀、软坚散结之法，酌加化痰渗湿之品，自拟经验效方补肾调冲汤加减，停经治疗非一蹴而就，治疗也应遵循月经周期，本案患者配合度较高，收显效。方中菟丝子、鹿角霜、补骨脂、巴戟天温补肾阳，其中补骨脂为平补肾阴肾阳之佳品；覆盆子补益肾精；丹参、鸡血藤、当归、橘核活血调经；白芍、茯苓、莱菔子养血活血，健脾利水。全方共奏补肾活血之功。

2. 不孕症

李某，女，31 岁，已婚，职员。2012 年 12 月 7 日初诊。

主诉：结婚 3 年，未避孕，未孕。

现病史：患者月经周期尚规律，4～6 天/35～37 天，量多，色鲜红，有血块，伴腰腹痛，末次月经 2012 年 12 月 2 日，现月经第 6 天，未净。近 3 年有正常性生活，未避孕，未受孕，曾就诊于当地医院，爱人精液常规正常，1 年前于外院行输卵管碘油造影术，示双侧输卵管均通畅。随后行 4 次人工授精，均失败。患者体胖，平素腰酸，畏寒，神疲倦怠，带下量多，便溏，纳寐可，小便调。舌质暗红，苔薄白，脉沉细。妇科检查：已婚型外阴，阴道通畅，宫颈光滑，子宫前位，正常大小，质中等，活动，无压痛，双附件未及异常。辅助检查：基础体温呈双相。B 超检查子宫附件未见异常。

月经史：13 岁初潮，周期 4～6 天/35～37 天，量多，色鲜红，有血块。末次月经 2012 年 12 月 2 日，现月经第 6 天，未净。

生育史：26 岁结婚，G_0P_0。

辨证：肾阳虚损，痰湿阻滞。

治法：补肾调冲，化痰助孕。

方药：丹参 30g，赤芍 10g，鸡血藤 30g，桂枝 10g，茯苓 15g，乌药 20g，干姜 6g，乳香、没药各 6g，肉苁蓉 15g，巴戟天 10g，紫石英 30g，橘核 20g，半夏 10g，陈皮 10g，胆南星 10g。7 剂，水煎服。

二诊（2012 年 12 月 14 日）：服药 1 周，月经干净，腰痛明显减轻，接近排卵期，舌质暗红，苔薄白，脉沉细。治以补肾调冲，通络促排。

方药：柴胡 10g，当归 10g，川芎 10g，路路通 10g，丹参 30g，鸡血藤 30g，巴戟天 10g，紫石英 30g，补骨脂 10g，橘核 20g，牛膝 10g，甘草 6g。7 剂，水煎服。

嘱隔日同房。

三诊（2012 年 12 月 21 日）：腰腹疼痛明显好转。舌淡红，苔薄白，脉沉细。治以补肾调冲。

方药：当归 10g，杭白芍 10g，川芎 10g，熟地黄 15g，菟丝子 30g，覆盆子 15g，补骨脂 10g，鹿角霜 15g，紫石英 30g，肉苁蓉 15g，桑寄生 30g，蛇床子 15g。7 剂，水煎服。

四诊（2012 年 12 月 28 日）：患者无不适症状，月经即将来潮，腰酸痛，舌淡，苔白，脉沉细。补肾调冲，活血通经为治，以上方加桃仁 10g，红花 10g。7 剂，水煎服。

五诊（2013 年 1 月 4 日）：月经第 2 天，经量较前增多，腰酸，舌淡，苔白，脉沉细滑，上方加益母草 30g，4 剂，水煎服。

如此调理 2 个月。

十诊（2013 年 4 月 13 日）：患者停经 44 天，诉乏力，腰酸，末次月经 2013 年 3 月 1 日，遂查尿妊娠试验阳性。

2013 年 12 月剖宫产一男婴。

按语：肾藏精，主生殖，冲任又是联系正经与胞宫的直接通道，不孕病因及见症虽多，仍不外虚实两端，虚与实又有兼夹，然不离肾虚冲任失调之基本病机，故治疗上补肾调冲需贯穿始终。患者肾阳不足，故腰酸，畏寒；素体气郁，冲任失调，胞脉瘀阻，血不循经，故见月经量多，色鲜红，有血块，伴腰腹痛。

由此可见，肾虚冲任失调是其不孕发生的根本。方中用巴戟天、肉苁蓉温补肾阳，补肾填精；紫石英温补下元；因患者虽然月经将净，但仍在经期，故用丹参、赤芍药活血化瘀；鸡血藤养血调冲；桂枝、乌药、干姜温通经脉；茯苓健脾补肾，固护正气；乳香、没药通络止痛，通调冲任；橘核通络散结；陈皮、半夏、胆南星健脾化痰。服药后月经干净，腰痛减轻，接近排卵期，又予柴胡、路路通行气通络，促进排卵；当归、川芎、鸡血藤养血调冲；丹参活血化瘀；巴戟天、补骨脂补肾填精；紫石英温补下元，调冲脉；橘核、牛膝活血通络；甘草调和诸药。月经再次来潮后，予四物汤养血调冲，菟丝子、覆盆子等补肾阴，温肾阳，补肾填精，使肾气盛，肾精充，冲任气血调和旺盛，故能受孕。

（六）肾阳虚损，瘀阻冲任、胞宫类病证

子宫内膜异位症

陆某，女，21 岁，未婚，学生。2013 年 10 月 21 日初诊。

主诉：继发性痛经 3 年。

现病史：患者月经规律，4～6 天/30～37 天，量中，色暗，有小血块，无痛经，末次月经 2013 年 10 月 1 日。近 3 年无诱因出现痛经，月经第 1～2 天痛，伴肛门憋坠感，无恶心呕吐，需服用止痛药，月经周期、经期、经量无改变。半年前就诊外院，口服中药治疗 3 个月，痛经缓解，停药后复发。患者平素畏寒，现神疲体倦，头晕耳鸣，面色晦暗，纳寐可，二便调，舌质暗淡，苔白，脉沉弦涩。妇科检查见阴道后穹隆紫蓝色触痛性结节。B 超示子宫及双附件未见明显异常。

月经史：13 岁月经初潮，4～6 天/30～37 天，量中，色暗，有小血块，痛经，末次月经 2013 年 10 月 1 日。

生育史：未婚，有性生活史，G_0P_0。

辨证：肾阳虚损，瘀阻冲任。

治法：补肾调冲，化瘀消癥。

方药：菟丝子 30g，覆盆子 15g，女贞子 15g，补骨脂 15g，巴戟天 10g，淫羊藿 15g，丹参 30g，鸡血藤 30g，鹿角霜 15g，紫石英 30g，鳖甲 15g，皂刺 15g。7 剂，水煎服。

二诊（2013 年 10 月 28 日）：患者即将月经来潮，现腰酸痛，头晕耳鸣，畏寒，纳寐可，二便调，舌质暗淡，苔白，脉沉弦涩。治以补肾活血，化瘀止痛。方药：上方加杜仲 10g，桑寄生 30g，7 剂，水煎服。

三诊（2013 年 11 月 4 日）：月经今日来潮，量中等，痛经（±），腰酸痛，头晕耳鸣、畏寒症状均好转。治以补肾调冲，活血化瘀。

方药：菟丝子 30g，覆盆子 15g，补骨脂 15g，巴戟天 10g，黄精 30g，何首乌 15g，香附 10g，丹参 30g，鸡血藤 30g，月季花 10g，益母草 30g，桂枝 10，红花 10g，紫石英 30g。7 剂，水煎服。

四诊（2013 年 11 月 11 日）：患者月经干净，腰痛缓解，头晕耳鸣、倦怠乏力等不适症状均好转，舌淡红，苔薄白，脉沉细。继予上方去桃仁、红花，加黄芪 30g，党参 15g，鳖甲 15g，皂刺 15g。7 剂，水煎服。

此后继续巩固治疗 2 个月经周期，患者症状均缓解，随访 3 个月经周期无复发。

按语：韩冰教授认为，气、血、痰三个因素是子宫内膜异位症发病的关键，气、血、痰互结，终至"瘀久夹痰，渐成癥瘕"。由于天癸不充，肾精不足，故不荣则痛。肾主月经和生殖，由于异位的子宫内膜受卵巢激素周期性变化的影响，表现的病变以月经病、不孕为主，因此肾虚是显而易见的，再加之异位病灶多在胞脉、子宫，居下焦，病程日久，更伤及肾，出现肾虚血瘀之腰膝酸软、痛经、月经不调、癥瘕、不孕等本虚标实之证。该患者肾阳虚为本，阳气虚无力运血，形成瘀血，日久渐生痰湿，痰湿互结，形成癥瘕，证属肾阳虚损，瘀阻冲任，兼有痰湿瘀滞。方中用淫羊藿、巴戟天、覆盆子、补骨脂、菟丝子、女贞子等补肾之品，调补冲任，丹参、鸡血藤补血活血，鳖甲、皂刺软坚散结，诸药合用，共达补肾调冲，活血化瘀之功。

（七）肾阴阳两虚，冲脉虚损类病证

卵巢早衰

吴某，女，37 岁，已婚，干部。2013 年 8 月 3 日初诊。

主诉：停经 8 个月余。

现病史：患者既往月经 7～8 天/20～22 天，量多，经色时暗时鲜，末次月经 2013 年 1 月，伴头晕耳鸣，周身乏力。8 个月前无明显诱因月经停闭，3 个月内未予治疗，之后自服乌鸡白凤丸、调经丸 2 个月，月经仍未潮。患者现面色晦暗，小腹隐痛，腰酸痛，头晕耳鸣，带下量少，阴道干涩，性欲减退，纳少，夜寐欠安，小便略频，大便调，舌淡暗，苔薄白，脉沉细弱。妇科检查：已婚型外阴，阴道通畅，宫颈光滑，子宫前位，正常大小，质中等，活动，无压痛，双附件未及异常。B 超示子宫内膜厚1.0cm，双附件区未见异常。血 HCG 10mU/mL。性六项：FSH43mU/mL，LH 31mU/mL，E_2 12.5pg/mL，T、P、PRL 均在正常参考值范围内。甲状腺功能正常。

月经史：16 岁初潮，7～8 天/20～22 天，量多，经色时暗时鲜，末次月经 2013 年 1 月。

生育史：27 岁结婚，G_2P_1，7 年前剖宫产一女婴，8 年前人工流产 1 次，工具避孕。

辨证：肾阴阳两虚，冲脉虚损。

治法：补肾调冲。

方药：补骨脂 10g，紫河车 10g，黄精 30g，何首乌 30g，当归 10g，川芎 10g，熟地黄 20g，山茱萸 10g，巴戟天 10g，杜仲 10g，枳实 10g，川牛膝 10g。7 剂，水煎服。

二诊（2013 年 8 月 10 日）：患者服上方后阴道干涩显著减轻，小腹隐痛，腰酸痛减轻，纳谷转常。唯月经未潮，疲乏无力，夜寐欠安，舌淡暗，苔薄白，脉沉细。继用补肾调冲之法。上方加香附 6g，14 剂，水煎服。

三诊（2013 年 8 月 24 日）：服药 13 剂后月经来潮，持续 6 天始净，量稍少。原方加益母草。

服药 6 个月，经水每月届期而至。

按语：本案属卵巢早衰，治疗以恢复正常月经为目的。患者既往月经周期短，月经量多，时而大下，继之闭经，下血久之，必久病及肾，肾气虚，精不化血则血虚。肾气盛，肾的阴阳平衡，天癸才能泌至，冲任二脉才能通盛，经血方能注入胞宫成为月经。肾气虚，则天癸衰少，冲任亏虚，血海空虚，无血可下，因而闭经。故治疗以补肾调冲为立法，以补肾调冲方为主加减。补肾调冲方立意：平补肾气、滋阴扶阳、调理冲任、理气养血。补肾之法，既要注意滋补肾阴，又要注重温补肾阳。本例有阴道干涩，性欲减退，面色晦暗，舌淡暗，属肾气虚中偏肾阳虚，用补骨脂、紫河车、熟地黄、山茱萸、巴戟天、杜仲温补肾阳以填精；取当归、川芎调补冲任以活血；川牛膝补肾活血；枳实理气行气，取气行血行之意。二诊加香附少量，有少佐疏肝、气中血药之意。

第二节　益气固冲法

益气固冲法是通过健脾气、补肾气等方法固摄冲任，治疗脾虚不摄、肾虚不固所致疾病，如月经先期、月经过多、产后恶露不尽、崩漏等病证的治疗。

一、病因病机

冲脉起于胞中，与脾、肾之经脉连属，有调节诸经气血的作用。脾之统血，肾之封藏功能正常，则冲脉气血调和，如脾虚失摄，肾虚失于封藏，则冲任不固，致胞宫藏泻无度。因此，气虚致冲任不固涉及病变脏腑为脾肾和胞宫。

育龄期女性的社会责任及家庭负担沉重，或产后过早操劳，或工作过度劳累，思虑不解，均可损伤脾气，致使冲任不固，脾不统血；或先天肾气不足，或久病伤肾，或七七之年肾气渐衰，天癸渐竭；或房劳多产损伤肾气，致肾封藏失司，冲任不固，血行失制。以上原因均可导致产后恶露不绝、月经先期、月经过多、经期延长的发生。如治疗不当，迁延日久，可致崩漏。

二、疾病及其辨证

本类病证以脾气虚和肾气虚相关临床表现为主要特征，临证见脾肾气虚同时存在亦不少见。辨证特别注意，脾气虚证，出血多，色淡，伴见脾虚所致全身症状表现，如神疲肢倦，气短懒言等，症见月经周期提前，经量增多，经行时间延长，或淋沥不尽，日久见经乱无期，色淡红，质清稀，神疲肢倦，气短懒言，小腹空坠，食少，大便稀溏，舌淡红，苔薄白，脉细弱。肾气虚证，多病程久，出血或多或少，色暗淡，伴见肾虚所致全身症状表现，如腰膝酸软，头晕耳鸣，面色晦暗等，症见月经周期提前，出血多或少，反复发作，色淡暗，质清稀，腰膝酸软，头晕耳鸣，面色晦暗，或有暗斑，舌暗淡，苔白，脉沉细。

三、用药经验

韩冰教授以固冲汤加减，治疗脾肾气虚，冲脉不固之崩漏、月经过多等病证。临床应用以出血量多，色淡质稀，腰膝酸软，舌淡，脉沉细弱为辨证要点。其组成主要有：白术、生黄芪、茜草、煅龙骨、煅牡蛎、山萸肉、白芍、海螵蛸、棕榈炭、五倍子。张锡纯言，该方"治妇女血崩"。全方具有较好的益气固冲，收敛止血功效。方中以黄芪、白术益气健脾，固冲摄血，为主药，冲脉不固，每与肝肾不足关系密切，故复以山萸肉、白芍补益肝肾，并敛阴养血，佐以龙骨、牡蛎、海螵蛸收涩止血，止血以防留瘀，故使以少量活血祛瘀的茜草根，使血止而无留瘀之弊。故该方具有补而不腻（白术配黄芪），温而不燥（黄芪的甘温有茜草、白芍抑制），涩而不滞（大量的收敛止血药里配茜草行血化瘀），肝肾同补（山萸肉补肝肾，白芍养血柔肝），脾肾相益（黄芪、白术配山萸肉）的特点。如脾肾气虚偏肾虚者，加熟地黄、菟丝子、续断、桑寄生补肾固冲；如出血量多，或经血淋沥，常用蒲黄炭、艾炭、炮姜炭温经固涩止血；如兼见血瘀者，常用花蕊石、炒蒲黄、小蓟、麦芽炭、三七止血而不留瘀，此外，麦芽炭醒脾和胃，补而不滞。

四、古籍记载

《临证指南医案》提出调经当重视心、脾、肾三脏及冲脉。其曰："月经之本，所重在冲脉，所重在胃气，所重在心脾生化之源耳，心主血，脾统血，肝藏血，凡伤心伤脾伤肝者，均能为经脉之病。"其又提出脾（胃）虚、冲任不固为崩漏重要的发病机制，曰："崩漏两年，先有带下，始而半月发病，今夏季，每交申酉，其漏必至，思下午为阳中之阴，阴虚阳动，冲脉任脉皆动，下无提防约束，夫奇经，肝肾主司为多，而冲脉隶于阳明，阳明久虚，脉不固摄，有开无阖矣。"绝经前后见崩漏，原因与孕产数伤冲任有关。其曰："产育频多，冲任脉虚，天癸当止之年，有紫黑血如豚肝，暴下之后，黄水绵绵不断，三年来所服归脾益气，但调脾胃补虚，未尝齿及奇经为病，论女科冲脉即是血海，今紫黑成块，几月一下，必积贮之血，久而瘀浊，有不得不下之理，此属奇经络病，与脏腑无异，考古云，久崩久带，宜清宜通，仿此为法。"

《女科要旨》曰："妇人冲任二脉，为经脉之海，外循经络，内荣脏腑。若阴阳和平，则经下根据时；如劳伤不能约制，忽然暴下，甚则昏闷。若寸脉微迟，为寒在上焦，则吐血、衄血；尺脉微迟，为寒在下焦，则崩血、便血。法当调补脾胃为主。修园按：理中汤为要药。"《景岳全书》曰："凡欲念不遂，沉思积郁，心脾气结，致伤冲任之源，而肾气日消，轻则或早或迟，重则渐成枯闭，此宜兼治心脾肾，以逍遥饮、秘元煎之类主之。若或欲火炽盛，以致真阴日溃者，宜保阴煎、滋阴八味丸之类主之。若房室纵肆不慎者，必伤冲任之流，而肾气不守，治须扃固命门，宜固阴煎、秘元煎之类主之。"

五、现代研究

益气固冲法治疗脾肾气虚，冲任不固所致崩漏、月经过多、经期延长、产后恶露不尽等出血异常疾患，标本兼治，疗效显著。常用药有白术、生黄芪、茜草、煅龙骨、煅牡蛎、山萸肉、白芍、海螵蛸、棕榈炭、五倍子等。研究表明，应用益气固冲法治疗后可使月经过多患者月经第 2 天子宫内膜生长因子、血管内皮生长因子表达升高，从而促进子宫内膜和血管再生，有利于创面修复而达到止血目的，还可促进凝血机制，达到止血作用。茜草、棕榈炭可明显对抗二甲苯所致小鼠耳郭肿胀，起到抗炎作用，还可缩短小鼠的出血及凝血时间。白芍能促使幼鼠子宫系数增加，有植物雌激素样作用。黄芪可激活含有雌激素受体配体结合域的哺乳动物细胞的雌激素受体，具有雌激素样作用，发挥止血功能。在家兔耳动脉血体外凝血时间测定实验中，海螵蛸可缩短开始凝血时间，延长持续凝血时间，家兔离体断肢止血实验中，海螵蛸可使断端射血量减少。

六、验案举隅

（一）崩漏

武某，女，26 岁，未婚，会计。2012 年 7 月 16 日初诊。

主诉：阴道淋沥出血 20 天。

现病史：患者既往月经正常，2 月前因过度劳累出现月经紊乱，20 天前阴道出血，量时多时少，色淡红，质稀，至今未尽，劳累后出血增多。曾自行口服葆宫止血颗粒、宫血宁等止血药，效果不佳。昨日就诊外院，建议行诊断性刮宫术，患者拒绝。现阴道出血少于月经量，神疲体倦，纳食尚可，二便正常，舌淡胖，苔薄白，脉弦细。妇科检查：已婚型外阴，阴道通畅，有血，宫颈光滑，子宫及双附件区未及异常。辅助检查：B 超检查子宫附件未见异常，内膜厚 0.7cm。血常规：Hb 103g/L。基础体温呈单相。

月经史：14 岁初潮，既往月经 4~5 天/28~30 天，量中等，色淡红。末次月经 2012 年 6 月 28 日。

生育史：未婚，有性生活史，G_0P_0。

辨证：脾气虚弱，冲任不固。

治法：健脾益气，固冲止血。

方药：黄芪 30g，党参 20g，升麻 6g，白术 15g，仙鹤草 30g，藕节炭 15g，煅牡蛎 15g，白芍 15g，三七（冲服）3g，乌贼骨 15g，桑寄生 30g，蒲黄炭 15g。7 剂，水煎服。

二诊（2012 年 7 月 23 日）：服用上方 2 天后血止，仍神疲体倦，舌淡胖，苔薄白，脉弦细。治以健脾补肾，调理冲任。

方药：黄芪 30g，党参 20g，白术 15g，白芍 15g，茯苓 10g，阿胶（烊化）10g，熟地黄 15g，当归 10g，女贞子 15g，枸杞子 15g，桑寄生 30g，炙甘草 6g。7 剂，水煎服。

三诊（2012 年 7 月 30 日）：患者昨日月经来潮，现经量稍多，色淡，舌淡红，苔薄白，脉弦。予以健脾益气，理气固冲。上方去升麻、藕节炭、煅牡蛎，加牛膝 10g，益母草 30g，当归 10g。7 剂，水煎服。

患者经行 7 日止，以上法调理 3 个月经周期而愈。

按语：本例患者脾虚为其根本，日久影响冲任二脉，使冲任二脉失于调养。肝藏血，脾统血，患者因劳累过度损伤脾气，脾虚血失统摄，故见出血而致崩漏。辨证为脾虚不统血，因此用固冲汤加减，健脾益气，固冲止血，收到好的疗效。治疗应根据不同病因，或健脾益气养血，或补益肝肾，调理善后，以培补冲任，使月经周期和经量恢复常度。

方中黄芪、党参、白术、白芍、升麻健脾益气，仙鹤草、藕节炭、三七、乌贼骨、煅牡蛎固冲止血，加桑寄生之意是恐其出血日久伤肾，以固其本，加蒲黄炭之意为防止止血而留瘀。全方配伍使气血冲任调和，月事恢复正常。

（二）月经先期

李某，女，36岁，已婚，职员。2013年10月5日初诊。

主诉：月经周期缩短2年。

现病史：2年前患者人工流产后月经周期由30天缩短至20～21天，经量增多，色淡，质稀，神疲乏力，头晕气短，腰膝酸软，下腹空坠，纳少便溏，夜尿频多，舌暗淡，苔薄白，脉沉细。妇科检查：已婚型外阴，阴道通畅，宫颈光滑，子宫及双附件区未及异常。辅助检查：基础体温呈双相，但黄体期少于12天。B超检查子宫附件未见异常。诊断性刮宫病理示子宫内膜呈分泌不足反应。

月经史：14岁初潮，月经4～5天/20～21天，量较多，色淡，质稀，末次月经：2013年9月18日。

生育史：30岁结婚，G_3P_1，4年前足月顺产一男婴，产后半年药物流产1次，2年前人工流产1次。

辨证：脾肾两虚，冲任不固。

治法：健脾补肾，益气固冲。

方药：黄芪30g，茯苓10g，菟丝子30g，补骨脂10g，白芍10g，白术10g，山药10g，杜仲10g，续断15g，桑寄生30g，鹿角霜15g，党参15g，甘草6g。7剂，水煎服。

二诊（2013 年 10 月 12 日）：前日患者月经来潮，现经量多，色暗淡，气短乏力，腹坠腰酸，纳少便溏，舌暗淡，苔薄白，脉沉。以健脾补肾，固冲止血为治法。

方药：黄芪 30g，党参 15g，炒白术 15g，鹿角霜 15g，菟丝子 30g，补骨脂 10g，续断 15g，桑寄生 30g，乌贼骨 10g，炮姜炭 9g，艾叶炭 6g，麦芽炭 30g，炙甘草 6g。7 剂，水煎服。

患者服药后经量较前略减少。此后每次月经前 1 周依上法治疗，经间期予补肾调冲颗粒调服，治疗 2 个月经周期。

十一诊（2013 年 12 月 10 日）：患者服药后月经周期为 26 ～ 28 天，经量中等，末次月经：2013 年 12 月 4 日。全身症状均好转，舌淡红，苔薄白，脉沉细。予补肾调冲颗粒调服，随访 3 个月，月经周期、经期、经量均正常。

按语：患者平素脾胃虚弱，生化之源不足，多次流产，损伤肾气，冲任亏虚，脾失统摄，肾失封藏，冲任不固，统摄无权，不能固摄，导致血海蓄溢失常，而至月经先期。治疗在出血期宜健脾益气，固冲止血，减少出血量，服药应在经前 1 周，经期宜健脾补肾，培补冲任。

方中黄芪、党参益气为君，甘草、白术、茯苓补中健脾；菟丝子、补骨脂、杜仲、续断、桑寄生温肾阳，益肾阴；鹿角霜益肾助阳暖宫，收敛止血；乌贼骨、炮姜炭、艾叶炭、麦芽炭固摄止血。全方共奏健脾补肾，益气摄血，调摄冲任之功。

（三）产后恶露不尽

郝某，女，27 岁，营业员。2013 年 6 月 3 日初诊。

主诉：产后恶露淋沥 50 天未止。

现病史：患者于 50 天前足月顺产一女婴，生产时出血 400mL，产后恶露淋沥不止，开始量多，现量减少，色淡，神疲乏力，关节酸痛，面色㿠白，少气懒言，乳汁量少质稀，舌质淡，苔薄白，脉缓弱。妇科检查：已婚经产型外阴，阴道通畅，少量血，宫颈光滑，子宫质软，无压痛，双附件区未及异常。血常规示 Hb 100g/L。B 超检查子宫附件未见异常，子宫大小 5.7cm×5.1cm×4.1cm，子宫内膜厚 0.5cm。

孕产史：G_2P_1，3 年前人工流产，50 天前足月顺产一女婴。

辨证：脾肾气虚，冲任不固。

治法：健脾补肾，固冲止血。

方药：黄芪 30g，太子参 30g，山药 10g，菟丝子 30g，益母草 30g，蒲黄炭 15g，艾叶炭 6g，续断 10g。5 剂，水煎服。

二诊（2013 年 6 月 8 日）：服上药 4 剂后，阴道出血止，偶有头晕、乏力，乳汁量少，舌质淡，苔薄白，脉细。加强益气养血，滋阴清热之力。

方药：黄芪 30g，太子参 30g，白术 10g，当归 10g，白芍 20g，生地黄 20g，续断 10g，桑寄生 30g，陈皮 10g，黄芩炭 10g，甘草 6g。5 剂，水煎服。

三诊（2013 年 6 月 13 日）：患者无阴道出血，乳汁较前增多，全身症状均明显好转，舌淡红，苔薄白，脉沉细。继续服用上方 4 剂。

随访 1 个月再无阴道出血。

按语：胎儿娩出后，胞宫内的余血和浊液中医称为恶露。正常情况下，产后 20 天内，恶露即可排除干净，但如果超过这段时间仍淋沥不绝，即为恶露不尽。

本案患者因产时耗气伤津，正气虚弱，以致冲任不固，摄血无权，故产后恶露淋沥不尽，色淡。产后有三审，其中之"一审"即为审乳汁的行与不行及饮食多少，以查胃气强弱。本患者乳汁量少质稀，表明其脾胃气虚不健。针对产后病的治疗，临证时既不可仅顾及"产后多虚"之特点，概以大补为治，亦不能不考虑"产后多瘀"，而见邪则去，不顾正气，虚与瘀当有所侧重，此患者以虚为主。

方中用黄芪、太子参、山药补气健脾；菟丝子、续断补益肾气，脾肾双补，则本固气充，统摄有力；另用益母草祛瘀生新，促进子宫收缩；蒲黄炭、艾叶炭活血止血；黄芩炭清热凉血止血，防补药过于温热，有反佐之功。药用4剂，恶露即止，实因辨证用药适宜所致。血止后，考虑其血虚日久，易化热生瘀，故在健脾补肾基础上，加上当归、白芍、生地黄等养阴血，清虚热，祛瘀血，以防日后变生他病，有扶正固本，未病先防之意。

（四）经期延长

任某，女，28岁，已婚，职员。2011年12月5日初诊。

主诉：经期延长半年。

现病史：患者既往月经规律，5~7天/30~35天，量中，半年前上环后经期延长至8~12天，平均出血持续10天左右，经量少，色暗淡，1个月前取环，经期仍持续10天，腰酸腿软，四肢不温，舌淡，苔薄白，脉沉迟。妇科检查：已婚型外阴，阴道通畅，宫颈光滑，子宫及双附件区未及异常。P 0.42ng/mL。妇科B超：子宫内膜厚度1.0cm。基础体温呈双相，但下降缓慢。

月经史：12岁初潮，5~12天/30~35天，量中，无痛经。末次月经2011年11月20日。

孕产史：G_1P_1，半年前放置节育器避孕，1个月前取出。

辨证：脾肾亏虚，冲任不固。

治法：补肾健脾，益气固冲。

方药：熟地黄30g，当归20g，白芍10g，黄精30g，首乌

30g，杜仲 10g，寄生 30g，淫羊藿 15g，仙茅 10g，鹿角霜 15，紫石英 30g，橘核 20g，黄芪 30g，太子参 15g。7 剂，水煎服。

二诊（2011 年 12 月 12 日）：服前方后患者自觉腰酸症状较前减轻，手足渐温，舌淡，苔薄白，六部脉沉细无力。治宜健脾益气，补肾填精，固摄冲任。

方药：熟地黄 40g，当归 20g，白芍 10g，黄精 30g，首乌 30g，杜仲 10g，寄生 30g，淫羊藿 15g，仙茅 10g，鹿角霜 15，紫石英 30g，橘核 20g，黄芪 30g，太子参 15g，白术 15g。7 剂，水煎服。

三诊（2011 年 12 月 19 日）：患者月经即将来潮，近日自觉小腹冷痛，舌淡，苔白，脉弦细滑，故予温肾养血，活血调经之中药。

方药：菟丝子 30g，覆盆子 15g，补骨脂 15g，巴戟天 10g，熟地黄 20g，当归 10g，白芍 10g，山茱萸 10g，淫羊藿 15g，石斛 20g，黄精 30g，甘草 6g。7 剂，水煎服。

服用上方 3 天后月经来潮，8 天血止，经量较前减少，效不更方，上方加减治疗 3 个月后，月经 5～7 天净，经量较前增多，量中等，色红，手足渐温，腰酸症状消失。

按语：经期延长的发病机理多为气血冲任失约；或热扰冲任，血海不宁；或瘀阻冲任，血不循经。临床常见气虚、血热、血瘀等。本例患者经期延长，经量少，色淡，腰酸，四肢不温，为脾肾虚衰，固摄失司，不能制约经血所致，临证治疗重在缩短经期，以补肾健脾、益气固冲为主进行加减。方中以四物汤加减合以菟丝子、覆盆子、女贞子、旱莲草等补肾填精，加以丹参、鸡血藤、紫石英活血养血，全方益气不忘理气，补血兼顾活血，使气充血调，经期自可如常。

第三节 安冲止血法

安冲止血法是通过健脾益气、疏肝理气的方法使冲脉气血调和的一种治法，主要用于治疗肝郁脾虚，冲任失固所致的经断复来。

一、病因病机

老年妇女经历经孕胎产各阶段后阴血数伤，如绝经前后曾暴崩，或漏下不止，致肝脾肾三脏虚甚。天癸竭，冲脉衰，地道闭塞，月经绝后，步入老年期，阴虚益甚，相火妄动，若加之饮食失宜，忧郁过度，或思虑劳倦，耗伤脾气，中气不足，脾失统摄，冲任失固，致经断复来。

二、疾病及其辨证

本病主要表现为经断后阴道出血。结合出血的量、色、质，出血时间，患者的年龄、体质、舌脉及全身症状进行综合分析。一般血色淡，质稀多属气虚；血色鲜红或深红，质黏多属阴虚；血色红，质黏伴带下色黄、有味多属湿热；血色暗，夹有杂色带下、恶臭，多属湿毒。兼症见神疲乏力，情志抑郁，脉弦无力者，多病在肝、脾；腰膝酸软，五心烦热，脉细数者，病在肾；外阴瘙痒，口苦咽干，舌质红，苔黄腻者，多因湿热。此外，出血年龄愈大，出血时间愈长，反复发作，伴下腹部肿块、低热等，须排除恶变可能。

安冲止血法适于脾虚肝郁，冲脉失固所致经断复来的治疗。

临床典型症状为经断后阴道出血，量少，色淡，质稀，气短懒言，神疲乏力，纳谷不馨，胸胁胀满，舌淡，苔白，脉弦无力。

三、用药经验

临床常用安老汤加减，方出自《傅青主女科》，是治疗老年经水忽然又来，或下紫血块，或如血淋，或崩，或淋沥不断的有效方剂。药物组成：党参、黄芪、白术、熟地黄、山茱萸、当归、阿胶、香附、木耳炭、黑荆芥穗、甘草。若腰膝酸软者加杜仲、续断，若胸胁乳房胀痛者加金铃子、陈皮，若量多如崩，杂见五色，兼见脏腑败气，此乃"内溃五色有脏气，时下而多命必倾"，应考虑是否为癌症，且预后多不良。

四、古籍记载

古医籍中对经断复来的病因病机、临床表现及治疗均有记载。《女科百问·第十一问》曰："妇人卦数已尽，经水当止，而复行者，何也？此乃七七则卦数已终……或劳伤过度，喜怒不时，经脉虚衰之余，又为邪气攻冲，所以当止而不止也。"这说明经断复来与过劳和情志不遂有关。《傅青主女科·调经》中云："妇人有年五十外，或六七十岁，忽然行经者，或下紫血块，或如红血淋，人或谓老妇行经，是还少之象，谁知识血崩之渐乎……乃肝不藏，脾之不统之故也。"

五、现代研究

韩冰教授针对脾失所统，肝失所藏，冲任失固所导致的经断后阴道出血，应用安老汤安冲止血，随症加减，常用药物有党参、黄芪、白术、熟地黄、山茱萸、当归、阿胶、香附、木耳炭、黑荆芥穗、甘草等。研究表明，熟地黄、当归等中药可促使幼鼠子宫增重，具有植物雌激素样作用。黄芪可缩短昆明种小白鼠的凝血酶原时间及部分凝血活酶时间，增加纤维蛋白原，从而发挥止血作用。阿胶溶液口服给药后能够显著缩短家兔血液在体外的凝血时间，还能治疗失血性贫血。阿胶对环磷酰胺引起的小鼠白细胞减少、网织红细胞减少均有明显升高作用，提示该药对骨髓造血系统的造血功能有促进和保护作用。香附挥发油有轻度雌激素样活性，皮下注射或阴道内给药，可出现阴道上皮细胞完全角质化。荆芥炭脂溶性提取物有显著止血作用，可显著缩短实验小鼠的出血时间和凝血时间，具有体内抗肝素作用，且不致引起弥漫性血管内凝血。

在诊断及治疗经断复来疾病时，一定要排除恶性病证，因此宫腔镜检查及诊断性刮宫术就尤为重要。长期以来，对绝经后子宫出血的西医诊断手段首选诊刮，并强调分段诊刮的重要性，同时送病理检查。但分段诊刮为盲目性操作，对一些子宫内膜小息肉或位于宫角部位的病变可能漏诊，也可能因刮出的组织过少不足以进行病理检查，同时单纯刮宫术对部分绝经后出血不能解释其出血原因，因此，宫腔镜检查的重要作用及优越性日益凸显出来。宋殿荣教授带领研究团队，提出宫腔镜技术能够提高临床治疗的安全性，对中医辨证客观化也有重要意义和参考价值。中医辨证与观镜相结合是一种新中西医结合检查治疗手段。同时也可以为传统中医所接受，因为宫腔镜是直视下的检查，可视为中医望诊的延续。

六、验案举隅

经断复来

刘某，女，63 岁，已婚，退休。2013 年 5 月 10 日初诊。

主诉：绝经 10 年，阴道少量出血 7 天。

现病史：患者绝经 10 年，7 天前无诱因阴道少量出血，无阴道排液，至今未净，3 天前就诊于当地医院。查 B 超示老年子宫，条形内膜厚 0.3cm。宫颈刮片示未见恶性细胞和上皮内恶变细胞。予口服葆宫止血颗粒，每次 1 袋，每天 2 次，服 3 天，阴道出血未净。遂就诊于我院门诊，现阴道少量出血，色淡红，质稀，无腹痛，神疲体倦，腰膝酸软，纳寐尚可，二便正常，舌淡红，苔薄白，脉沉细。妇科检查（消毒后）：老年型外阴，阴道通畅，黏膜萎缩，少许血，宫颈萎缩，子宫萎缩，无压痛，双附件未及明显异常。

辅助检查：当地医院 B 超示老年子宫，条形内膜厚 0.3cm。宫颈刮片示未见恶性细胞和上皮内恶变细胞。我院查血常规：WBC 6.32×10^9/L，N% 48.6%，Hb 121g/L。宫腔镜检查示子宫内膜薄，宫腔后壁可见一小息肉，丝状，行诊刮术，未刮出明显组织物，行宫腔涂片送病理回报示未见恶性细胞。

月经史：17 岁初潮，6 天/32 天，量中等，无痛经，绝经前崩漏病史半年，中药治疗后痊愈，10 年前绝经，近 7 天阴道少量出血。

生育史：G_2P_1，40 年前顺产一男婴，41 年前人工流产 1 次，术后上环，12 年前取出。

辨证：脾肾两虚证。

治法：健脾益肾，安冲止血。

方药：党参 15g，黄芪 30g，白术 10g，熟地黄 15g，山茱萸 10g，当归 10g，阿胶（烊化）10g，香附 15g，棕榈炭 15g，艾叶炭 15g，杜仲 10g，补骨脂 10g，甘草 6g。4 剂，水煎服。

二诊（2013 年 5 月 14 日）：服用上方 4 剂后，仍有阴道少量出血，量较前减少，色淡质稀，神疲乏力、腰膝酸软较前好转，舌淡红，苔薄白，脉沉细。继守上方加蒲黄炭 15g，黑荆芥穗 15g，续断 10g。4 剂，水煎服。

三诊（2013 年 5 月 18 日）：服用上方 4 剂后，阴道出血已净，但仍腰膝酸软，舌淡红，苔薄白，脉沉细。以健脾补肾益气为治。

方药：党参 15g，黄芪 30g，白术 10g，熟地黄 15g，山茱萸 10g，当归 10g，阿胶（烊化）10g，杜仲 10g，补骨脂 10g，续断 10g，太子参 15g，何首乌 15g。7 剂，水煎服。

四诊（2013 年 5 月 25 日）：7 剂尽服，服药平和，患者无明显不适，血已净，余诸症均无。复查宫腔镜示内膜薄，未见占位。继服上药 10 余剂，巩固治疗，随访至今未再见阴道出血。

按语：本案属脾肾虚弱之经断复来，治疗前应辨明虚、实、善、恶，以免贻误病情。安老汤为治疗经断复来的典型方药，健脾益气，滋肾养阴。方中党参、白术健脾益气，黄芪补益中气，升清阳，熟地黄、山茱萸、当归滋补阴血，阿胶固冲止血，香附疏肝理气，棕榈炭、艾叶炭固涩止血，杜仲、补骨脂补肾健腰，甘草调和诸药。全方使脾气充，冲气鼓舞，肾阴足，冲脉得养，巧妙应用止血药，使止血不留瘀，常用蒲黄炭、艾叶炭等。

第四节　清热凉血，调经固冲法

清热凉血，调经固冲法是通过滋阴清热、疏肝理气、固冲调经等方法使冲脉阴阳气血调畅，用于治疗阳盛血热，阴虚血热，肝郁化火，扰动冲任，迫血妄行所引起的月经先期、月经过多、经期延长、崩漏等病证。

一、病因病机

"女子以血为本，以血为用"，其经、孕、胎、产、乳数耗阴血，往往阴血偏虚而生内热，或外感温热之邪伏于冲任，或素体阳盛，肝郁化火，扰动血海，致经血妄行，故阴虚、肝郁导致血热，热扰冲任，冲任失固，经血妄行为本病发病的根本病机。

二、疾病及其辨证

本类病证辨证先辨虚实，再根据出血发生及持续的时间、量、色、质判断血热的程度。如实热证类多为肝经郁热，或外感热邪，或过食辛辣燥动之品，扰动血海，冲任不固，致月经先期、月经过多，症见月经先期而至，量多，色深红或紫红，质黏稠，或伴心烦，面红口干，小便色黄，大便秘结，舌红，苔黄，脉数或滑数。

虚热证类多素体阴虚，或由实热未控，进一步热伤阴血所致，如月经先期、经期延长、崩漏等，症见月经先期而至，或经来无定，量少或量多，量少而淋沥不尽，量多而来势汹汹，色红，质黏稠，或伴两颧潮红，手足心热，咽干口燥，舌红，少苔，脉细数。

由于血热之程度不同，导致的疾病表现各异。如热扰冲任，血海不宁则致月经先期；血热，迫血妄行，冲任不固则致月经过多或经期延长；血热，血海沸腾，经血失约致崩漏；火性炎上，热伏冲脉，扰动血海，逆气里急则见吐血、衄血。

如伴心烦，面红口干，小便短黄，大便燥结，舌质红，苔黄，脉数或滑数，为阳盛血热证；如伴少腹胀痛，或胸闷胁胀，或乳房胀痛，或烦躁易怒，口苦咽干，舌红，苔薄黄，脉弦数，为肝郁血热证；如伴两颧潮红，手足心热，咽干口燥，舌质红，苔少，脉细数，为阴虚血热证。

三、用药经验

阳盛血热常用清经散清热凉血调经；肝郁血热者用丹栀逍遥散加减，疏肝清热，凉血调经；对阴虚血热者常用左归丸、二至丸等滋阴清热，固冲止血调经。随证常用药物组成有：肝郁化火常用柴胡、青皮、牡丹皮、栀子疏肝解郁清热。肝郁气滞常用川楝子、路路通、郁金疏肝理气，配和当归、白芍养血柔肝。阴虚有热常用生地黄、地骨皮、玄参、青蒿滋阴清热，配合龟甲育阴潜阳以固冲。出血多者用茜草、川军炭、小蓟凉血止血。

生地味甘苦寒，其凉血止血作用较佳，为清热凉血之要药；地骨皮味甘寒，甘寒清润而入血分，既善于清肝肾虚热，又善于治血热出血；玄参甘苦咸寒，清热凉血滋阴；白芍味苦酸微寒，养血敛阴；麦冬甘微苦微寒，养阴清热之效较好，为治疗阴虚有热之要药；女贞子甘苦凉，滋肾养肝；旱莲草甘酸寒，养阴益精，凉血止血，补肝肾养阴血而不滋腻。

四、古籍记载

古代医家从血热扰动冲任立论治疗月经病积累了丰富经验。《丹溪心法》明确说："经水不及期而来者，血热也。"《医宗金鉴》则根据血的色质提出："经水过多，清稀浅红乃气虚不能摄血，稠黏深红为热盛有余。"《女科证治·调经》谓："经来十日半月不止乃血热妄行也，当审其妇曾吃椒姜热物过度。"《傅青主女科》记载，"血海者，冲脉也，冲脉太寒而血即亏，冲脉太热而血即沸""先期而来多者，火热而水有余也""妇人有先期经来者，其经甚多，人以为血热之极也，谁知是肾中水火太旺乎！夫火太旺则血热，水太旺则血多，此有余之病，非不足之证也，似宜不药有喜。但过于有余，则子宫太热，亦难受孕，更恐有铄干男精之虑，过者损之，谓非既济之道乎！然而火不可任其有余，而水断不可使之不足。治之法但少清其热，不必泄其水也。方用清经散"。

五、现代研究

对阴虚血热、热扰冲任、迫血妄行所引起的月经病，治以清热凉血、调经固冲法，临床常用药物有生地黄、地骨皮、玄参、白芍、阿胶、麦冬、女贞子、旱莲草等，多有促凝血，促进子宫收缩作用。现代研究表明，阿胶能使末梢血中血小板数增多，具有促进凝血的作用。以阿胶为主的复合方剂给大鼠连续口服1个月后，大鼠血中血小板计数明显增多，凝血时间明显缩短。钙离子是参与凝血过程的重要成分，阿胶能改善体内钙的平衡，促进钙的吸收，使血清钙增高，从而发挥促进凝血的作用。地骨皮能明显诱导子宫增重，且地骨皮具有植物雌激素样作用，能显著兴奋小鼠的离体子宫。女贞子、旱莲草提取物，能使组织表皮蛋白凝固，形成沉淀膜，以减少分泌，保护伤口，防止感染，同时又可促使血管收缩，起到局部止血作用。

六、验案举隅

（一）月经过多

孙某，女，45 岁，已婚，自由职业。2012 年 7 月 29 日初诊。

主诉：月经量多半年。

现病史：患者半年前曾行人工流产术，术后曾发热数日，阴道出血淋沥半月余方止。其后月经量明显增多，色鲜红，质稠，伴口渴咽干，心烦，小便黄，大便干，舌红少苔，脉细数。妇科检查：已婚型外阴，阴道通畅，宫颈光滑，子宫及双附件未及异常。B 超检查：子宫及双附件未见异常。基础体温呈双相。

月经史：月经 5～7 天/30～32 天，量多，色鲜红，无痛经，末次月经 2012 年 7 月 2 日。

孕产史：G_3P_1，末次人工流产于半年前。

辨证：阴虚血热，冲任不固。

治法：滋阴凉血，调经固冲。

方药：生地黄 20g，地骨皮 15g，玄参 30g，麦冬 15g，女贞子 15g，旱莲草 15g，白芍 15g，阿胶（烊化）10g，仙鹤草 10g，茜草 10g，丹参 30g。7 剂，水煎服。

二诊（2012 年 8 月 5 日）：患者前日月经来潮，经量较前略减，现经血色红，质稠，小腹隐痛，心烦易怒，口干，乳胀，舌红少苔，脉弦细数。于上方中加入三七（冲服）3g，当归 10g，龟甲 15g。4 剂，水煎服。

三诊（2012 年 8 月 10 日）：患者现月经已净，头晕，口干，腰酸，舌红苔少，脉细。治以清热滋阴，补肾固冲。

方药：菟丝子 30g，女贞子 15g，旱莲草 15g，生地黄 20g，地骨皮 15g，川续断 15g，桑寄生 30g，黄芪 15g，当归 10g，白芍 10g，黄芩炭 10g，黄连 10g，阿胶（烊化）10g。7 剂，水煎服。

此后按照上方调理 3 个月，经量较前明显减少。

按语：患者流产术后，阴血亏虚，失于调摄，外感热邪，余热未尽，热扰冲任，则月经量多。血为热灼，则色红而质稠；热扰心神，见心烦；伤津耗液，见口渴咽干，尿黄便干；舌红少苔，脉细数是阴亏内热之象。《证治准绳·女科》指出："经水过多，为虚热，为气虚不能摄血。"故临床月经过多者多见虚热而少实热。

治疗在出血期以滋阴清热，固冲止血为法。患者出血日久，耗伤气血、阴精，故经间期滋阴清热，固冲调经以治本。方用生地、地骨皮清血热，滋肾水；玄参、麦冬滋阴壮水以制虚火；女贞子、旱莲草滋养肝肾而止血；阿胶、白芍益血敛阴；仙鹤草、茜草凉血止血；丹参活血以防瘀滞；龟甲育阴潜阳以固冲。全方补而不滞，止血而无留瘀之弊。若潮热甚者，加沙参、青蒿；气虚乏力者，加太子参、生山药；若外感热邪化火，经量多，色暗红、臭秽，少腹疼痛拒按，宜清热解毒，活血止血，以解毒四物汤加红藤、败酱草、丹皮、赤芍等。经间期以菟丝子、川续断、桑寄生、阿胶等补肾填精养血，黄芪、当归益气养血以治本。

（二）崩漏

云某，女，40 岁，已婚，公务员。2011 年 8 月 30 日初诊。

主诉：月经量多，淋沥不止 12 天。

现病史：患者既往月经规律，6~7 天/28~30 天，近 2 年来月经量增多，使用卫生巾由 10 片增至 25 片，经期延长，每淋沥半月余方净。现月经第 12 天，量少，色红，质黏稠，伴心烦口苦，潮热失眠，少腹隐痛，便秘溲黄，舌红，苔少，脉细数。妇科检查：已婚经产型外阴，阴道通畅，宫颈中糜，子宫及双附件未及异常。B 超：子宫及双附件未见异常。血常规：Hb 95g/L。

月经史：15 岁初潮，6~20 天/23~30 天，量多，色深红，质黏稠。末次月经 2011 年 8 月 19 日。

孕产史：G_4P_1。12 年前足月顺产一女婴，末次人工流产 1 年前。

辨证：阴虚血热，冲任不固。

治法：滋阴凉血，调经固冲。

方药：生地黄 30g，地骨皮 30g，女贞子 15g，旱莲草 30g，龟甲 15g，茜草 10g，乌贼骨 10g，牡蛎 30g，丹皮 10g，白芍 10g，三七（冲）3g，大黄炭 9g。4 剂，水煎服。

二诊（2011 年 9 月 3 日）：患者诉服药后血止，现口干口苦，午后潮热，心烦失眠，便秘溲黄，舌红，苔少，脉细数。治法：益气养阴清热，凉血调经固冲。

方药：黄芪 30g，生地黄 30g，太子参 30g，麦冬 15g，赤白芍各 10g，阿胶 10g，丹皮 10g，枸杞子 10g，川续断 15g，龟甲 15g，云茯苓 10g。10 剂，水煎服。

三诊（2011 年 9 月 13 日）：患者今日月经来潮，现量不多，色鲜红，质稠，小腹隐痛，心烦口干，舌红，苔薄黄，脉细数。治法：清热凉血，调经固冲。

方药：生地黄 30g，地骨皮 30g，女贞子 15g，旱莲草 30g，龟甲 15g，茜草 10g，黄芩炭 10g，小蓟 20g，丹皮 10g，白芍 10g，三七（冲）3g，阿胶珠 10g，玄参 30g。7 剂，水煎服。

四诊（2011 年 9 月 20 日）：患者服药后经量较以往明显减少，现阴道仍有少量出血，色暗，口咽干燥，心烦，便秘，舌质红，苔薄，脉细。继续以前方去三七，加熟军炭 9g，继服 3 剂后血止。

依此法调理 3 个月余停药，随访半年月经正常。

按语：本例患者阴虚血热，热扰冲任，迫血妄行，故经血量多，淋沥不止。月经量多，经期延长则耗血伤精，使气血两虚，形成恶性循环。治疗时在出血期应以清热凉血止血为主，经间期宜益气养阴，凉血调经，同时健脾以滋气血化源。韩冰教授认为，临证出血期需止血为先，本例治宜滋水泻火，用药既要苦寒清热，但苦寒又有凝血、伤阴之弊，往往影响月经来潮，调经中需时时注意，以免顾此失彼，故药物选择以泻火而不燥为原则。病势缓解后，根据辨证分别治以健脾益气，养阴清热，凉血调经之法。正如《温热逢源》载："热附血而愈觉缠绵，血得热而愈形胶固。"刻下流血不止，急宜凉血化瘀以"塞流"。药用牡丹皮、地骨皮、旱莲草清热行滞，凉血止血；茜草甘平温行，化瘀止血；大黄炭苦泄下焦之热，凉血坚阴，逐瘀止血；生地黄、龟甲、女贞子滋肾阴，清虚热；乌贼骨、牡蛎、三七化瘀止血；白芍柔肝养阴。全方凉血止血而不滞邪，行滞化瘀而不伤正，务使热清瘀行，脉畅营和，血循其经。

（三）月经先期

庞某，女，18 岁，学生。2012 年 5 月 8 日初诊。

主诉：月经周期缩短 3 个月。

现病史：患者性格任性急躁，3 个月前经期因琐事和同学争吵，致月经周期提前 10 余日，经量不多，色鲜红，经行小腹胀痛，乳房胀痛，心烦易怒，口苦咽干，舌红，苔薄黄，脉弦数。PR：子宫及附件区未及异常。B超检查子宫附件未见异常。基础体温呈双相。

月经史：14岁初潮，既往月经5天/35天，量中等，无痛经。近3个月月经4~5天/15~22天，量中等，色红，痛经，末次月经：2012年4月25日。

生育史：否认性生活史，G_0P_0。

辨证：肝郁血热。

治法：清热凉血，调经固冲。

方药：柴胡10g，枳壳10g，丹皮10g，炒栀子10g，当归10g，茯苓10g，制香附10g，川楝子10g，炙甘草6g。7剂，水煎服。

二诊（2012年5月15日）：患者月经尚未来潮，现乳房胀痛，烦躁易怒，口干，舌红，苔薄，脉弦数。继续以上方加白芍15g，川芎10g，夏枯草10g。7剂，水煎服。

三诊（2012年5月22日）：患者月经第5天，小腹胀痛，心烦抑郁，乳房胀痛，口干口苦，舌红，苔薄，脉弦数。仍以原方加白芍30g，路路通10g，郁金10g。4剂，水煎服，每日1剂，早晚温服。

经净后予补肾调冲颗粒剂口服，至经前1周仍以上法治疗，治疗6个月而愈。

按语：患者适逢经期，郁怒伤肝，木火下行，热扰血海，迫血妄行，致月经先期。肝经气滞，见乳房胀痛，小腹胀痛，精神抑郁。热扰心神则烦躁，热灼津液则口干。治疗以疏肝气，清肝火，调月经为要。平素注意精神调摄，预防再次发病。方中柴胡、枳壳、丹皮、炒栀子疏肝解郁清热；当归、白芍养血柔肝；

茯苓培脾土；制香附、川楝子、路路通、郁金、夏枯草疏肝理气止痛。全方疏肝郁，清肝热，理冲任。

（四）经行吐衄

张某，女，14 岁，学生。2013 年 1 月 8 日初诊。

主诉：经前鼻衄 3 个月。

现病史：患者 1 年前月经初潮，周期、经期尚准，经量较多，色红，近 3 个月每逢经前 1~2 天出现鼻衄，血量较多，同时出现乳房胀痛，心烦急躁易怒，头痛，纳呆，口渴喜冷饮，腰腹疼痛，二便正常，舌红，苔薄黄，脉弦数。PR：子宫及附件区未及异常。血常规、凝血全项均正常。B 超检查子宫附件未见异常。

月经史：13 岁初潮，4~5 天/25~28 天，量少，色红。末次月经：2012 年 12 月 20 日。

辨证：肝郁血热，冲气上逆。

治法：清热凉血，平冲降逆。

方药：生地黄 15g，白芍 15g，牡丹皮 10g，百合 10g，白茅根 12g，菊花 15g，竹茹 10g，大小蓟各 20g，川牛膝 10g。7 剂，水煎服。

二诊（2013 年 1 月 15 日）：今日月经来潮，经量较前增多，经前未出现鼻衄，现乳房胀痛，烦躁易怒，口干，舌红，苔薄黄，脉弦数。继续以上方加川芎 10g，夏枯草 10g，路路通 30g，郁金 10g。7 剂，水煎服，日 1 剂，早晚温服。

三诊（2013 年 1 月 22 日）：月经已净，诉疲倦乏力，食后脘胀，嗳气时作，大便溏薄，舌苔薄白，脉细弦数。治以疏肝益肾，健脾运中。

方药：生地黄 15g，牡丹皮 10g，白芍 15g，泽兰 10g，香附 10g，党参 15g，白术 15g，茯苓 15g，益母草 20g，荆芥炭 10g，枳壳10g。7剂, 水煎服, 日1剂, 早晚温服。

四诊 (2013年1月29日): 胃脘尚舒, 二便正常, 乏力腰痛均好转, 继续前方服用4剂。

此后随访3个月, 经期鼻衄未复发。

按语: 本病之因, 由血热而冲气上逆, 迫血妄行所致。肝司血海, 素性抑郁, 肝郁化火, 冲脉隶于阳明而附于肝, 经行时冲气旺盛, 冲气夹肝火上逆, 血热气逆, 灼伤血络, 迫血上溢, 故上逆为衄血。正如朱丹溪所说: "血气冲和, 万病不生, 一有怫郁, 诸病生焉。"方中生地、白芍、牡丹皮、百合清热凉血, 滋阴柔肝; 牛膝引血下行; 白茅根、大小蓟佐生地以增清热凉血止血之功; 菊花、竹茹清热滋阴。全方共奏滋阴清热, 凉血止血之功。

第五节　平肝安肾, 和胃降冲法

平肝安肾, 和胃降冲法是通过疏肝解郁、清热凉血、调经固冲使冲脉阴阳气血调畅, 用于治疗阳盛血热, 阴虚血热, 肝郁化火, 扰动冲任, 迫血妄行引起的月经先期、月经过多、经期延长、崩漏等病证。

一、病因病机

冲脉在经络循行上与足厥阴肝经、足少阴肾经、足阳明胃经有交会, 冲脉与肝、肾、脾、胃在生理机能上相互联系, 在病理上相互影响。如肝气不舒, 肝失疏泄, 可以导致冲气上逆, 表现为呃逆频作, 嗳气, 叹息, 气从少腹上冲胸、咽等证。冲脉在腹部的腧穴大部分依附于足少阴经的穴位，与足少阴肾经相并行。因此，肾虚失固，易致冲气上逆，从而表现为气从少腹上冲胸、咽、心等部位，致喘息、呃逆、呕哕等证。冲脉循行在腹部又与足阳明胃经相邻并行，并会于气冲穴，胃失和降，亦可导致冲气上逆，表现为气从少腹上冲胸、咽、心等部位，可见呃逆、呕哕等证。可见冲气上逆主要是肾虚失藏，肝气恣横，冲胃气逆所致。

素体脾胃虚弱，孕后血聚胞宫以养胎，肝血益虚，肝火旺盛，又冲脉气盛，冲脉起于胞宫，隶属阳明，冲气循经上逆犯胃；土虚木乘，横逆犯胃，胃失和降，发为脾虚肝乘，冲气上逆之恶阻。

足厥阴肝经循胁肋，过乳头，足阳明胃经循行过乳房，足少阴肾经入乳内，因此，肝胃肾与乳房生理功能密切相关。素体肝肾不足，或久病失血伤阴，经行阴血益虚，肝肾阴血更显不足，乳络失养，不荣则痛，出现经行乳房胀痛。

肝司血海，素性抑郁，或忿怒伤肝，肝郁化火，经期冲气旺盛，冲气夹肝火上逆，又肝肾同源，肝经郁火，耗伤真阴，经行阴血亏耗，虚火上炎，均致血络灼伤，迫血上溢，发为肝经郁火，肾阴灼伤，冲气上逆之经行吐血、衄血。

二、疾病及其辨证

本类病证具有脾胃虚弱，肝郁气滞，肾阴不足，冲气上逆的病机特点，以及虚实错杂的复杂病理类型，临床治疗应仔细提取证候要素，兼顾并权衡肝、脾、胃、肾及冲脉在内的脏腑经络关系。

脾虚肝乘，冲气上逆之恶阻，症见孕期恶心呕吐，甚则食入即吐，呕吐物时为清水，时为苦水或酸水，不思饮食，脘痞胀满，烦躁易怒，或善嗳气太息，舌淡，苔微黄，脉弦滑无力。

肝肾阴虚，乳络不荣之经前乳房胀痛，症见经行或经后乳房胀痛，乳房按之柔软，月经量少，色淡，情绪不宁，善太息，胸胁胀闷不适，眼目干涩，无心烦热，舌红，少苔，脉细数弦。

肝经郁火，肾阴灼伤，冲气上逆之经行吐血、衄血，症见经前或经期吐血、衄血，量或多或少，色暗红，月经可提前、量少，甚或不行，手足心热，情绪烦躁，咽干口苦，头晕耳鸣，舌红，苔少或无苔，脉弦细数。

三、用药经验

如肝经郁滞明显者，多以平肝药为主，常选用的平肝药有柴胡、川楝子、元胡、香附、郁金、佛手等。《得配本草》中记载："香附入冲脉。"肾虚不能摄纳明显者，多以安肾药为主，常以紫石英、龙骨、桂心、牛膝重镇降逆，治疗肾虚不摄而致冲脉气逆。《临证指南医案·产后门》龚商年按语："冲脉为病，用紫石英以为镇逆。"把它作为镇降冲脉气逆的主药，配鹿角霜、紫河车、肉苁蓉、丁香、沉香等温养下元。胃失和降为主者，宜以和胃药为主，常用吴茱萸、半夏、旋覆花、代赭石、龙骨、牡蛎等。《得配本草》中云，"吴茱萸可疏肝燥脾，温中下气，开郁化滞，除阴湿，逐风寒，治一切厥气上逆""主冲脉逆气里急"。另外，《得配本草》中还记载，"木香主冲脉为病，逆气里急，脐腹痛""槟榔主冲脉逆气里急""甘草和冲脉之逆"。

常用的方剂组成：柴胡、当归、白芍、木瓜、丁香、苏子、生龙骨、生牡蛎、紫石英、半夏、甘草。其中柴胡入足少阳、厥阴经，可利肝胆，散郁调冲；当归、白芍、木瓜、苏子入冲脉，行气疏肝，养血活血；紫石英温补肝肾，镇降冲脉逆气；半夏和胃而通阴阳，为除湿化痰、开郁散火止呕之圣药；甘草调和冲脉之逆。若胁肋胀痛者，加川楝子、延胡索；若呃逆频作者，加大刀豆、佛手、旋覆花、代赭石；若腹胀较甚，遇寒加重者，加乌药、高良姜；若兼腰酸畏寒者，加巴戟天、杜仲；若喘息较重者，加沉香、五味子等。

四、古籍记载

古籍中对肝脾（胃）肾三脏联合冲气上逆所致病证的病因病机及治疗早有认识。《医学衷中参西录》曰，"冲与任相连，为肾脏之辅弼，气化相通，是以肾虚之人，冲气多不能收敛而有上冲之弊，况冲脉上系，原隶阳明胃腑，因冲气上冲，胃腑之气亦失其息息下行之常，或亦转而上逆，阻塞饮食不能下行""是以肾虚之人，冲气多不能收敛，而有上冲之弊""因吐血过多，下焦真阴亏损，以致肾气不敛，冲气上冲，五更乃三阳升发之时，冲气上冲者必益甚，所以脑筋跳动，喘嗽加剧也，欲治此证，当滋阴纳气，敛冲镇肝，方能有效"。《临证指南医案》曰："冲气贯胁上咽，形体日渐枯槁，此劳伤肝肾，而成损怯，由乎精气不生，厥气上逆耳，议以通阳摄阴，冀其渐引渐收。"《外科医案汇编》曰："乳中结核，虽云肝病，其病在肾。"《类证治裁》曰："呃逆因肝肾阴虚，气从脐下直冲于口，由相火夹冲气上逆者，用大补阴丸，峻补真阴，承制相火。"

五、现代研究

韩冰教授辨证治疗冲气上逆类疾病，提出平肝安肾，和胃降冲法。常用药物为：柴胡、当归、白芍、木瓜、丁香、苏子、生龙骨、生牡蛎、紫石英、半夏、甘草。研究表明，方中药物多有缓解平滑肌痉挛、止呕、镇痛、抗炎等作用。当归挥发油可抑制小鼠离体正常子宫平滑肌的收缩幅度、频率和活动力，对催产素所致离体子宫平滑肌的剧烈收缩亦可抑制，并能使其恢复至正常水平，从而具有保胎作用。柴胡可明显抑制乙醇所致小鼠胃黏膜损伤，发挥对胃黏膜的保护作用。木瓜对小鼠热板法和扭体法疼痛模型及大鼠三叉神经痛模型均有显著镇痛作用，对小鼠毛细血管通透性增高、小鼠二甲苯耳郭炎症、大鼠蛋清性足肿胀均有显著抑制作用，表明木瓜具有抗炎、镇痛作用。丁香可延迟顺铂引起的水貂动物模型恶心呕吐的发作，并可减少干呕及呕吐次数。半夏能激活迷走神经传出活动而具有镇吐作用。

六、验案举隅

（一）妊娠恶阻

任某，女，30岁，已婚，教师。2013年12月20日初诊。

主诉：妊娠2个月，恶心呕吐半月余。

现病史：患者慢性胃炎史，平素食欲差，食后腹胀明显，嗳气反酸。停经36天，自测尿妊娠试验（＋），情绪不稳，时觉委屈，脾气急躁，善嗳气太息，现妊娠8周，半月前开始恶心，呕吐食物及黄绿苦水，头晕，心烦易怒，今日晨起口淡，口流清涎，午后及夜间则觉口中泛酸，口苦，二便正常，舌淡，苔微黄，脉弦滑无力。辅助检查：尿妊娠实验（＋）；尿比重增加，尿酮体（＋＋）；肝功能：谷草转氨酶、谷丙转氨酶轻度增高；B超提示：宫内妊娠，相当于孕8周。

月经史：14岁初潮，4～5天/28～30天，色红，量中等，无痛经。末次月经：2013 年 10 月 24 日。

生育史：G_1P_0。

辨证：脾虚肝乘，冲气上逆。

治法：平肝安肾，和胃降冲。

方药：山药 30g，白术 10g，紫苏 10g，黄连 6g，吴茱萸 6g，白芍 10g，橘皮 10g，竹茹 10g，姜半夏 10g，太子参 15g，枇杷叶 10g，生姜 3 片。3 剂，水煎，小口频频服下。

二诊（2013 年 12 月 23 日）：头晕渐平，呕吐稍减，晨起未再感口淡、口流清涎，仍觉心烦，口干，泛酸，大便 3 日未行，舌红，苔薄黄，脉弦细滑。

方药：山药 30g，白术 10g，紫苏 10g，黄连 10g，白芍 10g，陈皮 10g，竹茹 10g，姜半夏 10g，桑叶 10g，枇杷叶 10g，芦根 30g，生姜 3 片。3 剂，水煎服。

三诊（2013 年 12 月 26 日）：2 日来呕吐未作，纳食尚可，自觉心情顺畅，大便已行，但感乏力，口干喜饮，舌略红，苔薄黄，脉细滑。治以调和肝胃，益气滋阴。方用橘皮竹茹汤合生脉散加减。

方药：陈皮 10g，竹茹 10g，白芍 10g，姜半夏 10g，党参 10g，麦冬 10g，五味子 6g，芦根 30g，生姜 3 片。3 剂，水煎服，日 1 剂，早晚温服。

按语：本案为妊娠恶阻，属脾虚肝乘，冲气上逆之证。患者素体脾虚，孕后阴血偏虚，肝阳偏亢，肝火上炎，土虚木乘，夹冲气横逆犯胃，胃失和降，故致呕吐、泛酸、口苦。胆火随肝火上炎犯胃，故吐黄绿苦水。肝火上扰清空，故头晕，心烦易怒。溲黄便干，舌红，苔黄，脉弦滑略数，均为肝火亢盛之象。然晨起口淡，口流清涎，则为虚寒之象，乃胃中寒热错杂，故用药需寒热并调。

处方由戊己丸、苏叶黄连汤、橘皮竹茹汤加减而成，其中紫苏、黄连、桑叶清肝和胃而止呕；黄连与吴茱萸、白芍相伍（即戊己丸），起疏肝和胃，寒热并调之功；陈皮、竹茹、枇杷叶、姜半夏、太子参、生姜合用，益气清热，降逆止呕。全方清肝火，补胃虚，降胃逆，清而不寒，补而不滞，寒热并调而奏效。再诊时逐现气阴两虚之象，故加生脉散、芦根等益气滋阴以善后。患者素体脾虚，遣方应加用山药、白术健脾益气，以固本正源。

（二）经行乳房胀痛

李某，女，30 岁，已婚，无业。2014 年 3 月 12 日初诊。

主诉：经前乳房胀痛 1 年余。

现病史：患者近 1 年每于经前及经后乳房胀痛，情绪不宁，善太息，胸胁胀闷不适，眼目干涩，五心烦热，胃脘胀闷，不思饮食，月经量少，色淡，质红，舌红，少苔，脉细数弦。查体：双乳未及肿块。妇科检查：已婚型外阴，阴道畅，宫颈光滑，子宫前位，正常大小，质中等，活动，无压痛，双附件未及异常。B 超：宫内节育器。乳腺 B 超示：双侧乳房小叶轻度增生。

月经史：13 岁初潮，6 天/28 ~ 30 天，色红量中，轻痛经，末次月经：2014 年 2 月 25 日。

生育史：G_3P_1。4 年前滞留流产史，3 年前足月顺产一男婴，1 年前人工流产，术后上环。

辨证：肝肾阴虚，乳络不荣，冲气上逆。

治法：平肝安肾，和胃降冲。

方药：龟甲胶（烊化）15g，鹿角胶（烊化）10g，白芍 30g，麦冬 30g，郁金 15g，生麦芽 15g，生甘草 10g，怀牛膝 20g，生龙骨 30g，生牡蛎 30g，紫石英 30g，路路通 30g，王不留行 15g。7剂，水煎服。

二诊（2014 年 3 月 19 日）：月经即将来潮，乳房胀痛较前减轻，身体轻松，情绪好转，仍寐差，腰膝酸软，小便转清，但仍短少，大便易解。舌淡红而暗，脉弦细。治法：平肝安肾，和胃降冲，引经下行。

方药：龟甲胶（烊化）15g，鹿角霜 15g，白芍 30g，熟地黄 20g，当归 10g，郁金 15g，生麦芽 15g，生甘草 10g，怀牛膝 20g，益母草 30g，巴戟天 10g，鸡血藤 30g，路路通 30g，王不留行 15g。7 剂，水煎服。

三诊（2014 年 3 月 25 日）：患者月经来潮，乳房胀痛消失，情绪释然，寐安，二便调，舌淡红，苔薄白，脉细滑。

嘱患者经前 10 天服用一诊方，连用 3 个月经周期，之后随访无复发。

按语：本病为肝肾阴虚，乳络不荣，冲气上逆所致经行乳房胀痛。肝体阴而用阳，阴血不足，水不涵木，肝木失养，难遂条达之性而生郁结，木郁乘土，胃气不和，乳络不通，不通则痛，故乳房胀痛，胃脘胀闷，不思饮食；气机不畅，经气不离，则胸胁胀满，烦躁易怒；阴不潜阳，而见夜寐差。治疗重在育其不足之阴，潜其上逆之阳。肾藏精，肝藏血，乙癸同源，精血互生，二者为母子之脏，肝肾之阴息息相通，即所谓育阴养血，补肾疏肝。在滋阴养血、柔肝益肾的基础上重投紫石英、怀牛膝潜镇其逆，并引导下行；佐以郁金、生麦芽稍事疏散，以遂其疏泄条达之性；路路通、王不留行功擅活血通络。此后继补其不足，引导肝疏泄其气血于冲任而下行，遂复其常。

第六节　调补冲任，通络下乳法

调补冲任，通络下乳主要治疗冲任失调、气郁血滞、乳络不畅所致的产后乳汁缺少或泌汁不畅。临证虚实夹杂之产后缺乳可用之。

一、病因病机

妇人以血用事，妊娠时气血下注以养胎，生产后气血上行以化乳。乳汁源于脏腑、气血、冲任，为气血所化，与经血同源，若脏腑健运，气血充沛，冲任通盛则乳汁分泌正常。肾主藏精，为先天之本，是人体生殖发育之源，而妇人之乳乃精血所化，因精血同源互生，故泌乳功能离不开肾的主导作用。产妇分娩后，阴血和肾气多虚，产妇由于先天不足，或高龄产妇，或久病大病，手术创伤，产育过多，房事所伤，频繁流产等，损伤肾精肾气，导致孕妇产后缺乳。脾胃主运化而为"仓廪之官"，乳汁的生成离不开脾胃气血。妇人之乳虽由脾胃水谷精微所化生，但又赖冲任二脉的转输，如《广嗣纪要》曰："冲任之脉盛，脾胃之气壮，则乳汁多而浓，衰则淡而少。"冲脉与足阳明经脉交会于气街穴，阳明为多气多血之府，乳房为足阳明胃经所主。脾虚胃弱，纳呆食少，运化受阻，能引起冲脉血虚，上见乳汁缺乏，下见月经闭止。如果冲任二脉气血亏虚，经气紊乱，则影响乳汁的生化和排泄，就会造成产后缺乳。

故缺乳者，多由肝气郁结、气血虚弱、脾胃化生乏源、冲任失调所致。乳汁为血所化生，而赖气的运行。妇人平素气血虚弱，或脾胃功能不足者，气血生化无源，加之分娩过程耗气太过，失血过多，气血一时补充不及，乳汁化生乏源，而见乳汁甚少，或无乳可下。早在唐代，《经效产宝》即认为，"气血虚弱，经络不调"为产后缺乳病因。《傅青主女科》说："妇人产后绝无点滴之乳，人以为乳管之闭者也，谁知是气与血之两涸乎！夫乳乃气血之所化而成者，无血固不能生乳汁，无气亦不能化乳汁。"

二、疾病及其辨证

本病辨证主要从乳房的胀与不胀及乳汁的浓淡，结合全身症状辨别。若乳房柔软，乳汁清稀、淡少，其证多属虚。若乳房胀硬，疼痛有块，乳汁稠黏，其证多属实。

气血虚弱，冲任失调型缺乳，症见乳房柔软，乳汁清稀、淡少，面色少华或黄而不泽，头晕心悸，神疲乏力，少气懒言，食欲不振，腰膝酸软，舌淡白或淡胖，苔白，脉细弱。

肝气郁结，冲任失调型缺乳，症见乳汁已行而突然中止，乳房胀硬而痛，胸胁胀闷，善叹息，情志抑郁，纳少，或者见发热，身体疼痛，食积脘腹胀闷，不思饮食，嗳逆呕酸者，恶露量少不畅，少腹胀痛，甚则神昏谵语，舌红，苔白或稍黄，脉弦滑。

三、用药经验

治疗应以补益脾胃气血、疏肝理气、调补冲任为基础，佐以通络下乳。大补气血不但可挽回产时、产后所失之血，还可使脾胃功能恢复，气血化生有源，从而冲任血海充盈，乳汁充足，在此基础上佐以通络下乳，使脾胃水谷精微和气血所化之乳沿足阳明胃经与冲脉上循乳房以化乳汁。常用药物有：党参、黄芪、当归、麦冬、桔梗、通草、王不留行、路路通、穿山甲、鸡血藤、桑寄生。主治产后冲任失调，气血两虚，乳汁不下。方用党参益气生津养血，黄芪补气升阳，与党参相配增强补气作用，气旺则生血化乳；当归补血活血，调经止痛，鸡血藤补血行血，舒经活络，血旺则乳汁得化；麦冬具有养阴生津、润肺益胃之功效，《医学启源》云，麦冬"通经枯乳汁不下"，通草、路路通通络下乳，并能利血脉、通关节，王不留行走血分，能行血脉、通乳汁，穿山甲祛瘀散结，通经下乳，五药合用宣通经络血脉而下乳；桑寄生补肝肾、固冲任、益精血，《别录》载桑寄生："去痹，女子崩中，内伤不足，产后余疾，下乳汁"；桔梗载诸药上行，使药达病所。全方重在补益气血，佐以通络下乳，寓行于养之中，养在其首，通在其中，养不滋腻，通不破散，正合有个性之特长，方有合群之妙用。

四、古籍记载

乳汁分泌和脾胃、冲任关系密切，又依赖肝疏泄功能正常。《景岳全书·妇人规》中也说："妇人乳汁，乃冲任气血所化，故下则为经，上则为乳，若乳迟乳少，由气血不足，而犹或无乳者，为冲任之虚弱无疑也。"《妇人大全良方》曰："妇母乳汁，乃气血所化，若元气虚弱，则乳汁短少，初产乳房焮胀，此乳未通，若累产无乳，此内亡津液，盖乳汁资于冲任，若妇人疾在冲任，乳少而色黄者，生子则怯弱多疾。"《陈素庵妇科补解》曰："乳头属厥阴，乳房属阳明，乳汁则手少阴、手太阳二经血也。若乳汁不行，多属血虚而兼忧怒所伤。若乳少，全属脾胃虚而饮食减少之故。至于产后乳少，大补气血则胃气平复，胃旺则水谷之精以生新血，血充则乳自足。"《傅青主女科》曰："少壮之妇，于生产之后，或闻嫌淬，遂致两乳胀满疼痛，乳汁不通，人以为阳明之火热也，谁知是肝气之郁结乎！夫阳明属胃，乃多气多血之府也。乳汁之化，原属阳明，然阳明属土，壮妇产后，虽云亡血，而阳明之气，实未尽衰，必得肝木之气以相通，始能化成乳汁，未可全责之阳明也。盖乳汁之化，全在气而不在血。今产后数日，宜其有乳，而两乳胀满作痛，是欲化乳而不可得，非气郁而何，治法宜大舒其肝木之气，而阳明之气血自通，而乳亦通矣，不必专去通乳也。"

五、现代研究

现代医学认为，任何精神因素，如情绪紧张、焦虑、忧郁、睡眠等，都可直接或间接地通过神经反射抑制泌乳素和缩宫素的分泌，进而影响乳汁的合成与分泌。下丘脑功能与情绪有关，故泌乳受情绪的影响较大，同时，心情压抑可以刺激肾上腺素分泌，使乳腺血流量减少，阻碍营养物质和有关激素进入乳房，从而使乳汁分泌减少。韩冰教授运用调补冲任、通络下乳法治疗冲任失调、气郁血滞、乳络不畅所致的产后乳汁缺少或泌乳不畅。临床常用药物为党参、黄芪、当归、麦冬、桔梗、通草、王不留行、路路通、穿山甲等。

研究表明，黄芪、当归、党参、川芎、王不留行、路路通、益母草、香附组成的中药复方制剂可促进哺乳母鼠乳腺腺泡的发育和乳腺导管的扩张，提高母鼠的泌乳量，能显著提高哺乳母鼠血清泌乳素和垂体生长激素的含量，从而促进乳汁的分泌。黄芪中的黄酮类物质可以促进乳腺发育和泌乳，提高血中生长激素和泌乳素含量，具有强化雌激素效应的作用。王不留行提取液能显著提高哺乳母鼠血清泌乳素，增加泌乳量。通草对小鼠乳腺上皮细胞的增殖具有显著促进作用，通草、王不留行和山甲珠能极显著地促进小鼠乳腺上皮细胞 β - 酪蛋白的表达，从而增加泌乳。

六、验案举隅

产后缺乳

贾某，女，30 岁，已婚，个体。2013 年 1 月 9 日初诊。

主诉：剖宫产后 13 天，乳汁缺少。

现病史：患者 13 天前剖宫产一男婴，产时无大出血，乳汁清稀量少，产后 3 天即请通乳师按摩乳房催乳，乳汁即下，但量不多，之后每天喝鲫鱼汤、猪蹄汤，乳汁量仍无明显增多。现乳房柔软，触之不胀不痛，恶露不尽而量少，色暗有块，下腹部疼痛，腹胀纳差，舌淡，苔薄白，脉弦细。查体：腹部手术切口恢复良好，腹软，无压痛及反跳痛。

月经史：12 岁初潮，4~5 天/30 天，量中等，无痛经。

生育史：G_1P_1，2012 年 12 月 27 日剖宫产一男婴。

辨证：气虚血瘀，冲任失调。

治法：调补冲任，通络下乳。

方药：党参 30g，黄芪 30g，益母草 30g，阿胶 10g，白术 15g，麦冬 15g，当归 10g，川芎 12g，桃仁 12g，炮姜 8g，陈皮 10g，桔梗 10g，通草 10g，炙甘草 6g，白芍 15g，漏芦 10g，白芷 10g，王不留行 10g，穿山甲 10g，路路通 15g。鲫鱼汤煎药，4 剂，水煎服。

二诊（2013 年 1 月 13 日）：服用上方后乳汁明显增多，下腹疼痛较前明显好转，纳寐可，二便调，原方继续服用 7 剂，巩固治疗，嘱其注意饮食调节，增加营养。

三诊（2013 年 1 月 20 日）：患者乳汁增多，可保证哺喂新生儿所需，嘱平日多用鲫鱼熬汤服用。

按语：此型缺乳多见于产后气血虚弱，任冲虚损。妇人以血为用，乳汁为血所化生，而乳汁的正常分泌排出，除冲任气血的旺盛，既要有上升的动力才能使气血化生为乳汁，还要有通畅的下降之路，才能顺利排出。因为产后多虚多瘀，妇人产后，瘀血败液最易留滞，产后瘀血内停，阻滞乳络，经络壅滞，乳络不畅，不仅阻碍乳汁化生和运行，而且影响新血的化生。乳血同源，而剖宫产最易伤及气血，使冲任虚损，乳汁化源更加不足，乳汁分泌减少。气为血帅，阳气上升，血必随之。气血不足，阳气升发不及，则气血不得上承，形成缺乳。妇人妊娠，气血聚于冲任，下以养胎，上以荣乳，至分娩后，由于处于哺育婴儿的特殊生理期，需要分泌大量乳汁，此时冲任的气血必上升于乳房而作为乳汁的源泉。但若恶露不行，瘀血留滞胞宫，则冲任气血必因瘀血阻碍而不能上行，若升发不及，则气血不得上承，乳汁乏源。气血运行不利，下降之路不畅，乳汁不能正常顺利排泄而形成缺乳。症见乳汁清稀量少或乳汁不行，乳房柔软，触之不胀不痛，恶露不尽而量少，色暗有块，少腹疼痛，伴有头晕腹胀，纳差乏力。故气虚血瘀型缺乳既常伴有恶露不绝的浊阴不降，又常伴有头晕乏力的清阳不升之症。

方中漏芦、穿山甲、王不留行通络下乳；路路通、通草疏肝行气，通络散结；黄芪、当归合用即当归补血，气血互补，气为血帅，血为气母，气旺则血有所统，且气能生血，血旺则气化生有源，气血互生，党参味甘性平，功能补气养血，健脾益肺，三药合用，补气养血使乳汁生化有源；辅以王不留行，与通草相须为用，大大提高了通经下乳之功；再配以阿胶、白术、麦冬、陈皮、白芍、白芷补益脾胃生乳；加以活血祛瘀、理气健脾之益母草、川芎、桃仁，既可使补而不腻，又可增强理气通乳之功；炮姜温经通络；桔梗载药上行；炙甘草调和诸药。全方共奏调和冲任，通络下乳之效。

第二章 从任脉论治妇科病证

任脉起于小腹内，下出会阴部，向上行于阴毛部，沿着腹内，向上经过关元等穴，到达咽喉部，再上行环绕口唇，经过面部，进入目眶下。与肝、脾、肾三经分别交会于"曲骨""中极""关元"，取三经之精血以为养，肾之藏精，肝之藏血疏泄，脾之生血统血，是维持任脉生理功能的三个重要因素。在功能上，任脉主一身之阴，全身精、血、津、液均为任脉总司，故称"阴脉之海"。王冰说，"谓之任脉者，女子得之以妊养也"，故任脉又为妊养之本而主胞胎。任脉之气通，才能促使胞宫有行月经、主胎孕等生理功能，其在妇产科疾病的发病机理中占有重要地位。如肝郁气滞，瘀血阻滞，甚或瘀久痰凝，任脉不通，则可导致痛经、月经失调、带下、癥瘕、产后腹痛等病证；如脾肾不足，损及任督二脉，致任督并病，而致闭经、崩漏、经断前后诸证、不孕等病证；如肾虚任脉失养，则可导致经、孕、胎、产诸疾。因此，任脉论治立疏肝通任，活血化瘀，软坚散结，补任填督，补肾滋任为主要治疗大法。

第一节 疏肝通任法

疏肝通任法是通过条达肝气使任脉通畅，从而调整人体气血、阴阳平衡的一种治法，主要用于治疗任脉不通而致的月经病、不孕症、带下、癥瘕等。

一、病因病机

肝主藏血，主疏泄，体阴而用阳，主血又调气，能保证气血的正常运行。通过肝的气化功能，气血汇集于冲任，以调节十二正经的气血运行，并濡养脏腑、组织。肝气疏泄，将集于冲任二脉的气血有时、有序、有度地输送至胞宫，从而为月经的产生准备了基本条件。女子以血为本，血又赖气以行，血气充沛、调和，则经、孕、产、乳等生理功能正常。任脉起于"胞中"，为"阴脉之海"，与肝经同循少腹，冲任二脉气滞血瘀与肝之疏泄失常密切相关，因此，情志内伤，或性素抑郁，致肝失疏泄、肝不藏血时，冲任亦为所累。肝郁不畅易致任脉失调、任脉不通，产生女子带下、癥瘕、痛经、月经失调或产后腹痛等病证。

情志抑郁，或忿怒伤肝，致肝气逆乱，疏泄失司，疏泄太过，则月经先期而至，疏泄不及则月经后期而来，导致月经先后无定期。肝郁气滞，瘀阻冲任，血不归经，致月经过多。若肝气不舒，血行失畅，瘀滞任脉、子宫，不通则痛，发为痛经。气结血滞，瘀阻冲任，血不得下，血海不能满溢而致闭经。若肝气郁结，血行受阻，任脉阻滞，瘀滞胞宫胞脉，积而成块，逐渐增大，形成癥瘕。性素抑郁，或婚久不孕，继发肝气不舒，气机失畅，肝气郁结益甚，任脉不通，致排卵障碍，或冲任失资，不能摄精成孕，而致不孕症的发生。肝气内伤，气行不畅，血行瘀阻，结于冲任胞宫，则少腹部疼痛，经期加重，致盆腔炎的发生，甚或胞络闭阻而致不孕。产后七情所伤，血为气滞，瘀血内阻，新血难安，不得归经，以致产后恶露不绝。

肝郁化热化火，火热之邪下扰冲任血海，迫血妄行，可致月经先期、月经过多、崩漏、胎漏。情志内伤，肝气郁结，郁久化热，热伤冲任，迫血下行，而致月经提前。七情内伤，肝郁化火，热扰冲任，迫血妄行，而致月经量多。六志过极，肝郁化火，热伤冲任，迫血妄行，而致崩漏。愤怒伤肝，情志化火，热伤冲任，扰动胎元，胎元不固，而致胎漏。

火性上炎，则可发为经行头痛、经行吐衄、经行情志异常、乳汁自出。肝郁犯胃，经前、孕期冲脉气盛，夹胃气上逆，可发生经前呕吐、妊娠恶阻。情志内伤，气郁化火，火气扇动，上扰清窍，而致经行头痛。肝气郁久化热，灼伤脉络，血热气逆，迫血妄行，上逆而致经行吐衄。灼津成痰，痰火于经期随冲气上扰清窍，神明逆乱，以致经行情志异常。产后七情内伤，肝郁气结，郁久化热，火性炎上，疏泄失职，迫乳外溢，而致乳汁自出。肝郁化火，肝火横逆犯胃，胃失和降，则可致经前呕吐、妊娠恶阻。

二、疾病及其辨证

肝郁病理机制发展变化可见肝郁气滞，气郁日久化火，火性炎上，本类病证以实证居多，分为肝气郁滞、肝郁血热、肝火上炎之任脉闭阻类病证，久病可有肝郁脾虚，肝血不足，肝肾阴虚等病证的出现。

（一）肝气郁滞，任脉闭阻类病证

1. 月经先后无定期

症见月经周期或提前或延后，经量或多或少，色暗红或紫，或夹血块，或经行不畅，淋沥不尽，胸胁、乳房、少腹胀痛，脘腹不舒，善太息，食少，或食后腹胀，舌暗红，苔薄白或薄黄，脉弦。

2. 月经过多

经行量多，色紫暗，有血块，经行腹痛，舌紫暗或有瘀斑、瘀点，脉细涩。

3. 痛经

经前或经期小腹胀痛拒按，经血量少，行而不畅，经色紫暗夹血块，块下痛减，乳房胀痛，胸闷不舒，舌紫暗或有瘀点，脉弦。

4. 闭经

月经不行，胸胁、乳房胀痛，精神抑郁，少腹胀痛拒按，烦躁易怒，舌紫暗，脉沉弦涩。

5. 癥瘕

下腹结块，触之坚硬，经期先后不定，经量或多或少，夹有血块，经行难净，精神抑郁，胸闷不舒，面色晦暗，肌肤甲错，舌紫暗或有瘀斑、瘀点，脉细涩。

6. 不孕症

婚久不孕，月经或先或后，经量或多或少，或经来腹痛，或经前烦躁易怒，胸胁乳房胀痛，精神抑郁，善太息，舌暗红或有瘀点，脉弦细。

7. 盆腔炎

少腹部胀痛或刺痛，经行少腹疼痛加重，经血量多有块，瘀块排除则痛减，舌紫暗，有瘀点或瘀斑，苔薄白或薄黄，脉弦细涩。

8. 产后恶露不绝

恶露过期不尽，量时多时少，色暗有块，小腹疼痛拒按，块下痛减，舌紫暗或舌边瘀点，脉沉弦涩。

（二）肝郁血热，任脉闭阻类病证

1. 月经先期

月经提前，经色深红，量或多或少，质稠，或有血块，或胁肋胀痛，乳房胀痛，心烦易怒，舌红，苔薄黄，脉弦数。

2. 月经过多

经行量多，色鲜红或深红，质稠，心烦易怒，尿黄便结，舌红，苔黄，脉弦数。

3. 崩漏

经来无期，骤然暴崩如注，淋沥日久不能自止，经色深红，质黏稠，或有血块，口渴烦躁，尿黄便秘，舌红，苔黄，脉滑数。

4. 胎漏

妊娠期阴道少量出血，色深红，质黏稠，躁扰不宁，尿黄便结，舌红，苔黄，脉滑数。

（三）肝火上炎，任脉闭阻类病证

1. 经行头痛

月经期头痛，甚者颠顶掣痛，头晕目眩，月经量正常或稍有增多，色鲜红，心烦易怒，口苦，舌红，苔薄黄，脉弦细数。

2. 经行吐衄

月经前或经期吐血、衄血，量多，色鲜红，月经量少，甚至不行，烦躁易怒，胁肋胀痛，舌红，苔黄，脉弦数。

3. 经行情志异常

经行躁扰不宁，头痛失眠，带下量多，色黄，质黏稠，胸闷心烦，舌红，苔黄厚或腻，脉弦滑数。

4. 乳汁自出

乳汁量多，质稠，乳房胀满疼痛，心烦易怒，口苦，尿黄便秘，舌红，苔薄黄，脉弦数。

5. 经前呕吐

经前呕吐不止，不能饮食，心烦不安，舌红，苔白滑，脉弦数。

6. 妊娠恶阻

妊娠早期，恶心，呕吐酸水或苦水，心烦口渴，头晕目眩，嗳气，舌淡红，苔微黄，脉弦滑。

三、用药经验

针对肝气郁结，任脉不通的基本病机，韩冰教授常用疏肝理气、活血通经、通调任脉之法，方如逍遥散、四逆散、金铃子散、宣郁通经汤、少腹逐瘀汤、苍附导痰汤、桃红四物汤、柴胡舒肝散等。因任脉与肝经关系最为密切，因此疏通任脉法常选疏肝理气、活血通经之品，常用药物有：柴胡、白芍、香附、当归、川芎、鳖甲、桃仁、红花、丹参、王不留行、山楂、泽兰、琥珀末、桂枝、吴茱萸、乌药、丹皮、赤芍、苍术、半夏、枳壳、莪术、益母草、薄荷、川楝子、玫瑰花、佛手、郁金、合欢、路路通等，即"木郁达之"之意。

基本方：丹参、三棱、莪术、王不留行、橘核、路路通、当归、香附、炙乳香、炙没药、肉桂，此方为活络效灵丹、少腹逐瘀汤加减化裁而成。方中主药丹参益冲任，入手少阴、厥阴经血分，养血活血，生新血，去宿血，开心腹结气，调妇女经脉；三棱苦平，入厥阴经血分，莪术辛苦温，入足厥阴经气分，二药一为破血中之气，一为破气中之血，故一切气血凝结作痛，癥瘕坚硬作痛，用之堪称主力；王不留行，《本草纲目》谓其"能走血分，乃阳明冲任之药"，《得配本草》记载，"王不留行甘苦平，入心肝二经血分"，配路路通加强化瘀通络之力；炙乳香、炙没药入手少阴经气分，入十二经血分，二药配合功专行气活血，散血消肿而定痛；当归性温味甘辛，入手少阴及足厥阴、太阴经血分，血中气药，行气活血，养营调气，合肉桂逐沉寒，配气病之总司香附，善走亦能守，善行气分亦入血分，能和血气，化凝血，去旧血，生新血；佐橘核入肝经，理气散结止痛。全方配伍，具有行气活血、疏通冲任、通络止痛之功效。

加减：如见月经量多，淋沥不断者，加蒲黄炭 15g，花蕊石 10g，琥珀粉 6g；腹痛较剧者，加川楝子、延胡索各 10g，沉香 6g，细辛 3g；若血块量多，排出不畅者，加月季花 10g，益母草 30g；若兼腹胀者，加乌药、荔枝核各 20g。

若因情志变化引起痛经，时轻时重，甚者胀痛，宜疏理肝气，伸其郁，导其滞，使气机畅通，上下无阻，则痛可消。"肝欲散，急食辛以散之"，故常用辛香之品，既能理肝气，散肝郁，又能调理气机，并佐酸味药，散中有收，开中有合。方以四逆散加减，药用：柴胡、白芍、枳实、香附、郁金、陈皮、苏梗、甘草。痛甚加元胡、川楝子；偏寒加高良姜；郁而化热加丹皮、山栀。如症见月经量多，淋沥不断者，加蒲黄炭、花蕊石、琥珀末等；若正值经期，腹痛剧烈者，加川楝子、延胡索、枳壳、细辛、桂枝等；若经期呕吐者，加吴茱萸、生姜等；若血块量多，排出不畅者，加月季花、益母草等。

若七情过极，木郁热炽，五志化火，肝火上炎，可致月经先期、月经过多、崩漏、经行吐衄等，治以清肝降逆平冲，泄热降火之法，引血下行，不可过用苦寒克伐之剂，方以龙胆泻肝汤或丹栀逍遥散加减。若兼小腹疼痛，经行不畅有血块者，为瘀阻胞中，加桃仁、红花，以活血祛瘀止痛；若肝郁化火，见心烦易怒、狂躁不安等，加丹皮、栀子；若兼腹胀者，加乌药、小茴香、荔枝核等；若伴癥瘕、肿块者，加鳖甲、山慈菇等。

妊娠妇女若发盛怒，怒气伤肝，肝气上逆，血随气越，则不归经，胎失所附，遂致小产、吐血，或经前冲气较盛，血海满盈，冲脉又隶属于肝经。应用顺气降逆之法引血回肝，则肝藏血功能恢复正常，方用顺经汤或引气归血汤加减，药用：当归、熟地黄、沙参、白芍、茯苓、荆芥炭、丹皮、牛膝。

四、古籍记载

历代医家对任脉为病遣方用药多有记载。《本草纲目》曰："王不留行能走血分，乃阳明冲任之药。"《得配本草》曰："丹参益冲任""川芎、鳖甲行冲任""当归主冲脉为病，逆气里急"。《本草正义》曰："香附，辛味甚烈，香气颇浓，皆以气用事，故专治气结为病……又凡辛温气药，飙举有余，最易耗散元气，引动肝肾之阳，且多燥烈，则又伤阴。唯此物虽含温和流动作用，而物质既坚，则虽善走而亦能守，不燥不散，皆其特异之性，故可频用而无流弊。未尝不外达皮毛，而与风药之解表绝异。未尝不疏泄解结，又非上行之辛散可比。"

五、现代研究

疏肝理气，活血通任中药具有保护肝功能、抗抑郁、抑制血小板凝集、调整月经周期的作用。疏肝解郁名方逍遥散和丹栀逍遥散均能明显缩短小鼠悬尾和强迫游泳不动时间，具有显著的抗抑郁作用，逍遥散可通过抑制 IL-1β、TNF-α 的释放而对雷公藤致大鼠急性肝损伤起到预防作用。四逆散能作用 HPA 轴，显著改善抑郁症患者症状，维持药物作用时间，长期使用不易产生耐药性和严重毒副作用。少腹逐瘀汤拮抗离体子宫收缩效应，还能对大鼠急性血瘀模型的血液流变性及体外对家兔血小板聚集和凝血酶时间的影响均有显著作用，并可改善寒凝血瘀 SD 大鼠全血黏度、血浆黏度、血沉、红细胞压积，以及调节 E_2 和 P 的水平。

六、验案举隅

（一）肝气郁滞，任脉闭阻类病证

1. 痛经

蔡某，女，39 岁，已婚，营业员。2013 年 9 月 23 日初诊。

主诉：经行腹痛 5 年，加重 1 年。

现病史：患者 5 年前与顾客争吵后，即胃脘与下腹胀痛，纳差，闭经 2 个月后月经来潮，经前乳房胀痛难忍，下腹胀痛，经量较多，有血块，块下痛减，纳谷不馨。后每于经期必现诸症，且痛经逐渐加重，烦躁易怒，伴腰骶坠胀，胃脘满胀不欲食，自服止痛药疼痛缓解。近 1 年余痛经有所加重，月经量少，色紫暗，有血块，平素乳房针刺样疼痛，经前尤甚，不能佩戴胸罩，需服止痛药缓解疼痛，同服桂枝茯苓胶囊等中成药治疗，疗效不佳。近日单位查体发现子宫腺肌病，遂来院就诊，面色晦暗无华，面颊有斑，舌暗，舌边瘀斑，苔白厚，根尤甚，脉弦滑。妇科检查：外阴已婚经产型，阴道通畅，分泌物量可，色白，无异味，宫颈光滑，子宫后位，增大如孕 2^+ 月，质硬，无压痛，活动尚可，双附件区未及异常。B 超提示：子宫腺肌病合并腺肌瘤（瘤体大小 3.6cm × 3.2cm × 3.7cm）。

月经史：12 岁月经初潮，5 天/21 天，量少，色暗有血块，小腹胀痛。末次月经2013年9月12日。

生育史：G_4P_1，15年前顺产一男婴，10年前2次人工流产，3年前稽留流产1次。

辨证：肝郁气滞，痰阻血瘀，任脉闭阻。

治法：化瘀祛痰，疏肝通任。

方药：土茯苓30g，薏苡仁30g，丹参30g，三棱15g，莪术15g，皂角刺30g，浙贝母10g，蒲公英50g，鳖甲20g，夏枯草10g，海藻15g，水红花子30g，橘核20g，延胡索10g。7剂，水煎服。

二诊（2013年10月9日）：乳房针刺样疼痛，善太息，下腹坠胀不适，舌暗，苔白厚，根尤甚，脉弦滑。气滞重，月经即将来潮，此时治疗以理气散结活血为主。

方药：柴胡10g，桂枝10g，干姜6g，沉香10g，川楝子10g，延胡索10g，三棱15g，莪术15g，皂角刺30g，浙贝母10g，蒲公英30g，鳖甲20g，吴茱萸6g，橘核20g，荔枝核20g。7剂，水煎服。

三诊（2013年10月19日）：7天前月经来潮，行经5天，服药后乳房痛缓解，痛经较前明显缓解，血块减少，现经血已尽。舌质紫暗，有瘀斑，苔白厚，脉弦滑。继续治以行气活血祛痰。

方药：柴胡10g，桂枝10g，川楝子10g，延胡索10g，三棱15g，莪术15g，皂角刺30g，浙贝母10g，蒲公英30g，鳖甲20g，吴茱萸6g，橘核20g，荔枝核20g，夏枯草10g，海藻15g。7剂，水煎服。

四诊（2013年10月28日）：患者无自觉不适，舌暗红，苔白厚，脉弦。B超提示子宫腺肌病合并腺肌瘤（瘤体大小3.4cm×3.2cm×3.6cm）。继守一诊方药，遵活血祛痰，疏肝通任为法，连服 7 剂。

五诊（2013 年 11 月 4 日）：今日月经第 2 天，量中等，痛经较前减轻，食欲好转，无腹胀。现乳房微胀，胸闷不舒，舌暗，苔白厚，脉弦。治宜加强疏肝理气之功，继续予疏肝通任方药治疗。

方药：柴胡 10g，沉香 10g，桂枝 10g，干姜 6g，川楝子 10g，延胡索 10g，三棱 15g，莪术 15g，皂角刺 30g，浙贝母 10g，橘核 20g，荔枝核 20g，牛膝 10g，甘草 6g。7 剂，水煎服。

六诊（2013 年 11 月 11 日）：服药后腹痛稍减，现经血已净，舌质紫暗，有瘀斑，脉弦。继守原方，连服 7 剂。

七诊（2013 年 11 月 18 日）：服药后腹痛稍减，乳房胀痛缓解，晨起胃胀，饭后好转，舌质紫暗，苔白厚，脉弦。气滞血瘀证显，治疗以疏肝理气、活血化瘀为主。

方药：丹参 30g，三棱 15g，莪术 15g，桂枝 10g，炮姜 6g，薏苡仁 30g，浙贝母 10g，海螵蛸 10g，香附 10g，高良姜 6g，檀香 6g，木香 10g，砂仁 6g，神曲 10g，焦麦芽 30g。连服 7 剂。

八诊（2013 年 11 月 25 日）：月经即将来潮，下腹痛，腰酸坠胀，胃脘稍胀，舌质紫暗，苔白厚，脉弦。气滞血瘀证显，治疗以疏肝通任为主，辅以健脾行气。

方药：丹参 30g，三棱 15g，莪术 15g，桂枝 10g，炮姜 6g，薏苡仁 30g，浙贝母 10g，海螵蛸 10g，香附 10g，高良姜 6g，檀香 6g，木香 10g，砂仁 6g，神曲 10g，焦麦芽 30g，沉香 10g，干姜 6g，川楝子 10g，延胡索 10g。连服 7 剂。

此后 3 个月来诊，仅守此方出入为治，复查 B 超子宫腺肌瘤未增大，痛经及伴发症状明显缓解。后改服妇痛宁冲剂 3 个月经周期，以巩固疗效。

按语：本例属肝郁气滞，痰阻血瘀，任脉闭阻型痛经。肝主疏泄，司血海，如情志不疏，肝失条达，则冲任气血瘀滞，不通则痛，见小腹胀痛不舒。气血瘀滞，经行不畅，故经色紫暗有血块。肝经阻滞，则乳房作痛。气滞水停成痰，痰阻气血运行，气血瘀加重，同时痰瘀搏结易生癥瘕。舌暗，苔白厚，脉弦滑，均为肝郁气滞，痰阻血瘀之象。气血津液关系密切，气为血之帅，血为气之母，气能生血、行血、摄血，故临床往往气血同病。气血同治，行气莫忘活血，化瘀勿忘理气。

元胡疏肝行气，解郁止痛；柴胡疏肝解郁；橘核、荔枝核行气止痛；丹参、三棱、莪术、红花活血化瘀，调经止痛；土茯苓、薏苡仁、橘核健脾利湿化痰，现代研究表明，土茯苓有抗肿瘤作用；皂角刺、浙贝母、夏枯草祛痰散结；蒲公英，《本草衍义补遗》中记载，可"化热毒，消恶肿结核，解食毒，散滞气"；鳖甲、海藻软坚散结；吴茱萸补肝肾温阳，温通气血。

2. 不孕症

贾某，女，32岁，已婚，教师。2013年2月20日初诊。

主诉：未避孕未怀孕3年余。

现病史：患者性素抑郁，10年前行双卵巢畸胎瘤剥除术，每遇烦心之事，急躁易怒，即感少腹坠胀。现结婚3年余，同居未避孕，性生活规律，一直未孕，心理压力大。经前乳房胀痛，腰骶酸痛，纳寐尚可，二便调，舌暗红，苔薄白微黄，脉沉弦略数。妇科检查：外阴已婚型，阴道通畅，分泌物量可，色白，无异味，宫颈光滑，子宫前位，常大，质中，活动可，无触痛，双附件区未及异常。2012年底曾于外院查妇科超声，示子宫及双侧附件未见明显异常。查 HSG 示：双侧输卵管通畅。性激素检测：FSH 3182mU/L，LH 2152mU/L，E_2 39pg/mL，PRL 16ng/mL，

T 162ng/mL。基础体温呈单相型。配偶精液常规正常。

生育史：29 岁结婚，G_0P_0。

月经史：15 岁月经初潮，5 ~ 7 天/34 ~ 50 天，量少，色暗，有血块，痛经，块下痛减。每于经前乳房胀痛较明显，经期腰膝酸痛，遇温稍舒。末次月经：2013 年 1 月 25 日。

辨证：肝郁肾虚，任脉闭阻。

治法：疏肝通任，温肾填精。

方药：熟地黄 30g，当归 15g，白芍 20g，川芎 10g，柴胡 10g，枳壳 10g，延胡索 10g，路路通 10g，巴戟天 10g，鹿角霜 10g，橘核 10g，肉苁蓉 10g，石斛 15g，黄精 30g。7 剂，水煎服。

二诊（2013 年 2 月 27 日）：患者服药 1 周后月经将潮，下腹隐痛，乳房胀痛，舌淡红，脉弦滑。经前气血壅盛，治以行疏肝行气，活血通任。

方药：柴胡 10g，香附 10g，牛膝 10g，月季花 10g，益母草 30g，乌药 10g，王不留行 20g，路路通 10g，熟地黄 20g，橘核 20g，桂枝 10g，干姜 6g。7 剂，水煎服。

三诊（2013 年 3 月 13 日）：月经于 3 月 4 日来潮，量中，7 天净，经期腹痛等症状较前稍减轻。经后血海空虚，治以补肾养血调经。

方药：菟丝子 30g，覆盆子 15g，补骨脂 10g，巴戟天 10g，石斛 15g，黄精 30g，当归 10g，白芍 30g，益母草 30g，月季花 10g，鹿角霜 15g，紫石英 30g。7 剂，水煎服。

后继服前方 3 个月，用药期间月经周期较前有所缩短，痛经症状明显减轻。

四诊（2013 年 6 月 19 日）：患者诉近日睡眠差。基础体温双相型，原方加丹参 10g，鸡血藤 30g。

患者间断口服上方 4 个月，嘱自行监测排卵。

五诊（2013 年 10 月 17 日）：患者因停经 2 月余前来就诊，于昨日阴道少量出血，量少，色暗，无腰酸腹痛等不适。查尿妊娠试验阳性，查妇科 B 超示宫内孕。治以补肾益气，安胎止血。

方药：黄芪 15g，菟丝子 30g，白术 10g，黄芩炭 10g，巴戟天 15g，杜仲 10g，桑寄生 20g，芥穗炭 20g。

按语：此案属肝郁肾虚，任脉闭阻之不孕范畴，虚实夹杂，病情十分复杂。该患者性素抑郁，肝郁气滞，日久瘀血阻滞胞脉，渐成癥瘕。手术为金刃伤，术后胞宫气血运行受阻，加之其肝郁型体质，致使胞宫、冲任气血运行更加不畅，肝失疏泄，肾阳、肾气不足，则出现卵子排出障碍，月经不能如期而致，经期延长，经量减少，腰酸等。任脉闭阻，不能助胞宫摄精成孕，故婚久不孕。治疗时当疏肝通任、活血化瘀的同时，兼顾补肾。

方中菟丝子固冲任之力佳，覆盆子补虚续绝，强阴健阳，悦泽肌肤，安和脏腑，温中益力，疗劳损风虚，补肝明目；补骨脂能暖水脏，阴中生阳，壮火益土之要药也；巴戟天补冲脉之气，通任脉；紫石英治疗肝血不足及女子血海寒虚不孕者，诚为要药，温营血而润养，可通奇脉，镇冲气之上升；鹿角霜入冲任督三脉，温冲任之寒；当归入任脉、川芎入冲脉，补肾药与调理冲任药相须为用，疏肝益肾，通调冲任，共同调节卵巢功能，在用药上具有补而不滞，温而不燥，滋而不腻，济阴和阳之特点，既能使患者肾气盛、精血充，为月经、胎孕准备好物质基础，又能使任通充盛，功能协调，使卵子顺利排出。

3. 闭经

病案 1：鹿某，女，34 岁，已婚，工人。2013 年 6 月 3 日初诊。

主诉：停经 7 月余。

现病史：患者性格内向，5 年前因与同事发生争执，出现月经错后半月，伴小腹胀痛，乳房胀痛不可触，自服元胡止痛片，稍有缓解。此后月经周期逐渐延后至 37～45 天，经量减少，色暗，血块多，伴小腹胀痛，血块排出小腹痛减，乳房胀痛，平素白带色黄。此次月经 7 月未行，至月经该至之时出现小腹胀痛拒按，但无经血流出，伴烦躁易怒，咽干口燥，两胁胀痛，纳差，大便干结，舌质暗红，苔薄黄，脉弦数。妇科检查：阴道通畅，白带稍多，色黄，宫颈中度糜烂，子宫大小正常，轻压痛，双附件区未扪及异常。B 超：子宫及双附件未见异常。

生育史：G_1P_0，3 年前人工流产 1 次。

月经史：14 岁初潮，5～6 天/29～35 天，偶感经期下腹胀痛，末次月经：2012 年 10 月 17 日。

辨证：肝郁气滞，任脉闭阻。

治法：疏肝通任，活血调经。

方药：当归 10g，赤芍 15g，川芎 10g，熟地黄 20g，青皮 10g，蒲公英 30g，桃仁 10g，红花 10g，山楂 30g，路路通 10g，益母草 30g，月季花 10g，牛膝 10g。6 剂，水煎服。

二诊（2013 年 6 月 9 日）：服药后小腹胀痛等症状减轻，但月经仍未来潮。于上方去熟地黄、牛膝，加鸡内金 15g，刘寄奴 15g，鸡血藤 30g。6 剂，水煎服。

三诊（2013 年 6 月 15 日）：服药 5 剂后，月经来潮，量多色暗红，诸症均减轻，遂治以养血调经。

方药：当归 10g，赤芍 15g，川芎 10g，熟地黄 20g，柴胡 10g，紫石英 15g，路路通 10g，益母草 30g，月季花 10g，鸡血藤 30g，橘核 20g。5 剂，水煎服。

经血畅行，6 天而止，纳可，大便调。继服此方 2 周，于下次月经来潮前 1 周改服疏肝通任、活血调经方。3 个月后再来复诊，经行如常。

按语：本例证属闭经肝郁气滞，任脉闭阻。小腹胀痛，乳房胀痛不可触，烦躁易怒，为肝气郁滞之象；经量减少，色暗，血块多，为血瘀之象；因肝气郁滞而致气滞血瘀，瘀阻冲任，胞脉闭塞，经水不得下行，故闭经。

本例方中当归、赤芍、川芎、桃红活血行瘀，通调冲任；路路通、青皮、月季花疏肝理气；山楂、益母草活血通经；牛膝补肾活血，引血下行。二诊加刘寄奴、鸡内金、鸡血藤以增强活血下血之力，又顾护胃气，增强药力。三诊在经水已下且量多时改养血调经。治疗层次分明，丝丝入扣。

病案 2：刘某，29 岁，已婚，工人。2014 年 4 月 3 日初诊。

主诉：闭经 1 年。

现病史：患者 13 岁月经初潮后，经期、色、量尚属正常。26 岁足月顺产一胎，产后则经水多后期而至，且量少，经前两乳胀痛，经潮后缓解，迄今达 12 个月未潮。近年来，形体逐渐肥胖，体重增加 20kg，伴嗜睡乏力，头晕目眩，恶热多汗，烦躁易怒，大便微溏，脉象弦滑，舌红，苔薄白。妇科检查及 B 超检查均无异常。

生育史：G₁P₁，3 年前足月顺产一女婴。

月经史：13 岁初潮，6 天/29 天，偶感经期下腹胀痛，末次月经：2013 年 4 月 14 日。

辨证：肝郁脾虚，痰湿阻滞任脉。

治法：健脾祛痰除湿，疏肝理气通任。

方药：柴胡 6g，杭白芍 10g，茯苓 10g，白术 6g，当归 10g，乌梅 10g，木瓜 10g，香附 6g，泽泻 10g，薏苡仁 30g，枳壳 10g，

车前子10g。20剂，水煎服。

二诊（2014年4月23日）：服上方15剂，月经来潮，持续5天始净，经色偏淡，量适中，无血块，诸症亦减。仍宗原方，加泽兰，服药4个月，节制饮食并加强运动，体重下降6.5kg，经水每月届期而至。

按语：本例属肝郁脾虚，痰湿阻滞任脉，临床较为常见。其病机突出肝郁致脾运不健，湿聚脂凝，任脉阻滞，胞脉闭塞。症见烦躁易怒，体胖经闭，大便微溏，嗜睡乏力，脉象弦滑，舌红，苔薄白。治以健脾祛痰除湿，疏肝理气通任。待肝郁已解，脾得健运，痰祛湿除，任脉得通，经水乃下。经水已行，则以原方加泽兰利水祛湿，通调冲任。肥胖型闭经一般以中青年患者为多，先是月经后期、量少，渐至闭止，体重随之增加，多情志抑郁，或烦躁易怒。

本例方中当归、杭白芍养血柔肝；白术、茯苓健脾利湿；泽泻、车前子利湿除痰，理气通任；木瓜、乌梅酸甘化阴以柔肝。全方重点以治肝而健脾，治肝之法以养肝、柔肝、疏肝，且寓疏肝于养肝、柔肝之中。肝郁得解，则脾得健运。不多用活血理气药，仅轻用当归、香附活血理气通任。

4. 癥瘕

彭某，35岁，已婚，体育老师。2012年3月5日初诊。

主诉：左下腹痛3天，发现盆腔肿物1天。

现病史：患者性格内向，平素心烦易怒，3天前教授体操课时突发左下腹痛，恶心未吐，偶有肛门憋坠感，无发热，带下量不多，以为盆腔炎复发，自服中成药治疗，腹痛未明显缓解。刻诊：精神好，下腹坠胀感，无腹痛，轻微肛门憋坠感，无头晕心悸，无恶心呕吐，饮食可，二便调，舌质暗红，脉弦涩。查体：

T 36.7℃，P 83 次/分，BP 112/65mmHg，腹软，左下腹轻压痛及反跳痛，无肌紧张。妇科检查：已婚型外阴，阴道通畅，宫颈光滑，无明显举摆痛，子宫前位，正常大小，质中，活动，轻压痛，左附件区轻压痛，触及直径约 5cm 肿物，右附件区未及异常。B 超示：盆腔积液（2.5cm），左附件区包块（4.6cm×3.7cm×4.3cm），考虑血肿。血常规示 Hb 123g/L，凝血四项正常，尿妊娠试验阴性。

生育史：G_1P_1，5 年前顺产一男婴，平素安全期避孕。

月经史：14 岁初潮，6 天/30 天，量中等，偶感经期下腹胀痛，末次月经：2012 年 2 月 14 日。

辨证：肝郁气滞，瘀阻冲任。

治法：疏肝通任，消瘀散结。

方药：蒲黄 10g，五灵脂 10g，黄芪 30g，党参 15g，白术 15g，丹参 30g，赤芍 15g，三棱 10g，莪术 10g，三七粉（冲）3g，甘草 6g。3 剂，水煎服。

收入院治疗，患者及家属拒绝，嘱腹痛加重或感头晕心悸随诊。

二诊（2012 年 3 月 7 日）：服 3 剂后，腹痛大减，偶有下腹坠，无肛门憋坠感，纳谷不馨，复查 B 超示盆腔积液（2.0cm），左附件区包块（4.0cm×3.2cm×3.3cm），考虑血肿。继守前方，加焦麦芽 30g，陈皮 10g。5 剂，水煎服。

三诊（2012 年 3 月 12 日）：诸症消失，月经即将来潮，复查 B 超示盆腔积液（1.0cm），左附件区包块（2.0cm×2.7cm×3.0cm），考虑血肿。继服前方，去三棱、莪术，加川芎、桃红活血行瘀，促经血排出顺畅，7 剂，嘱月经干净后复查。

四诊（2012 年 3 月 20 日）：月经 2012 年 3 月 14 日来潮，量

中等，无腹坠痛，复查 B 超示子宫及附件区未见异常。

　　按语：中医学无黄体破裂的病名，但依据其临床表现可归属于中医"妇人腹痛、癥瘕"范畴。本例患者平素即情志郁虑，肝气失于条达，肝脉经气不畅，瘀血阻滞，任脉不畅，为本病的发生埋下隐患。月经后期，阳升阴长，剧烈活动后，致黄体破裂，因平素瘀血阻滞，故血不归经，血溢脉外，形成癥瘕。治当疏肝通任，消瘀散结，辅以益气之品，癥瘕消散。方中取失笑散活血止血，消癥止痛；黄芪益气升提，气行则血行；党参、白术健脾益气；丹参养血活血化瘀；赤芍凉血活血散瘀；三棱、莪术化瘀消癥。诸药合用，既攻邪又不伤正，使患者元气得充，癥瘕得散。

（二）肝郁血热，任脉闭阻类病证

月经先期

冯某，女，35 岁，已婚，工人。2012 年 8 月 10 日初诊。

主诉：月经周期缩短 1 年。

现病史：患者 1 年前因经期大怒，致月经周期提前 10 余日，月经量中等，色鲜红，经前小腹疼痛不适，乳房胀痛，患者性情急躁易怒，口苦咽干，舌红，苔黄，脉弦数。妇科检查：已婚型外阴，阴道通畅，宫颈中糜，子宫后位，质中，活动，无压痛，双附件区未及异常。B 超：子宫及双附件未见明显异常。

生育史：G_1P_0，3 年前顺产一女婴，平素工具避孕。

月经史：13 岁初潮，5 天/30 天，量中，痛经。近 1 年月经 6 天/18～20 天，经量多，痛经同前，末次月经：2012 年 7 月 28 日。

辨证：肝郁血热，任脉闭阻。

治法：疏肝通任，清热调经。

方药：柴胡 10g，青皮 10g，牡丹皮 10g，炒栀子 10g，当归

10g, 茯苓 10g, 橘核 10g, 川楝子 10g, 甘草 6g。7 剂, 水煎服。

二诊 (2012 年 8 月 17 日): 患者月经尚未来潮, 现乳房胀痛, 心烦易怒, 舌红, 苔薄, 脉弦滑数。上方加白芍 15g, 川芎 10g。4 剂, 水煎服。

三诊 (2012 年 8 月 22 日): 患者昨日月经来潮, 量可, 色鲜红, 小腹胀痛, 烦躁易怒, 乳房胀痛, 口干口苦, 舌红, 苔薄, 脉弦数。上方加路路通 10g, 郁金 10g。5 剂, 水煎服。

经净后至经前 1 周予补肾调冲颗粒口服, 后继本治法周期性治疗, 治疗 4 个月经周期而愈。

按语: 患者适值经期, 怒郁伤肝, 肝气郁结, 气郁化火, 下扰冲任, 迫血妄行, 以致经期提前; 肝气郁滞, 经脉不畅, 则可见乳胀、小腹胀痛; 郁而化热则烦躁易怒; 热灼津少则口苦咽干; 舌红、苔黄、脉弦数为肝郁化热之征。治以疏肝通任, 清热调经。方中柴胡、青皮、丹皮、栀子疏肝解郁清热; 当归、白芍养血柔肝; 茯苓培护脾土; 橘核、川楝子、路路通、郁金、夏枯草疏肝理气止痛。全方舒肝热, 理冲任, 则经水自调。

(三) 肝火上炎, 任脉闭阻类病证

经行头痛

病案: 冯某, 女, 41 岁, 已婚, 工人。2013 年 6 月 5 日初诊。

主诉: 经期头痛 5 个月。

现病史: 患者 5 个月前无明显诱因出现经行头痛, 以头部右侧为甚, 呈刺痛, 较剧烈, 自月经来潮始痛, 持续 2 天, 服止痛药无明显缓解, 眩晕, 目赤肿痛。患者平素性情急躁易怒, 口苦, 舌红, 苔薄黄, 脉弦细数。

生育史: G_2P_1, 2001 年顺产一女婴, 5 年前人工流产 1 次,

平素工具避孕。

月经史：13 岁初潮，5 天/30 天，量中，色暗红，偶有血块，无痛经。末次月经：2013 年 5 月 11 日。

辨证：肝火上炎，任脉闭阻。

治法：清肝泻火，通络止痛，疏肝通任。

方药：川楝子 10g，延胡索 10g，决明子 20g，珍珠母 20g，菊花 10g，僵蚕 10g，蔓荆子 10g，白芍 10g，川芎 10g。7 剂，水煎服。

二诊（2013 年 6 月 13 日）：昨日月经来潮，至今无头痛，目赤肿痛好转，但觉双目干涩，目眩。以疏肝通任、滋阴柔肝、活血通经为治，上方加枸杞子 12g、菊花 10g、山萸肉 10g。7 剂，水煎服。

复诊，继续予原方巩固治疗 3 个月，未复发。

按语：肝为藏血之脏，头为诸阳之会，冲脉为血海之本，附于肝，五脏六腑之气血皆上荣于头，足厥阴肝经上颠络脑。妇女情志失常，肝气郁结，气郁化火，经行时阴血下聚，冲气偏旺，夹肝火上逆，气火上扰清窍，出现经行头痛。女子以肝为先天，所以韩冰教授在治疗原则上重于清肝。方中决明子、珍珠母、菊花清肝明目；白芍敛阴柔肝止痛；川芎入肝经，祛风活血止痛，用于各种头痛，尤善治偏头痛；僵蚕通络止痛；蔓荆子疏散风热，清利头目，也是头面部的引经药。全方共奏清肝泻火，通络止痛之效。二诊头痛已止，则滋肾养肝以治本，继服原方善后，痊愈。

第二节 活血化瘀，软坚散结法

活血化瘀，软坚散结法是通过活血、散结等方法使任脉通畅，从而调整人体气血、阴阳平衡的一种治法，主要用于治疗瘀血阻滞冲任而致的子宫内膜异位症、癥瘕、不孕症等。

一、病因病机

韩冰教授认为，由于生理因素，妇女一生形成瘀血的病理机会较多。子宫内膜异位症的发生多因经期、产后，特别是小产或人工流产等血室正开之时，或阴户不洁，或摄生不慎，外感六淫，或内伤七情，或生活所伤，气血失和，离经之血当泻不泻，当行不行，留滞成瘀，即"血脉流通，病不得生""血气不和，百病乃变化而生"。瘀血留滞体内，进一步发生如下变化：①影响局部气机的升降出入，气郁不达，与瘀血相互搏结，则癥瘕日渐坚硬。②气机失畅，不能正常输布津液，津液结聚外渗，形成局部湿浊痰凝。③瘀血夹痰，凝聚坚结，终成癥瘕。即《灵枢·百病始生》曰："凝血蕴裹而不散，津液涩渗，著而不去，而积皆成矣。"提出"气、血、痰"为分析本病的三个关键，从而确立了本病的基本病机特征为"瘀久夹痰，渐成癥瘕"。

在子宫内膜异位症的发病中，血动之时是发病的条件，瘀血内停是发病的病理基础，癥瘕形成是病理过程中的重要环节，亦是发生临床症状的原因所在。瘀痰阻滞冲任，留聚不行，不通则痛，则发为痛经；阻滞胞脉，两精不能合则不孕；冲任胞脉阻滞，气血运行失畅，血海蓄溢失常则致月经不调。

二、疾病及其辨证

气、血、痰为本类病证的病机要素，临证当仔细辨析诸病机要素表现，将理气、活血、化瘀、软坚、消痰、散结诸法有机结合。气滞血瘀，症见经前或经期小腹胀痛拒按，经血量少，行而不畅，血色紫暗有块，块下痛暂减，经前乳房胀痛，胸闷不舒，舌质紫暗或有瘀点，脉弦。

血瘀痰凝症见下腹有包块，积块坚硬，固定不移，疼痛拒按，肌肤少泽，口干不欲饮，月经延后或淋沥不断，面色晦暗，舌紫暗，苔厚而干，脉沉涩有力。瘀滞冲任，胞宫、胞脉阻滞不通，可见婚久不孕。

三、用药经验

韩冰教授根据瘀血内停，痰湿加瘀血阻滞冲任而形成癥瘕的病理基础，结合长期的临床经验，创立妇痛宁方，治疗子宫内膜异位症、盆腔炎、月经不调等病证。组方为三棱、莪术、血竭、丹参、穿山甲、皂角刺、海藻、鳖甲、薏苡仁等。其中莪术辛、苦，温，归肝、脾经，具有破血行气、消积止痛功效；三棱苦、辛，平，归肝、脾经，具有破血行气、消积止痛功效；血竭甘、咸，平，归心、肝经，具有活血化瘀、止痛止血功效；丹参苦，微寒，归心、肝经，具有凉血活血调经功效；穿山甲咸，微寒，归肝、胃经，具有活血消癥通经功效；皂角刺辛温，归肝、胃经，具有消肿托毒排脓功效；海藻咸寒，归肝、胃、肾经，具有消痰软坚利水功效；鳖甲咸寒，归肝、肾经，具有软坚散结功效；薏苡仁甘淡，微寒，归脾、胃、肺经，具有利水渗湿功效。

综上，三棱、莪术、血竭、丹参、穿山甲、皂角刺等活血化瘀，海藻、鳖甲等软坚散结，薏苡仁渗湿，全方组成结构严谨，主要针对瘀阻冲任的基本病机而设，随症加减，疗效显著。韩冰教授结合自己多年的临床经验，辨证论治，灵活加减。兼肾虚者，予补肾化瘀，加肉苁蓉、巴戟天、鹿角霜等药；偏于肝郁气滞者，施以理气化瘀，酌加柴胡、乌药、香附、橘核等药；寒凝血瘀者治以温经通络、化瘀止痛之法，加用桂枝、细辛等药；兼夹痰湿者，又常加以川贝母、皂角刺、山慈菇等化痰湿、散瘀结之品。

四、古籍记载

《景岳全书·妇人规》云："瘀血留滞……或郁怒伤肝，气逆而血留，或忧思伤脾，气虚而血滞，或积劳积弱，气弱而不得。总由血动之时，余血未尽，而一有所逆，则留滞日积而渐以成瘀矣。"女子以血为用，经期或经期前后、产时或产后摄生不慎，外感六淫，内有所伤等，均可损伤冲任、胞宫，导致血海蓄溢失常，发为离经之血，停蓄体内，成为瘀血。"离经之血，既与好血不相合，反与好血不相能"。

《医学衷中参西录·论女子癥瘕治法》曰："女子癥，多因产后恶露未净，凝结于冲任之中，而流走之新血，又日凝滞其上以附益之，遂渐积而为癥矣。"《素问·调经论》曰："血气不和，百病乃变化而生。"瘀血停蓄体内，使气机升降出入失常，发为月经不调。气滞可致瘀阻不通，发为痛经。"气运乎血，血本血随气以周流，气凝则血凝"，故气郁又可加剧血瘀形成，日久不但可加剧痛经，积聚成癥，还可阻滞冲任，使两精不能相搏，发为不孕。"饮水积聚不消可成痰""痰之为病，既多且杂，变幻百端"痰之性黏腻重浊，易阻滞气机，影响气血运行之余，还缠绵难愈。湿瘀相合，稽留冲任，蕴结胞宫，病久入经入络，在一定条件下还可从寒化、热化。痰瘀互结，日久阻滞冲任、胞宫、胞脉，发为各种妇科疾病。

任脉为病所致癥瘕应重视活血、理气药物的应用。《济阴纲目·卷之五·积聚癥瘕门》记载："善治癥瘕者，调其气而破其血，消其食而豁其痰，衰其大半而止。"《景岳全书》曰："积痞势缓而攻补俱有未便者，当专以调理脾胃为主，如洁古之枳术丸乃其宜也。余复因其方而推展之，近制芍药枳术丸，兼肝脾以消膨胀，除积聚，止腹痛，进饮食，用收缓功，其效殊胜于彼。再如大健脾丸、木香人参生姜枳术丸，皆调补脾胃之妙剂，所当择用者也。"《医学衷中参西录·论女子癥瘕治法》曰："无论血瘀冷积，日服真鹿角胶四五钱，分两次炖化服之，日久亦可徐消。盖鹿角胶原能入冲任以通血脉，又能入督脉以助元阳，是以无论瘀血冷积，皆能徐为消化也。"

五、现代研究

韩冰教授以"气、血、痰"立论，提出"瘀久夹痰，渐成癥瘕"的病机特征，制定了"活血化瘀，软坚散结"的治疗大法，研制出中药复方制剂"妇痛宁颗粒"。他带领科研团队，从子宫内膜异位症动物模型的构建，妇痛宁的药理作用及作用机制、临床疗效等领域进行了深入研究和探讨，并组织完成了专病门诊研究工作，取得了令人满意的疗效。经多年临床广泛应用、随访，妇痛宁治疗子宫内膜异位症的总有效率91.6%，愈显率62%，3年复发率仅为2.3%，疗效显著，受到患者欢迎，尚未发现毒副作用。

（一）构建子宫内膜异位症动物模型

韩冰教授带领科研团队，在国内较早地开展了子宫内膜异位症动物模型的构建研究。通过探讨及实践，终于用手术移植法建立了与人类病理变化相似的大鼠子宫内膜异位症模型，为子宫内膜异位症的研究提供了有价值的研究工具，在当时处于国内领先水平，目前仍被学界所采用。

（二）药理作用研究

研究发现，妇痛宁能抑制异位内膜细胞，尤其是上皮细胞的代谢活动而使其萎缩，其作用具有高度选择性，还可降低异位内膜表面上皮的糖原含量及 RNA 含量，能抑制异位内膜酶（非特异性酯酶、碱性磷酸酶）的活性，对在位内膜无明显影响。

对妇痛宁的镇痛机制进行研究发现：①妇痛宁能降低全血黏度、血浆黏度、红细胞聚集指数、血小板最大聚集率等血流变标本，说明妇痛宁能改善血液流变性，改善全身或盆腔局部血液供应，促进异位内膜、包块进行吸收、消散，从而缓解或消除疼痛。②妇痛宁能降低子宫内膜异位症模型大鼠 K^+、Na^+、Cl^- 水平，提高 Ca^{2+} 水平，证实了电解质角度的镇痛机制，也提示本方药对机体有整体调节作用。③妇痛宁能增加子宫内膜异位症模型大鼠下丘脑、垂体、异位内膜中 β – 内啡肽、强啡肽含最，显示出其内源性镇痛作用。④妇痛宁能使子宫内膜异位症大鼠血及内膜中 PGF_1 含量下降，PGE_2 水平上升，从而达到缓解痛经的目的。

从雌孕激素受体角度研究了妇痛宁治疗子宫内膜异位症的作用机制。妇痛宁对异位内膜 ER、PR 的降调作用，揭示了其疗效机理，同时，亦证实了子宫内膜异位症是激素依赖性疾病，符合经典理论。通过观察妇痛宁对血清 PRL 的降调作用，揭示精神应激在子宫内膜异位症的预防和治疗上有重要作用。

免疫机制方面：①妇痛宁能抑制子宫内膜异位症增强的体液免疫反应，能降低血清 IgG、IgA、IgM 的含量。其中以活血化瘀药为主导。②妇痛宁能提高 CD4 比例，在一定程度上改善了子宫内膜异位症细胞免疫功能低下状态。③妇痛宁能降低子宫内膜异位症大鼠腹腔液巨噬细胞的吞噬率，降低 IL-1、TNF 的分泌水平。其中软坚散结药为主导。④妇痛宁能降调子宫内膜异位症大鼠血清中抗子宫内膜抗体效价，说明了妇痛宁对子宫内膜异位症的自身免疫反应具有调节作用。⑤妇痛宁能提高子宫内膜异位症大鼠腹腔液中 NK 细胞活性，恢复机体的免疫功能，从而增强机体对异位内膜的清除率，促使病灶的消散、吸收。

以上研究分别从神经、内分泌、免疫等不同角度揭示神经-内分泌-免疫网络系统对子宫内膜异位症的发病起整体影响作用。韩冰教授利用中医整体观念的特点与优势，以活血化瘀、软坚散结为治则创立中药妇痛宁，通过神经-内分泌-免疫网络非线性整体调节作用，达到治疗子宫内膜异位症的目的。

妇痛宁通过平衡子宫内膜异位症神经-内分泌-免疫网络功能而抑制异位内膜的种植。妇痛宁通过恢复 Th1 和 Th2 的动态平衡而提高 IFN-r 水平，协调 IFN-γ 和 IL-4 的比例，从而提高机体的细胞免疫功能，增加 NK 细胞活性，增强机体对异位内膜的识别能力，促进对异位内膜的清除、吸收和消散，防止其在腹腔内定位种植，推测这是妇痛宁抑制新病灶形成、限制病情继续发展的作用机制之一。机制之二是通过降调子宫内膜异位症患者高水平的 E_2，来提高 NK 细胞活性。妇痛宁在降调 E_2 的同时，不影响机体正常的内分泌和性周期，故无激素之类的副作用。机制之三是通过提高 β-EP 的含量来增强淋巴细胞的转化功能，加强 NK 细胞的自然杀伤能力，促进机体对异位内膜的识别和清除。由此可以推知，妇痛宁是通过调节子宫内膜异位症患者神经－内分泌－免疫网络功能失调的各个环节来抑制异位内膜的种植和病情的进一步发展。

妇痛宁通过调节子宫内膜异位症神经－内分泌－免疫网络功能而限制异位内膜的黏附。异位内膜与腹膜间的黏附，主要是由黏附分子来完成。影响黏附分子功能的因素很多，如前所述，尤其与腹腔液的多种细胞因子有重要关系。研究表明，IL－6、TNF－α除了介导炎性和免疫反应，使子宫内膜异位症患者盆腔发生炎性化、纤维化，形成局部粘连，有利于异位内膜黏附外，还可通过增强黏附分子的活性来促使异位内膜和腹膜的直接黏附。皮质醇则抑制细胞黏附分子的活性，本课题组研究显示，子宫内膜异位症患者存在高水平的 IL－6 和低水平的促肾上腺皮质激素及皮质醇，经过妇痛宁治疗后，上述状态得以改善，临床症状消失，体征消除。由此推测，妇痛宁抑制异位内膜在腹腔内黏附的作用机制是通过抑制 IL－6、TNF－α 的活性，提高促肾上腺皮质激素和皮质醇的水平，由此抑制盆腔局部炎性、纤维化粘连的形成和抑制黏附分子活性，从而减少异位内膜间及异位内膜与腹膜间的黏附，并促使原有病灶的消散和吸收。

妇痛宁通过改善子宫内膜异位症神经－内分泌－免疫网络功能而抑制异位内膜的生长增殖。异位内膜在腹腔得以存活、定位、种植、黏附后，如果机体的病理状态得不到纠正和改善，其将继续生长增殖而加重病情。研究表明，内膜的生长增殖，一方面受 E_2 的调节，另一方面与新生血管的形成有重要关系。TNF－α 是新生的血管的促进因子，子宫内膜异位症患者存在高水平的 TNF－α。研究显示，妇痛宁通过降调子宫内膜异位症患者高水平

E_2 及 TNF – α 水平，使异位内膜在低水平 E_2 状态下，不利于内膜的生长而萎缩。有研究报道，异位病灶不仅有 ER，而且有 E_2 合成酶芳香化酶存在，而 IL – 6 可增强其活性。由此推测，妇痛宁可通过抑制 IL – 6 活性而限制芳香化酶合成 E_2，抑制局部高水平 E_2 状态的形成，从而抑制异位内膜的生长增殖。

妇痛宁通过调整子宫内膜异位症神经 – 内分泌 – 免疫网络功能来调经助孕。通过多年的临床实践，妇痛宁治疗子宫内膜异位症合并不孕的有效率高达 80% 以上，明显优于单纯应用西医组。目前，关于子宫内膜异位症不孕的机制还不十分清楚，但多数研究都集中在腹腔内环境的改变上。韩冰教授的实验研究也以此为基点，探讨妇痛宁是如何通过调整腹腔内环境的变化来调经助孕的。我们知道，一个活的机体，无时不在进行着各种生化反应，尤其是氧化反应，更是机体一刻都不能缺少的。正常情况下，各种反应处于动态平衡，保证机体的能量供应和生物合成。研究表明，子宫内膜异位症患者存在着氧化和抗氧化失调状态，即机体在氧化过程中产生大量氧自由基，如果这些氧自由基不能被机体及时完全清除，则引起组织的广泛损伤，进而产生大量有害机体的脂质过氧化物（LPO），在这一系列反应过程中产生一些影响精子、卵子功能和孕卵着床的物质，从而干扰受孕。研究显示，妇痛宁高、中、低剂量组，都能纠正这种差异，但以中剂量组效果显著，其水平基本趋于正常。由此推测，妇痛宁助孕机理之一是：通过提高机体 SOD 的抗氧化反应，避免大量 OFR 募集引起组织损伤而产生一些影响受孕的理化物质；调经助孕的机理之二是：前期实验研究已经证实其对改善盆腔微循环，增加子宫血运，促进血肿、包块吸收，松解盆腔粘连，恢复输卵管的通畅功能及改善与卵巢的正常解剖关系有一定作用。另外，妇痛宁还可降低IL－6的活性，从而解除 IL－6 对卵泡发育的抑制作用和对早期胚胎的杀伤作用，提高妊娠率。

妇痛宁通过恢复子宫内膜异位症神经－内分泌－免疫网络功能的平衡状态来消除疼痛。研究证明，妇痛宁一方面通过调节各前列腺素之间的平衡关系来消除疼痛，另一方面通过降调 E_2 水平间接调节前列腺素水平而起作用。另外，通过降调腹腔液内一系列的细胞因子，阻止或消除这些细胞因子引起的免疫和炎性反应所致的盆腔粘连，缓解、消除疼痛的作用亦是非常重要的。由此可知，妇痛宁在缓解、消除子宫内膜异位症疼痛方面，也是通过恢复其紊乱的神经－内分泌－免疫网络功能而起到良好的治疗作用。

传承创新，薪火相传。韩冰教授学术思想继承人宋殿荣教授融会中西，根据子宫内膜异位症的干细胞学说，提出离经之血与荣养周身的正常血液不同，为致病因素，可随经络气血运行至周身他脏，与周围组织粘连、纤维化，形成瘢痕，瘀积日久，可于机体多部位形成癥瘕，故瘀血始终贯穿子宫内膜异位症病理演变过程中。离经之血犹如种子，瘀血不除，血不归经，则反复发病，中医理论在"离经之血"导致子宫内膜异位症的发生发展认识上，与"干细胞学说"存在高度同一性。

宋殿荣教授带领科研小组，将体外混合培养的异位子宫内膜细胞注射到裸鼠腹部皮下，成功建立可视化子宫内膜异位症模型，成模率达100%。该造模方法简单、成模时间短、成模率高、成本低、对裸鼠创伤小，且可动态、无创、连续地观察异位病灶，为进一步研究子宫内膜异位症的发病机理及治疗提供了可靠的技术手段。

宋殿荣教授从子宫内膜干细胞与子宫内膜异位症发病机制相关性角度，对妇痛宁颗粒治疗子宫内膜异位症的作用机制进行了深入细致地研究和探讨，阐明了中药妇痛宁具有以子宫内膜干细胞为靶点的靶向治疗特征，为"活血化瘀，软坚散结"的基本治则提供科学依据，成为子宫内膜异位症治疗的突破点。

妇痛宁治疗子宫内膜异位症安全有效，但疗程长，长期口服中药患者接受度差。巴布剂被认为是中药经皮给药的重要载药平台，也是中药经皮给药制剂产业化的主要剂型。宋殿荣教授组织研究团队开发了妇痛宁巴布剂新剂型。开发的妇痛宁巴布贴剂能够使药力直达病灶，促进异位病灶的吸收，且药物对肝肾功能影响小，对皮肤无刺激，使用方便，无污染，能够满足长期用药的需要，做到临床应用简、便、廉，受到患者好评。

六、验案举隅

子宫内膜异位症

病案 1：孙某，女，未婚，27 岁。2011 年 12 月 17 日初诊。

主诉：经前下腹坠胀 3 年余，发现盆腔肿物 1 周。

现病史：患者 4 年前因房屋问题和男友发生争执，不慎摔倒，时值孕 2 个月，出现下腹坠痛伴阴道出血，保胎治疗无效，行清宫术。术后与男友分手，郁郁寡欢，每逢月经前 10 余天自觉下腹坠胀，乳房胀痛不可触及，烦躁易怒，经期便溏，经后逐渐缓解，自服逍遥丸等治疗，稍见缓解。现月经周期第 3 天，经色暗红，月经量中等，舌暗，苔薄黄，脉滑。今就诊我院，查 B 超示，左侧卵巢内可见一大小为 3.5cm×2.2cm×2.3cm 的囊实性回声团，考虑卵巢巧克力囊肿可能性大。CA125 43.7mU/mL。妇科检查（消毒）：已婚型外阴，阴道通畅，宫颈轻度糜烂，子宫后位，正常大小，活动差，无压痛，后穹隆触及 2 个触痛性结节，左附件区似可触及一直径 3cm 肿物，边界欠清，活动差，右附件区未及异常。

生育史：未婚，有性生活，G_1P_0。

月经史：12 岁初潮，7 天/34 天，量多，色暗红，有血块，腰酸。末次月经：2011 年 12 月 15 日。

辨证：气滞血瘀，冲任瘀阻。

治法：活血化瘀，软坚散结，通经止痛。

方药：当归 20g，川芎 10g，炒蒲黄 10g，香附 10g，赤芍 15g，桂枝 10g，桃仁 15g，三七粉 3g，三棱 15g，莪术 15g，丹参 30g，皂角刺 30g，薏苡仁 30g，益母草 15g。5 剂，水煎服。

二诊（2011 年 12 月 22 日）：月经已干净，未诉其他明显不适。舌暗，苔薄黄，脉弦滑。中药治以活血化瘀，软坚散结。

方药：三棱 15g，莪术 15g，皂刺 15g，当归 20g，薏苡仁 30g，海藻 30g，穿山甲 10g，鳖甲 20g，半枝莲 15g，白芍 15g，陈皮 20g，丹参 20g，血竭 6g。7 剂，水煎服。

三诊（2011 年 12 月 29 日）：偶有左下腹坠，无其他不适。舌暗，苔薄黄，脉弦细。加强软坚散结之力，上方加龙骨、牡蛎各 30g，桂枝 10g，丹皮 20g，温经活血，7 剂，水煎服。

四诊（2012 年 1 月 4 日）：经前 10 余天，感下腹坠胀，乳房胀痛，情绪急躁较前减轻，舌暗较前好转，脉弦细。治以活血化瘀，软坚散结，疏肝通经。

方药：当归 20g，川芎 10g，柴胡 10g，黄芩 10g，半夏 10g，泽兰 10g，益母草 30g，炒薏米 30g，鹿角霜 20g，生山楂 30g，白芍 15g，泽泻 20g，丹皮 15g，香附 10g。7 剂，水煎服。

五诊（2012 年 1 月 11 日）：经前 5 天左右，现乳房胀，治以活血化瘀，疏肝理气，通经止痛。

方药：当归 20g，川芎 10g，三棱 10g，炒蒲黄 10g，五灵脂

10g，赤芍15g，丹皮15g，桂枝10g，没药10g，小茴香6g，川楝子10g，香附10g，益母草30g。7剂，水煎服。

六诊（2012年1月18日）：月经周期第2天，色红，月经量较前明显减少，血块较前明显减少，轻微腹痛坠，睡眠差，舌淡暗，脉弦滑。中药治以活血化瘀，通经止痛为主，辅以镇惊安神。

方药：当归20g，川芎10g，白芍30g，生黄芪30g，丹参30g，生龙牡各30g，麦冬20g，五味子10g，桂枝10g，丹皮15g。5剂，水煎服。

配以医院制剂妇痛宁颗粒，口服，每次1袋，每天3次，连续服5天。

七诊（2012年1月23日）：月经干净，无明显不适，诉将出差数月，不便坚持服中药汤剂，故予医院制剂妇痛宁颗粒，口服，每次1袋，每天3次，连服3个月，以巩固疗效。

八诊（2012年4月28日）：患者返津，称近3个月经周期经前下腹坠胀、乳房胀痛消失，情绪波动得到明显控制，外地复查妇科阴道彩超正常，要求继续服用妇痛宁颗粒巩固治疗。

按语：此例患者平素性格急躁，肝气郁结不畅，值孕期气血旺盛之时，有较大情绪波动，加之跌仆损伤，致冲任受损，不能固约胎元，致胎殒而下，清宫术后冲任数损，加之感情受挫，致肝气郁结进一步加重。情志怫郁，肝失调达，冲任气血瘀滞，故经前小腹坠胀；肝郁不舒，冲气上逆，故乳房胀痛难忍；气滞则血行不畅，经血瘀滞，故经量多，有血块；瘀血停于体内，渐成癥瘕，故见盆腔包块。舌脉均为气滞血瘀之征象。

治疗以活血化瘀、软坚散结、疏通经络止痛为主。患者初诊恰逢经期，治疗当以行气活血，化瘀通经为主；二诊为经血已净，侧重软坚散结消癥；而经前期患者出现肝郁不舒诸症，治当疏肝解郁，行气活血，化瘀通经，促进经血顺利排出。

病案2：张某，女，32岁，记者。2012年1月7日初诊。

主诉：未避孕未孕3年，发现子宫内膜异位症半年。

现病史：结婚5年，婚后同居，有规律性生活，婚后半年即孕，因非计划妊娠，行人工流产术，术后2天即赴外地采访，旅途奔波，寒冷失宜，阴道淋沥出血半月余。此后月经周期延长至35天，经量较前明显减少，色暗红，经前及经期下腹部及肛门胀痛感，牵连腹股沟及大腿内侧，心烦易怒，不能专心工作。近3年计划妊娠，未避孕而未孕，爱人精液正常。患者每逢经期下腹疼痛，伴手足冰凉，需服止痛药缓解。半年前因输卵管阻塞行腹腔镜检查，诊断为盆腔子宫内膜异位症，术后双侧输卵管通畅。现停经38天。妇科检查：已婚型外阴，阴道通畅，宫颈光滑，子宫前位，正常大小，活动差，无压痛，双附件区未及明显异常。尿妊娠试验阴性。B超：子宫及双附件未见明显异常。

生育史：G_1P_0，2007年行人工流产术，未避孕。

月经史：12岁初潮，5天/28天，量中等，无痛经，末次月经：2011年12月1日。

辨证：寒凝血瘀，冲任损伤。

治法：温经化瘀，活血止痛，调经助孕。

方药：川芎15g，延胡索20g，肉桂10g，月季花15g，枳壳15g，丹参30g，小茴香6g，桂枝10g，白芍20g，当归20g，益母草30g，甘草6g。7剂，水煎服。

二诊（2012年1月14日）：停经45天，月经仍未来潮，现下腹酸坠，昨日起阴道少许暗红色分泌物，纳寐可，二便调。舌淡暗，苔白略厚，脉沉细滑。治以活血通经，祛瘀止痛。上方加没药10g，乳香10g。7剂，水煎服。

三诊（2012 年 1 月 21 日）：现月经第 4 天，量中，色暗红，痛经较前减轻，纳寐可，二便调。舌淡暗，苔白，脉沉细滑。治以活血化瘀，软坚散结。

方药：当归 20g，川芎 10g，桂枝 10g，三棱 15g，莪术 15g，生黄芪 30g，皂刺 30g，丹参 30g，半枝莲 15g，鳖甲 20g，海藻 30g，生薏米 30g，续断 15g，丹皮 15g。7 剂，水煎服。

后口服妇痛宁颗粒 3 周。

四诊（2012 年 2 月 20 日）：现月经第 5 天，量少，色暗，轻痛经，舌淡红，苔薄白，脉沉细滑。治以活血化瘀，通经止痛。服二诊方，加牛膝 20g，生薏米 30g，茯苓 15g。7 剂，水煎服。

五诊（2012 年 2 月 27 日）：月经第 12 天，带下量增多，色白，舌淡胖，苔薄白，脉细。今日监测卵泡，子宫内膜厚 0.8cm，右卵巢卵泡大小为 1.9cm×1.8cm。嘱隔日同房。中药治以活血化瘀，理气助孕。

方药：茯苓 30g，白术 10g，泽泻 20g，菟丝子 30g，穿山甲 10g，丹参 30g，生地黄 15g，丹皮 20g，续断 20g，青皮 6g，香附 10g。3 剂，水煎服。

六诊（2012 年 3 月 1 日）：今日监测卵泡，子宫内膜厚 1.0cm，右卵泡已破裂。口服补肾调冲Ⅱ号颗粒，每次 1 袋，每日 3 次，连服 14 天。

七诊（2012 年 3 月 19 日）：停经 32 天，患者诉今晨自测尿妊娠试验阳性。血 HCG 778mU/mL，P 28ng/mL。嘱注意饮食、休息。

八诊（2012 年 4 月 4 日）：查妇科彩超示宫内早孕，可见胎芽、胎心。

按语：本案因清宫术后，摄生不当，导致寒邪入侵，留着经脉，损伤冲任，以致离经之血停聚体内，形成癥瘕。寒湿凝聚胞中、冲任，血为寒凝而运行不畅，故经期下腹冷痛；寒得热化，故腹痛得热而减；血为寒凝，则经色暗，量少，淋沥不尽；寒湿阻遏阳气，不能温煦四肢，故手足冰凉；寒凝胞宫，冲任不调，不能摄精成孕，故继发不孕。肉桂、小茴香、干姜温经散寒止痛；当归、川芎、白芍养血活血，调和冲任；延胡索理气止痛，活血化瘀；月季花、益母草疏肝理气，活血调经；三棱、莪术、鳖甲、海藻增强祛瘀消癥、软坚散结之力。

第三节　补肾滋任法

补肾滋任法是通过补肾填精，健脾益气，补养任脉的方法，调整人体气血、阴阳平衡。适用于冲任二脉气虚血少，胞宫失养，肾虚有热，或脾虚化源不足所致任脉亏虚而致的月经后期、月经过少、闭经、崩漏、胎漏、胎动不安、不孕症等。

一、病因病机

任脉主持元阴，为阴脉之海，能调节诸阴，妊养胞胎，而肾主藏精，脾主统血，为气血化生之源。脾为后天之本，肾为先天之本，两脏关系密切，在生理上相互资助，使得血气旺盛，元气充沛，诸病不染。在病理上相互影响，然脾虚则生化无源，脏腑失养。肾也要依赖脾胃水谷精气的滋养，脾虚日久最后必然会引起肾的虚损。肾阴亏虚，或脾虚化源不足，均可致任脉亏虚，形成脾肾不足，任脉失滋的基本病机。肾精不足，脾气虚弱，化血乏源，冲任血虚，血海不能按时满溢，可致月经后期，月经过少，闭经。肾精不足，气血虚弱，胞脉失养，致不孕症。素体肾阴亏虚，或房劳多产损伤真阴，阴不维阳，脾气虚弱，封藏失职，冲任不固，不能制约经血，发为崩漏。素体阴虚，或孕后过食辛热，阴虚生内热，热伏冲任，或孕后房事不节，伤肾耗精，肾虚冲任损伤，发为胎漏、胎动不安。

二、疾病及其辨证

本类病证为虚证，涉及脾肾两脏，冲任二脉，可见肾阴虚、肾精不足、脾气虚之临床表现。肾精不足，脾气虚弱，任脉失滋所致月经后期、月经过少、闭经，症见经行错后，量少，色淡暗，质清稀，甚或月经停闭，数月不行，婚久不孕，腰酸腿软，头晕耳鸣，面色晦暗或面部暗斑，带下清稀，舌淡暗，苔薄白，脉沉细。

肾阴亏虚，脾气虚弱，任脉失滋所致崩漏、不孕症，症见月经量时多时少，色鲜红，质稠，头晕耳鸣，腰腿酸软，手足心热，夜寐不宁，疲乏无力，纳食不馨，情绪烦躁易怒，舌红，苔少，脉弦细数。

肾阴不足，热扰冲任，或肾经耗伤，冲任失养所致胎漏、胎动不安，症见妊娠期阴道少量出血，色鲜红或深红，质稠，或腰酸，心烦不安，口苦咽干，便结溺黄，舌质红，苔黄，脉滑数。

三、用药经验

肾阴虚，冲任血少，或热伏冲任，导致月经先期、崩漏、胎漏、闭经、不孕等疾病。治疗宜滋肾益阴为主，常用的代表方剂如左归丸、六味地黄丸、补肾地黄丸等。若血虚甚者，酌加鹿角胶、紫河车等血肉之品填精养血，大补奇经。若兼有潮热者，酌加知母、青蒿、龟甲、炙鳖甲等以滋阴而清虚热。

补肾滋任法常用补肾填精之品如阿胶、紫河车、菟丝子、覆盆子、枸杞子、肉苁蓉、山茱萸等。龟甲可作为任脉的引经药。叶天士说："龟甲性阴走任脉。"《临证指南医案·产后门》曰："任脉为病，用龟甲以为静摄。"补气健脾药常用人参、黄芪、白术、山药等。临床上对任脉亏损，虚火内扰者，还常用黄柏、知母、生地黄、玄参等降肾火之品。傅青主曰："黄柏清肾中之火，肾与任脉相通以相制，解肾中之火即解任脉之热矣。"基本方：菟丝子30g，黄芪30g，女贞子15g，枸杞子15g，山茱萸15g，鹿角霜15g，党参10g，覆盆子10g，山药10g，龟甲10g，熟地黄20g。本方有补肾填精、健脾益气、补养任脉之功效。方中枸杞子、菟丝子、覆盆子、女贞子、山茱萸，既益肾精又助肾阳，佐熟地黄滋阴补血；鹿角霜入足少阴经血分，补阴中之阳道；龟甲为任脉的引经药；黄芪、党参益气补血，固腠理，益脾胃。全方配伍，补肾填精，健脾益气，使任脉充盛。临床随症状而加减，若腰膝酸软较重者，加桑寄生30g，续断10g；若阴道出血量多者，加棕榈炭、大蓟、小蓟各15g；若经血色鲜红，手足心热，口干渴者，加黄柏、知母各10g，生地黄、地骨皮各30g。

四、古籍记载

补肾滋任的药物古籍多有记载，为后世医家应用奇经论治妇科疾病所借鉴。《药性论》："菟丝子治男子女人虚冷，添精益髓，去腰疼膝冷，又主消渴热中。"《本草汇言》："菟丝子，补肾养肝，温脾助胃之药也。但补而不峻，温而不燥，故入肾经，虚可以补，实可以利，寒可以温，热可以凉，湿可以燥，燥可以润。

非若黄柏、知母，苦寒而不温，有泻肾经之气；非若肉桂、益智，辛热而不凉，有动肾经之燥；非若苁蓉、锁阳，甘咸而滞气，有生肾经之湿者比也。"女贞子补肾滋阴，始载于东汉《神农本草经》，被列为上品。《本草经疏》载：女贞子，气味俱阴，正入肾除热补精之要品，肾得补，则五脏自安，精神自足，百病去而身肥健矣。覆盆子为常用补肾中药之一，在补肾滋任法中也被应用。《本草通玄》曰："覆盆子，甘平入肾，起阳治痿，固精摄溺，强肾而无燥热之偏，固精而无凝涩之害，金玉之品也。"《本草正义》曰："覆盆子为滋养真阴之药。"《本经》言，覆盆子"主安五脏，脏者阴也。凡子皆坚实，多能补中，况有酸收之力，自能补五脏之阴而益精气。凡子皆重，多能益肾，而此又专入肾阴，能坚肾气，强志倍力，有子，皆补益肾阴之效也。唯此专养阴，非以助阳，一似凡补肾者皆属温药，不知肾阴肾阳，药物各有专主，滋养真阴者，必非温药"。肉苁蓉滋肾养阴，《本草汇言》曰："肉苁蓉养命门，滋肾气，补精血之药也。男子丹元虚冷而沉，妇人冲任失调而阴气不治，此乃平补之剂，温而不热，补而不峻，缓而不燥，滑而不泄，故有从容之名。"又《本草从新》曰："地黄，滋肾水，封填骨髓，利血脉，补益真阴，聪耳明目，黑发乌须……一切肝肾阴亏，虚损百病，为壮水之主药。"

五、现代研究

韩冰教授所用补肾填精，健脾益气中药多含有植物雌激素成分。补肾药中多含黄酮类物质，具有植物性激素作用，能促进卵巢雌激素合成，提高卵巢对促性腺激素的反应性，进而恢复改善卵巢功能，并延缓卵巢功能早衰。现代药理研究表明，菟丝子、熟地黄、山茱萸具有雌激素样活性，可使垂体前叶、卵巢子宫增重，可兴奋子宫，增加机体免疫力，且对性腺轴具有兴奋作用，对内分泌功能失调患者有较好疗效。紫河车经放射性免疫测定，本身即含有雌二醇、雌酮或促性腺激素等激素类物质。杜仲叶、山茱萸具有类雌激素样作用，能增强性腺的功能。对补肾阴代表方左归丸的研究发现，其能增加阴虚雌性小鼠外周血中雌激素水平、卵巢及胸腺质量。

脾虚证的发生与性激素水平紊乱有关，健脾益气中药能降低实验性脾虚证大鼠 E_2 含量和 E_2/T 比值，提高胸腺质量及脏器指数，参与体内性激素的调节。异甘草素是甘草中含量较高的另一种黄酮，具有雌激素样作用。藏党参降低大鼠血清中雌二醇水平，使卵泡刺激素、孕酮和黄体生成素的含量升高，还能升高血清中谷胱甘肽含量，提高超氧化物歧化酶活力。

六、验案举隅

1. 崩漏

孙某，18 岁，未婚，学生。2013 年 4 月 3 日初诊。

主诉：月经周期无规律 4 年余，经期延长，经血量多 3 年。

现病史：患者于 14 岁初潮，初潮后即见周期紊乱，经期延长，经水量多，色紫红，夹少许血块，曾经 2 次人工周期治疗，效果不巩固。20 天前月经来潮，上体育课后，经量增多，有大血块，色鲜红，近 7 天出血减少，色红，质稀，淋沥不尽，舌红，苔薄，脉滑细数。辅助检查：B 超示子宫内膜增厚，血常规示 Hb 104g/L。

辨证：阴虚精亏，冲任不固。

治法：滋阴清热，补肾滋任，固冲止血。

方药：生地黄、地骨皮、旱莲草、生地榆、白芍各 30g，龟甲、蒲黄炭、女贞子各 15g，山药、黄芩炭、花蕊石各 10g，甘草 6g。7 剂，水煎服。

二诊（2013 年 4 月 10 日）：服药 4 剂经水即净，加强补肾填精之力。

方药：当归、白芍、山茱萸、山药、肉苁蓉、巴戟天、紫河车各 10g，女贞子、鹿角霜各 15g，地骨皮、生地黄、桑寄生、菟丝子各 30g。

以此方进行调理，复查 B 超示，子宫及双附件未见异常，月经转为正常。1 年后随访，停药已数月，情况良好。

按语：本例患者初潮后即见周期紊乱，是因肾气尚未充实，冲任二脉失于调养所致。月经色紫红、量多，是为肾阴虚，不能镇守胞络相火，热伏冲任，迫血妄行所致。故方中用女贞子、旱莲草滋补肾阴，山药、山茱萸补肾益精气而固冲任，龟甲滋养肾阴，走任脉，益冲任，同时用生地黄、地骨皮、生地榆、黄芩炭等滋阴清热，凉血止血，而用炭的目的是增强止血之功。为达到止血不留瘀的目的，又加入蒲黄炭、花蕊石加强止血化瘀之功。血净后，继以滋阴清热、补肾固冲任的生地黄、地骨皮、女贞子、桑寄生等药以固其本，再加血肉有情之品，如紫河车、鹿角霜等填精补髓，当归、白芍等养血补血，使肾中阴平阳秘，冲任气血平静旺盛，因此月经恢复正常。

2. 胎漏

张某，女，28 岁，已婚，职员。2013 年 1 月 20 日初诊。

主诉：停经 50 天，阴道少量出血 5 天。

现病史：患者平素月经欠规律，30～60 天一行，持续 7～8 天，量少，色淡，无痛经，腰膝酸软，头晕耳鸣，面部暗斑，带下量多，清稀。现停经 50 天，停经 34 天自测尿妊娠试验阴性，5

天前做家务时阴道出血，呈咖啡色，伴腰酸，无腹坠痛，以为月经来潮，未诊治。今晨起恶心，自测尿妊娠试验阳性，遂来院就诊。舌淡暗，苔薄白，脉沉细滑。血 HCG 2031mU/mL，P 17.3nmol/L。B超示：可见胎囊1.8cm×2.0cm×1.4cm，隐见卵黄囊，未见胎芽。

月经史：患者平素月经7~8天/30~60天，量少，色淡，无痛经。末次月经：2012年12月2日。

生育史：23岁结婚，G_3P_0，孕8周时胎停育2次，行清宫术。

辨证：肾精不足，脾气虚弱，冲任不固。

治法：补肾滋任，健脾益气，止血安胎。

方药：黄芪30g，太子参20g，鹿角胶15g，阿胶15g，黄芩炭15g，棕榈炭15g，炒椿皮15g，醋艾叶炭10g，川续断10g，桑寄生30g，苎麻根30g，菟丝子30g，白术15g，蒲黄炭20g。7剂，水煎服。

二诊（2013年1月27日）：阴道偶有少许出血，诉饮食欠佳，考虑该患者胎气虽得暂安，肾气尚未得复，故效不更方，上方加砂仁10g。水煎服，共7剂。

三诊（2013年2月3日）：阴道出血已净，未诉不适，脉滑缓。原方再予3剂。嘱其注意饮食休息，避免剧烈活动。

后随访，顺产一女婴。

按语：妇女在妊娠期间，阴道有少量出血，时出时止，或淋沥不断，而无明显腰酸腹痛及小腹下坠者称"胎漏""漏胞"。本病多发生在妊娠早期，西医称之为先兆流产。病因大致可归纳为肾虚、脾虚、气血不足、血热、血瘀、外伤等导致冲任气血不调，胎元不固。韩冰教授认为，胎漏病机在于脾肾之不足。肾为"先天之本""生胎之元"，古人有"肾以载胎"之说，故肾气盛是孕育的根本，肾虚则冲任不固，胎失所主。如肾气不足，子宫固藏无力，或肾阴虚致阴血亏失，血海空虚，胎无所依。肾阳亏虚，宫寒无以养胎。肾阴虚，火旺伤络，络损血溢。脾主统血，为"后天之本""气血生化之源"。肾之精气赖于水谷精微才可充盈，故有"非精血无以立形体之基"的说法。同样，脾胃虚损，五谷精微化源不足，无法送达四肢百骸，气血生化乏源，母体虚衰，血少则胎失所养，胎元不固。脾肾二脏在胎儿的孕育和生长过程中发挥着至关重要的作用。

本例患者月经量少，颜色略暗，舌淡暗，脉沉细，是为肾虚脾弱之体，既往两次殒胎史，今又结而不实，漏下淡红，此乃脾肾气虚，肾虚不能载胎，脾虚则气血乏源，无以养胎，故见孕后阴道出血等症。古人曾喻胎孕如"寄生之托于苞桑，茑与女萝之施于松柏"，若脾肾虚弱如寄生，松柏之下固也，而胎无所附，漏坠难免。《女科证治约旨》曰："妇女有病，全赖血以养之，气以护之。"韩冰教授倡补肾安胎法为治疗胎漏之要旨，补养肾之精气，以固先天之本也，同时配以健脾和胃，以资后天之化源。以寿胎丸为主方，菟丝子、续断、桑寄生、阿胶阴中求阳，水中补火，守而能走，再加黄芪、太子参、白术益气健脾，气充则摄胎有力，苎麻根、艾叶炭、棕榈炭等养血止血，气血充则胎自养，二胶同用，温肾阳，滋肾阴而达阳生阴长之功，苎麻根清热止血安胎，艾叶炭归肝脾肾经，可温经止血，与阿胶相伍，补益冲任，止血安胎，另稍佐黄芩炭，清热止血安胎，且防诸补益之品温热而动血，砂仁理气醒脾，防诸药滋腻碍胃。本方谨守病机，有补有行，故补而不滞，温而不燥，肾气足，脾气健，冲任固，则胎自安，而无漏动之虞。《素问·六节藏象论》云："肾者主蛰，封藏之本，精之处也。"肾既藏先天之精，又蕴后天之精，为生殖发育之源。《女科证治约旨》谓："妇女有病全赖血以养之，气以护之。"可见，肾虚不能载胎，脾虚气血乏源，均能使胎失摄养而滑堕。韩冰教授认为，安胎之法补脾肾、益气血为其根本，尤其需要重视固肾，还应时刻注意保护胃气，以后天资先天。韩冰教授强调，医师在临床应用时应根据患者的自身情况，寒热虚实等兼夹因素随症变化加减。若母体有病在先则以去病为主，病去则胎自安；若因胎气不固，影响母体致病者，当先补脾肾以安胎，胎安则病自除。《景岳全书》言："凡妊娠胎气不安者，证本非一，治亦不同。盖胎气不妥，必有所因，或虚或实，或寒或热，皆能为胎气之病，去其所病，即安胎之法。"

3. 不孕症

李某，女，32 岁，已婚，教师。2013 年 3 月 18 日初诊。

主诉：经期延长 2 年，未避孕未孕 1 年。

现病史：患者有青春期功能失调性子宫出血史，中药治疗后月经正常，3 年前孕 5 个月胎死宫内，行引产术，术后 3 个月月经方来潮，量多，色红，持续 10 余天方净。经中药治疗后月经周期正常，但仍持续 10 多天净，量多，色红，有血块，经前烦躁易怒，全身燥热不适，腰膝酸软，头晕耳鸣，夜寐盗汗，近 1 年准备再孕而未孕。现月经第 3 天，阴道出血多，有血块，舌质红，苔白，脉细数。妇科检查（消毒）：已婚型外阴，阴道通畅，有血，宫颈光滑，子宫前位，正常大小，无压痛，双附件区未及异常。B 超示子宫内膜增厚（1.3cm）。输卵管造影示双侧输卵管通畅。爱人精液正常。

月经史：12 岁初潮，平素月经 7 天/32 天，近 2 年 10～15 天/35 天，量多，色红，有血块。末次月经 2013 年 3 月 7 日，至今未净。

辨证：阴精亏虚，冲任失固。

治法：清热凉血，补肾滋任，固冲止血。

方药：黄芪 30g，太子参 15g，蒲黄炭 20g，大黄炭 10g，三七粉 3g，生地黄 30g，地骨皮 30g，小蓟 30g，鳖甲 20g，生龙骨 30g，生牡蛎 30g，阿胶珠 10g，寒水石 15g，茜草 20g，乌贼骨 10g，棕榈炭 15g，炒椿皮 15g。7 剂，水煎服。

二诊（2013 年 3 月 25 日）：自觉头部胀痛，心烦，乏力，阴道仍有血性分泌物，寐差易醒，纳差，舌红，苔薄黄，脉弦细数，治疗应加强清热凉血之力。

方药：黄芪 30g，太子参 20g，菟丝子 30g，女贞子 15g，旱莲草 30g，生地黄 30g，地骨皮 30g，小蓟 30g，鳖甲 20g，生龙骨 30g，生牡蛎 30g，寒水石 15g，黄精 30g，何首乌 30g，麦芽炭 30g。7 剂，水煎服。

三诊（2013 年 3 月 31 日）：服上方 2 剂后阴道血止，白带量多，略黄，有异味，入睡困难，服药后体重增加明显。继续中药调理 1 周。

方药：黄芪 30g，太子参 20g，菟丝子 30g，女贞子 15g，旱莲草 30g，生地黄 30g，地骨皮 30g，鳖甲 20g，生龙骨 30g，生牡蛎 30g，黄精 30g，何首乌 30g，黄柏 10，车前子 6g，麦芽炭 30g。7 剂，水煎服。

四诊（2013 年 4 月 7 日）：今日月经来潮，量多，少量血块，色暗，小腹胀痛，烦躁易怒，舌红，苔白腻，脉滑数。治以疏肝理气，清热凉血，补肾滋任。

方药：柴胡 10g，沉香 10g，川楝子 10g，元胡 10g，白芍 30g，丹参 30g，生龙骨 30g，生牡蛎 30g，蒲黄炭 20g，茜草 20g，乌贼骨 10g，麦芽炭 30g。7 剂，水煎服。

谨守上方，出入为治，患者坚持服药 4 个月后，患者月经经期正常，持续 5~7 天，月经量中等，色红，监测排卵，指导受孕，2013 年 9 月 2 日来诊，停经 40 天，自测尿妊娠试验阳性，停经 50$^+$ 天来我院查 B 超示宫内早孕，相当于孕 7W$^+$。

按语：不孕病因及见症虽多，仍不外虚实两端，虚者又有阴阳之异，实者又有肝郁、血瘀、痰湿之别，虚与实又有兼夹。临证宜详审，不可拘泥。然肾藏精，主生殖，冲任又是联系正经与胞宫的直接通道，不孕原因虽多，然肾虚冲任失调为其根本，治疗重在补肾调冲任。本案患者有青春期功能失调性子宫出血病史，素体肾阴亏虚，孕 5 个月引产后，阴血损伤，阴虚生内热，热扰冲任，冲任不固，破血妄行，则经期延长。胞宫阴血不足，不能摄精成孕。头晕耳鸣，夜寐盗汗，舌红，苔薄白，脉细数，均为肾阴虚之征。治疗该病主方中黄芪、太子参补气止血；蒲黄炭、大黄炭、三七粉、小蓟止血；生地黄、地骨皮、生龙骨、生牡蛎、寒水石、茜草、乌贼骨、炒椿皮滋阴清热；生龙骨、生牡蛎、鳖甲滋阴潜阳，补肾益精。

第四节 补任填督法

补任填督法是通过补肾填精、补气养血、健脾温肾等方法，补养任脉，填充督脉，从而调整人体气血、阴阳平衡的一种治法，主要用于治疗久病或气血亏虚，损及任督二脉，致任脉疾患与督脉疾患同时出现，任督阴阳俱虚而致的闭经、崩漏、经断前后诸证、不孕症等。

一、病因病机

任、督二脉为肾所主，均起自胞中。任脉行身前，为诸阴经之海，阴津精血皆灌注于内，而上通于脑。督脉行身后，为诸阳经之会，循脊入脑，主气主阳。外感六淫邪毒，内伤脏腑气血，损伤任督二脉，阴阳平衡失调，可导致妇科疾病的发生。若饮食不节，思虑或劳累过度，损伤脾气，气血化生之源不足，冲任气血不充，督脉损伤，血海不能满溢，可致月经停闭。若素体脾虚，或劳倦思虑，饮食不节，损伤脾气，脾虚血失统摄，甚则虚而下陷，冲任不固，督脉损伤，不能制约经血，可致崩漏。若素体虚弱，肾阳虚衰，经断前后，肾气更虚，复加大惊猝恐，或房事不节，损伤肾气，命门火衰，脏腑失煦，遂致经断前后诸证发生。

二、疾病及其辨证

任督虚损涉及脾肾两脏，任督二脉属奇经并病。脾胃为后天之本，脾虚、任督二脉损伤所致闭经，症见月经停闭数月，肢倦神疲，食欲不振，脘腹胀闷，大便溏薄，面色淡黄，舌淡胖有齿痕，苔白腻，脉缓弱。

任督虚损致崩漏，症见经血非时而下，量多如崩，或淋沥不断，色淡质稀，神疲体倦，气短懒言，不思饮食，四肢不温，或面浮肢肿，面色淡黄，舌淡胖，苔薄白，脉缓弱。

任督虚损致经断前后诸证，主要表现为经断前后头晕耳鸣，腰痛如折，腹冷阴坠，形寒肢冷，小便频数或失禁，带下量多，月经不调，量多或少，色淡质稀，精神萎靡，面色晦暗，舌淡，苔白滑，脉沉细而迟。

三、用药经验

任督二脉通行，可以维持人体的阴阳平衡，以先天之元气温煦先天之精，补任填督法适于各种因素致任脉损伤，督脉阳虚，经血亏损，气失升举，髓海、胞宫失养的病证。因督脉循于身背，统督背部之阳及诸阳经，络于两肾，为元精、元气通髓达脑的径路，故督脉空虚，可引起人体髓海及元神之府不得充养，而表现为背寒、腰膝酸软、头重眩晕。如果阳虚不摄，还可见虚坠下泄，妇人经漏等。常用药物主要有温补督脉之阳气阴精之品，多以鹿茸、鹿角霜、鹿角胶作为主药。由于督脉与足少阴、足太阳经相通，故临床用药温补督脉也多从这两经考虑。入太阳经者，多为阳刚之药，如附子、肉桂、干姜、花椒；入少阴经者，多为通阳柔药，如巴戟天、肉苁蓉、补骨脂、枸杞子、菟丝子、沙苑子等。基本方：鹿角霜10g，菟丝子30g，补骨脂10g，杜仲10g，山药10g，山茱萸10g，附子6g，肉桂6g，熟地黄15g，枸杞子15g。功效：补益元阳，温补督脉。主治：不孕症、崩漏、绝经综合征等。方中鹿角霜通督脉之气，菟丝子温补三阴经以益精髓，其性柔润，故温而不燥，补而不峻，既益阴精，又助肾阳，使阳升阴长；补骨脂辛苦大温，入命门，暖肾脏，以壮元阳，补相火，以通君火，治疗肾冷精滑，腰膝酸痛；配杜仲可治风寒腰痛，肾虚腰痛；附子、肉桂暖寒水，可温养督脉，温里散寒；熟地黄、枸杞子二药配伍，既补肝经之阴，又益肾水之阳。全方配伍具有补益肝肾，温补督脉之功效。如症见腰背酸重，难以俯仰者，加狗脊15g，桑寄生30g，续断10g；如症见腰背喜温恶寒，遗尿，月经量少，不孕症等下元虚寒较重者，加紫石英

30g，巴戟天 10g，紫河车 10g；如见夜寐不安，心悸，浮肿等心肾不交症状者，加茯苓 30g，干姜 10g；如症见神疲健忘，头晕耳鸣等元神之府亏虚较重者，加淫羊藿 10g，沙苑子 10g。

对精关不固，下焦虚寒致带下、不孕、不育、遗精、早泄等，采用基本方：菟丝子、紫石英各 30g，覆盆子、补骨脂、山茱萸各 15g，鹿角霜、肉苁蓉、党参各 10g，肉桂 6g。本方有滋肾填精、温补命门、补任填督之功效，主治带下、不孕症、遗精、早泄等。方中菟丝子温补三阴经以益精髓，温而不燥，补而不峻，既益肾精，又助肾阳；补骨脂入命门，壮元阳；覆盆子入足少阴经，既可补任脉之虚，又可使卫阳充盛，填督脉之不足；鹿角胶补督脉之血；肉苁蓉入命门，兼入足少阴经血分，壮阳强阴，治疗腰膝寒痛，阴冷不孕，得山茱萸还可滋阴清热；用党参之意在于因任督二脉统辖八脉，紫石英甘温入手少阴、足厥阴经血分，镇心益肝，暖子宫，除风寒，配肉桂增强温经散寒之力。全方配伍，既补阴精，又壮元阳，使任督充盛。若下焦虚寒明显而见腰膝酸软，畏寒，尿频，带下较甚者，加芡实、山药各 10g，蒺藜 15g；若遗精、泄泻较重者，加桑螵蛸、鱼鳔各 10g。

对于脾虚、任督损伤致崩漏，采用固冲汤（《医学衷中参西录》）加减，基本方：白术、黄芪、煅龙骨、煅牡蛎、山茱萸、白芍、海螵蛸、茜草根、棕炭、五倍子。方中黄芪、白术健脾益气以摄血；龙骨、牡蛎、海螵蛸固摄冲任；山茱萸、白芍益肾养血，酸收止血；五倍子、棕炭涩血止血；茜草根活血止血，血止而不留瘀。全方共奏健脾益气，固冲止血之效。若出血量多者，酌加人参、升麻；久漏不止者，酌加藕节、炒蒲黄。

肾阳虚损，督脉不固之经断前后诸证，常采用基本方右归丸加减。若肾阳虚不能温运脾土，致脾肾阳虚者，症见腰膝酸痛，食少腹胀，四肢倦怠，或四肢浮肿，大便溏薄，舌淡胖，苔薄白，脉沉细缓。治宜温肾健脾方加补骨脂、淫羊藿、山药。若肾阴阳俱虚者，症见时而畏寒恶风，时而潮热汗出，腰酸乏力，头晕耳鸣，五心烦热，舌红，苔薄，脉沉细。治宜补肾扶阳，滋肾养血，药用仙茅、淫羊藿、当归、巴戟天、黄柏、知母、生龟甲、女贞子。方中仙茅、淫羊藿、巴戟天补肾扶阳；生龟甲、女贞子、当归滋肾养血；知母、黄柏滋肾阴而泻相火。全方肾阴阳双补，使肾阴肾阳恢复平衡，经断前后诸证自能向愈。

四、古籍记载

历代医家通过长期实践，认识到能够贯通人体阴阳的前后正中线任督二脉是人体极为重要的生理通道之一。明代李时珍在《奇经八脉考》中说："任督二脉，人身之子午也，此元气之所由生，真息之所由起。"治疗上，近代名医张锡纯亦曾在《医学衷中参西录》中云："通督脉可愈身后之病，通任脉可愈身前之病；督任皆通，元气流行，精神健旺，至此可以长生矣。"《本草乘雅半偈》记载："任病则先治督，以阴生于阳，而阳为督，阴为任也。即奇经六脉与两手足各十二阴阳经脉，亦莫不宗于任督也。"叶天士云："欲涵阴精不漏，意在升固八脉之气。"用药方面，叶天士说："鹿茸壮督脉之阳，鹿霜通督脉之气，鹿胶补督脉之血。"《奇经八脉考》中收载了督脉主病用药相关内容，如"督脉为病，此病宜用羌活、独活、防风、荆苏、细辛、藁本、黄连、大黄、附子、乌头、苍耳之类"。明代武之望在《济阴纲目》中说："四物、阿胶可以补任脉之虚；鹿角胶之用，非以其为气血之属，而补督脉，充脑髓乎。"

五、现代研究

任督二脉主要对生殖内分泌系统具有调节作用。鹿茸为督脉主药，研究表明，其含有包括雌二醇、孕酮、皮质甾酮、雌酮、炔雌醇、17α-雌二醇、17α-羟基黄体酮等在内的 18 种性激素。任脉主方四物汤萃取物可调节卵巢表面上皮细胞株 GnRH mRNA 表达量，由此可推测，四物汤在分子细胞学层次可调节 GnRH 的表达，以影响生殖内分泌系统。四物汤具有养血活血、补血、免疫调节作用，可改善卵巢早衰的症状。右归丸温补肾阳，填精止遗，其组方药物多入任督二脉，研究表明，可调节下丘脑-垂体-肾上腺轴，显著提高肾阳虚大鼠的睾酮含量，对大鼠肾阳虚证有改善作用。

六、验案举隅

1. 闭经

郝某，女，20 岁，未婚，学生。2013 年 4 月 7 日初诊。

主诉：停经 3 个月。

现病史：患者素体虚弱，14 岁月经初潮，月经正常。高中后因学习紧张，月经周期紊乱，量多，淋沥不尽，于外院诊断为功能失调性子宫出血，行人工周期治疗 3 个月后月经正常。1 年前考入天津某高校，水土不服，饮食较前减少，腰酸、神疲，月经 2 个月余方可来潮，量较前明显减少。此次停经 3 个月余未潮，面色萎黄，偶有头晕，不能专心学习，舌淡，苔白，脉沉细。B 超示子宫及双附件未见异常。性激素六项均在卵泡期水平。

月经史：14 岁月经初潮，5 天/28 天，量中等，无痛经。功能失调性子宫出血史。近 1 年月经 2 个月余一行，量少，末次月经：2013 年 1 月 1 日。

婚孕史：未婚，否认性生活史。

辨证：气血衰少，任督失养。

治法：益气养血，补任填督。

方药：熟地黄 20g，当归 10g，川芎 10g，白芍 20g，黄精 30g，紫河车 10g，桂枝 10g，鸡血藤 10g，益母草 30g，牛膝 10g。10 剂，水煎服。

二诊（2013 年 4 月 17 日）：月经第 2 天，量少色淡，神疲，乏力，上方加桃仁 10g，红花 10g。4 剂，水煎服。

三诊（2013 年 4 月 21 日）：服药后经量增多，5 天血净，继续以补任填督为法，加强补肾养血之力。

方药：当归 10g，川芎 10g，熟地黄 20g，白芍 20g，黄精 30g，黄芪 30g，茯苓 10g，鸡血藤 30g，益母草 30g，月季花 30g。7 剂，水煎服。

以本方为基础调理 3 个月，月经如期而至，身体及精神状况好转，停药半年后随访，月经正常。

按语：本例为气血衰少，任督失养典型病例，症见神疲乏力，面色萎黄，头晕，精神不振。患者素体肾虚，月经过多，导致血海空虚。异地求学后，水土不服，饮食减少，脾气虚弱，化源匮乏，气血虚弱，致任督失养，故月经不潮，督脉失充，故髓海失养，见精神不振，学习不能专心。气血两虚，肾经匮乏，任督失养为本病根本病机。治以益气养血，补肾填精，补任填督，少佐温阳活血，使气血充足，血海满盈，经血得下。方药以四物汤为主，佐以补肾填精，稍加温阳活血之品。熟地黄、当归、川芎、白芍养血活血；黄精补肾填精；紫河车、鹿角霜为血肉有情之品，温补任督，以暖胞宫；桂枝温通奇经；牛膝补肾活血，引血下行；鸡血藤养血活血；益母草活血益胞。二诊月经来潮，但经量少，色淡，神疲乏力，加桃仁、红花增强活血之力。三诊时经量增多，继续以四物汤加味，兼补肾填精。本病例的治疗体现了调经当补经血之源，通补兼施的治疗思路。

2. 崩漏

肖某，女，28 岁，已婚，2007 年 3 月 15 日初诊。

主诉：阴道出血淋沥不尽 1 个月余。

现病史：患者 1 年前顺产后大出血，行输血治疗，产后乳汁稀少，恶露不绝，腰背酸痛不已，服用中药治疗后好转，哺乳半年后断乳，月经未来潮，1 个月前月经方来潮，色淡质稀，伴神疲体倦，气短懒言，不思饮食，面浮肢肿，夜寐不安，腰背酸痛，舌质淡胖，苔薄白，脉缓弱。妇科检查（消毒）：已婚经产型外阴，阴道通畅，有少量血，宫颈中糜，子宫及双附件区未及异常。辅助检查：血常规示 Hb 98g/L，凝血全项正常，尿妊娠试验阴性，B 超示子宫及双附件未见异常。

生育史：G_2P_1，2005 年自然流产，2006 年顺产一男婴，产后大出血，行输血治疗，平素工具避孕。

月经史：14 岁初潮，5 天/30 天，量中等，无痛经，末次月经：2007 年 2 月 9 日。

辨证：脾虚失统，任督损伤。

治法：健脾养血，固冲止血，补任填督。

方药：黄芪 30g，太子参 30g，鹿角胶 15g，煅龙骨 30g，煅牡蛎 30g，麦芽炭 30g，蒲黄炭 10g，白芍 15g，棕榈炭 15g，炒白术 10g，茯苓 10g，甘草 6g。7 剂，水煎服。

二诊（2007 年 3 月 22 日）：服药 4 剂后血净。患者仍乏力，腰背酸痛，又以上方加桑寄生 30g、川断 15g 进行调理。7 剂，水煎服。

三诊（2007 年 3 月 29 日）：患者除乏力外，诸症缓解，治疗时加强益气养血之力。

方药：黄芪 30g，党参 30g，炒白术 10g，茯苓 10g，当归 10g，白芍 15g，熟地黄 30g，陈皮 6g，鹿角胶 15g，阿胶 15g，甘草 6g。7 剂，水煎服。

宗上方调理，半年后诸症消除，月经恢复正常。

按语：本案患者素体脾虚，产后大出血，亡血伤津，气随血脱，任失所养，渐致督脉虚损，故腰背酸痛不已。气血虚弱，脾虚更甚，上不能化生乳汁，下不能化生经血，故乳汁稀少，断乳后月经迟迟不潮。血不养神，故夜寐不安。脾虚、气血不足为其根本，脾气虚弱，冲任不固，任督受损，故月经量少，淋沥不尽。治以健脾养血、固冲止血、补任填督。方中用黄芪、太子参、炒白术益气健脾，鹿角胶温肾填督，煅龙骨、牡蛎、白芍、棕榈炭、麦芽炭、蒲黄炭收敛止血，加桑寄生、川断之意是恐其出血日久伤肾，以固其本，后期配合益气养血之品八珍汤加减补脾之虚，气血有源，则任督充养，全方配伍使脾气健运，任督充养，则月经恢复正常。

3. 经断前后诸证

姜某，女，46 岁，已婚，无业。2008 年 3 月 3 日初诊。

主诉：月经紊乱半年。

现病史：患者平素月经规律，近半年月经 2~3 月一行，经量或多或少，色暗，持续 7 天。四肢发凉，腰膝及项背僵硬酸冷，面色晦暗，精神萎靡，纳呆腹胀，大便溏薄，夜尿多，舌暗淡，苔薄白，脉沉细。妇科检查：已婚经产型外阴，阴道通畅，黏膜轻度萎缩，宫颈光滑，子宫及双附件区未及异常。查血、尿常规正常，FSH 17U/L，B超查泌尿系及子宫、附件，未见异常。

生育史：G_1P_1，1990年顺产一男婴，1991年上环，2007年取环。

月经史：16岁初潮，5天/30天，量中等，无痛经，末次月经：2008年2月1日。

辨证：脾肾阳虚，任督虚损。

治法：健脾温肾，补任填督。

方药：熟地黄15g，山茱萸10g，枸杞子20g，附子10g，肉桂10g，干姜10g，鹿角胶（烊化）10g，杜仲15g，菟丝子15g，党参15g，白术10g，山药10g，当归15g，炙甘草10g。7剂，水煎服。

二诊（2008年3月10日）：精神好转，四肢发凉，腰膝及项背僵硬酸冷感较前减轻，余症同前，继予上方7剂，水煎服。

三诊（2008年3月17日）：月经未来潮，下腹坠，诸症较前减轻，舌暗，苔薄白，脉沉细滑，上方加延胡索10g，丹参30g，连服7剂。

四诊（2008年3月24日）：月经第3天，量少，色暗，小腹冰冷，上方去枸杞子，加小茴香6g，连服7剂。

宗上调理4个月，患者精神振作，周身不适消失，月经至今未潮。

按语：该患者值七七之年，天癸将竭，地道不通，虽以月经紊乱就诊，但治疗不以调经为目的，应缓解其不适症状，使患者平稳度过围绝经期。肾虚是致病的根本原因，绝经前后，肾气渐衰，天癸将绝，冲任二脉空虚，精血不足，生殖能力降低以至消失，机体逐渐走向老年期。当此之时，机体未能适应这种变化，出现阴阳失衡、脏腑失于濡养等一系列气血紊乱、脏腑功能失调的更年期症候群，由于女性经、孕、胎、产数伤阴血，故临床以肾阴虚型为主，但本案典型临床表现为四肢发凉，腰膝及项背僵硬酸冷感，为肾阳虚，兼有督脉损伤。治当健脾温肾，补任填督。方以熟地黄、山茱萸、枸杞子滋养肝肾；附子、肉桂、干姜、鹿角胶、杜仲、菟丝子温补肾阳；党参、白术、山药、炙甘草健脾益气；当归养血调经。

第三章　从督脉论治妇科病证

督脉是奇经八脉中具有统督背部之阳及诸阳经功能的经脉，为十二经之纲领及动力，有"阳脉之海"之称。督脉起于胞中，出会阴，行于身后，沿脊柱上行至风府，入于脑，与任脉会于龈交穴。其循行与足太阳、足少阴、冲任二脉存在密切联系，与胞宫、肾、心、脑、髓有直接联系。

督脉调节经气，维护阳气，卫外御邪，敷布命门之火，温煦脏腑，转输阴精，养脑益髓，参与生化，运行营气。若督脉功能失常，则总督阳气、转精、防御作用失调，出现循经所过部位的病理征象，经气运行不畅，不通则痛，出现经行头痛、产后腰痛等。督脉与冲、任、足太阳、足少阴密切相关，先天禀赋不足或久病虚损、髓海不足，致督脉精气亏虚，可出现不孕症等。年高肾亏，督脉失于温养，使督脉阳气虚衰，至经断前后诸症等病。因此，督脉论治立通畅督脉法、温肾填督法为主要治疗大法。

第一节　通畅督脉法

通畅督脉法是通过祛风散寒除湿，调理气血等法疏通督脉经气，治疗督脉阻滞所致疾病，如产后身痛、经行头痛、脊柱强直、昏厥、癫痫等。

一、病因病机

风为阳邪，轻扬开泄，易袭阳位，寒为阴邪，易伤阳气，湿为阴邪，易损伤阳气，故风寒湿三邪客于督脉，凝结阻滞，使督脉气血运行不畅，不通则痛，产生的病证常以疼痛为主要表现，一般以实证及虚实夹杂证常见。

督脉与脑的联系，早在《内经》中就有论述，《素问·骨空论》指出，督脉"入络脑"，《难经·二十八难》也有督脉"并于脊里，上至风府，入属于脑"的论述，认为督脉与脑密切相连。头为诸阳之会，五脏六腑之气皆上荣于头，足厥阴肝经循颠络脑，与督脉"会于颠"，肝为藏血之脏，经行时气血下注胞宫、冲任而为月经，阴血相对不足，外感病邪侵入督脉，致使经气循行不畅，气机不宣，脉络不通，不通则痛，因而经行头痛。

"邪之所凑，其气必虚"。产后气血不足，元气亏损，百脉空虚，营卫失调，腠理不密，若起居不慎，风、寒、湿邪乘虚侵袭督脉，致腰背疼痛。《难经》曰："督之为病，脊强而厥。"风、寒、湿稽留关节、肢体，使气血凝滞，运行不畅，进一步瘀阻经络，可致肢体疼痛。加之产后气血耗损，脏腑虚衰，抗病力弱，外邪容易乘虚而入，常出现虚实夹杂的复杂证候。

二、疾病及其辨证

经行头痛是每遇经期或行经前后，出现以头痛为主要症状的病证，经后辄止，以伴随月经周期出现头痛为辨病依据。临床上有虚实之分，首以头痛的时间、性质辨虚实。一般而言，经前胀痛、掣痛、刺痛为实，经后空痛、隐痛为虚。其次，以头痛的部位辨受病的脏腑经络。大抵痛在后头，属太阳；痛在前额，属阳明；痛在头侧连耳，属少阳；痛在颠顶连目，则属厥阴受病。治疗本病以调气血、平肝阳为主，并结合经期不同的时间以及所属脏腑经络，灵活施治。治以调理气血，通畅冲督为主，使气顺血和，清窍得养，则头痛自止。

产后身痛是以肢体筋骨关节酸楚、疼痛、麻木、重着、肿胀、屈伸不利，甚至关节肿大变形或累及脏腑为特征的一类疾病。本病以内伤气血为主，兼风寒湿瘀，临床表现往往虚实夹杂。辨证首以疼痛的部位、性质为主要依据，结合兼症与舌脉。邪入督脉兼血虚者，症见肢体关节酸楚疼痛，麻木，伴面色萎黄，头晕心悸，产后恶露量少，色淡，乳汁稀少，舌淡，脉细弱。风寒侵袭督脉者，症见肢体及关节肿胀，疼痛剧烈，宛如针刺，屈伸不利或痛无定处，或遇热则舒，伴恶寒畏风，舌苔薄白，脉濡细。邪入督脉兼血瘀者，肢体及关节疼痛较重，痛有定处，发硬，屈伸不利，伴小腹疼痛，恶露量少，色暗，有血块，舌暗，苔白，脉弦涩。邪入督脉兼肾虚者，症见产后腰酸，足跟疼痛，伴头晕耳鸣，舌淡暗，苔白，脉沉弦细。

三、用药经验

韩冰教授认为，督脉经气阻滞所致疾病的治疗，治疗时不仅要从脏腑辨证用药，还要重视引经之药运用的配合，达到标本同治、兼顾整体与局部症状的目的，以《太平惠民和剂局方》的"神术散"为主方，祛风散寒除湿，通畅督脉，主治经行头痛、产后腰背疼痛、脊柱强直、昏厥、癫痫等。韩冰教授集古代医家之理论，结合自己多年临床经验，总结治疗督脉经气阻滞相关疾病常用苦辛芳香之品，常用药物有：藁本、细辛、羌活、防风、荆芥、葛根、制天南星、白果、苍耳子、柴胡、当归、川芎、桔梗、枳壳等，其中藁本、细辛为治督脉病引经药。方中主药羌活辛苦性温，气雄而散，善行气分，能散能行，功彻上下，遍达肢体，配当归、川芎治头痛、脊强而厥。细辛不仅引药入督脉，还可治疗少阴头痛、偏正头痛，故为拨乱反正之要药。防风辛甘性温，太阳经本药，又入手足太阴、阳明经，可随诸经之药所引而入，为治风祛湿之要药，治一身尽痛，配白芷可加强止痛之力，加藁本散督脉风寒而治头颠痛和脊强而厥。全方配伍使督脉通畅，经气运行，外邪得散。临证加减：若症见恶寒、背痛，甚则发痉等寒邪闭阻督脉较重者，可加荆芥、葛根、麻黄；若见倦怠困乏等湿邪较甚者，加苍术、威灵仙、秦艽；若见头痛、癫痫、口吐涎沫等痰气阻滞督脉之症，加制天南星、贝母、竹茹、枳壳；若见突然昏仆、不省人事、高热、抽搐等肝风化火，扰及督脉之症，加天麻、羚羊角、菊花、生地黄。

四、古籍记载

《内经》中详细记载了督脉为病的表现和治疗。《灵枢·经脉》云："实则脊强，虚则头重高摇之。"《脉经·平奇经八脉病》曰："此为督脉，腰背强痛，不得仰卧，大人癫病，小儿风痫。"《素问·骨空论》记载："督脉生病，治督脉，治在骨上。"叶天士指出，实证"必用苦辛和芳香以通脉络"，虚者"必辛甘温补，佐以流行脉络，务在气血调和"。

《得配本草》中记载："藁本主督脉脊强而厥""鹿茸通督脉之精室""白果通督脉""细辛主督脉为病，脊强而厥""苍耳子走督脉"。藁本散督脉风寒而治头颠痛和脊强而厥，常配羌活或佐肉桂治之。张元素认为："藁本乃太阳经风药，其气雄壮，寒气郁于本经，头痛必用之药，颠顶痛非此不能除。"

五、现代研究

韩冰教授应用通畅督脉法治疗经行头痛、产后身痛等病证，常用藁本、细辛、羌活、防风、荆芥、制天南星等组方。研究表明，组方药物具有抗炎镇痛作用。藁本、羌活提取物对小鼠的角叉菜胶性足跖肿胀有显著抑制作用，能显著减少乙酸引起的小鼠扭体反应次数，延长小鼠热痛刺激甩尾反应潜伏期，提高痛阈值。细辛可通过阻滞神经细胞膜内侧 Na^+ 通道产生局麻作用而达到镇痛效果。防风可降低应用二甲苯小鼠耳肿胀程度。荆芥对实验模型大鼠足跖水肿具有明显抑制作用。天南星对热板小鼠具有明显镇痛作用。

六、验案举隅

（一）经行头痛

李某，女，35 岁，已婚，职员。2009 年 3 月 18 日初诊。

主诉：头痛 1 年余。

现病史：1 年前无诱因出现经前、经期头痛，以颠顶疼痛为主，逐日加重，至经潮第 1 天往往头痛如劈裂，苦不可耐，常需服用镇痛、镇静药，以求缓解痛苦，头痛持续整个经期，经潮第 2 天后辄痛势递减，经后渐止，发作时伴头晕目眩，泛恶不食，目不欲睁，呈周期性反复发作。平素心烦易怒，口苦咽干，胸闷憋气，腰酸肢楚，就诊时月经将至，正值头痛发作，舌质暗红，苔薄白，脉弦细。辅助检查：脑 CT 未见异常。

生育史：G_2P_1。2000 年顺产一女婴，否认产后大出血及产褥感染，于 2002 年行人工流产 1 次。平素工具避孕。

月经史：14 岁初潮，5~7 天/30 天，经量稍多，色鲜红，末次月经 2009 年 2 月 23 日。

辨证：肝郁气滞，冲督为病。

治法：疏肝降逆，通畅督脉。

方药：藁本 10g，当归 10g，川芎 10g，柴胡 10g，桔梗 10g，枳壳 10g，赤芍 20g，白芍 30g，生地黄 30g，全蝎 10g，牛膝 10g，甘草 6g。7 剂，水煎服。

二诊（2009 年 3 月 26 日）：月经第 2 天，服药后头痛、头晕症状均减轻，心烦渐安，仍有胸闷憋气，乳房胀痛，腰酸，舌质暗红，苔薄白，脉弦细。正值经期，治以滋阴柔肝，调整气血。

方药：藁本 10g，当归 10g，川芎 10g，柴胡 10g，桔梗 10g，枳壳 10g，赤芍 20g，白芍 30g，熟地黄 20g，牛膝 10g，白蒺藜 10g，菊花 30g，甘草 6g。5 剂，水煎服。

三诊（2009 年 4 月 3 日）：末次月经 2009 年 3 月 25 日，经量较既往多，带经 5 天而止，头痛、头晕症状于经期第 4 天已好转，现仍有腰酸乏力，寐差易醒，食纳欠佳，舌苔现薄润，脉弦细而数。治以滋肾平肝，通畅督脉。

方药：当归 10g，川芎 10g，柴胡 10g，桔梗 10g，枳壳 10g，白芍 30g，女贞子 15g，山茱萸 20g，桑寄生 15g，续断 15g，炒白术 10g，焦山楂 30g，焦神曲 15g，焦麦芽 30g。5 剂，水煎服。

四诊（2009 年 4 月 8 日）：患者饮食、睡眠可，腰酸症状减轻，舌红，苔薄白，脉弦细。嘱患者服上方连续调理 3 个月，巩固疗效。

间断随访，至今未复发。

按语：本例经前头疼头晕，烦躁少寐，腰酸肢楚，目不欲眩，诸症皆因肝肾阴虚，水不涵木，冲气上逆，督脉受阻所致，因足厥阴肝经与督脉会于颠顶，瘀血阻滞于督脉，气血循行不畅，经前及经期血液灌注于冲任二脉，督脉失养，血不上荣，致头痛加重。韩冰教授以疏肝降逆，通畅督脉为治法，方用血府逐瘀汤为主加减，配藁本引药入经，使督脉血行通畅，二诊于经期加白蒺藜、菊花滋养肝阴，平肝降逆，三诊滋肾平肝，通畅督脉，俾精充血旺，无复发之虞。韩冰教授用方充分体现急则治标经期通畅督脉止痛，缓则治本经后滋肾调肝为周期用药。

（二）产后身痛

病案 1：王某，女，27 岁，已婚，教师。2012 年 9 月 12 日初诊。

主诉：产后周身疼痛 2 天。

现病史：患者顺产后 1 月余，产后多汗，2 天前外出查体，受凉后恶寒，周身疼痛，腰背为甚，四末冰凉、麻木感，需着帽子围巾，否则遇风后即感腰背部冷感，直至颠顶，恶露已净，舌质淡红，苔薄白，脉紧。妇科检查：已婚经产型外阴，阴道通畅，宫颈光滑，子宫及双附件区未及异常。B 超：子宫及双附件未见异常。血常规、血沉、抗链"O"抗体滴度均正常。

生育史：G_1P_1。1 个月前顺产一女婴，否认产后大出血及产褥感染。

月经史：13 岁初潮，7 天/30 天，量中等，无痛经。

辨证：寒客督脉。

治法：温经散寒，通畅督脉。

方药：黄芪 30g，当归 10g，桂枝 10g，独活 10g，羌活 15g，威灵仙 10g，透骨草 9g，防风 10g，白芷 20g，秦艽 9g，香附 15g，

姜黄 9g，丹参 30g，赤芍 20g。7 剂，水煎服。

二诊（2012 年 9 月 19 日）：患者服药后周身疼痛明显减轻，前法已获效机，仍守原方出入。上方去防风、桂枝，加党参 15g、鸡血藤 30g。7 剂，水煎服。

三诊（2012 年 9 月 26 日）：上方共服 7 剂，患者诸症全无，唯感体倦乏力，寐差，舌淡，苔薄白，脉细弱。此邪去正虚，仍拟前法，继续服用上方 14 剂。

按语：《妇人大全良方》关于产后腰痛论述颇详，"肾主腰部，产后腰痛者，为妇女肾位系于胞，产则劳伤，肾气损伤，胞络虚未平复而风冷客之，冷气乘腰，故令腰酸痛也"。患者因产后气血虚弱，营卫不和，不能固表，使风寒之邪乘虚侵袭，致患者周身疼痛，腰为肾之府，腰酸牵连至背，背部受寒，气血凝滞，督脉受损。韩冰教授采用《济阴纲目》当归黄芪汤加减方中羌活、威灵仙、透骨草、防风、秦艽散风寒湿，白芷活血通络止痛，香附行气止痛，姜黄、丹参、赤芍行气活血，通经止痛，甘草调和诸药。全方配合既可祛风寒湿，又可活血化瘀，通络止痛，故服药后周身疼痛明显减轻，后又加桂枝、鸡血藤之意在于通经养血，因此病痛痊愈。

第二节　温肾填督法

温肾填督法是通过温补肾阳，补气填精等法补肾之精气以填督，用于治疗督脉阳虚，精血亏损，髓海、胞宫失养所致病证，如不孕症、经断前后诸证、滑胎、流产、脊强、崩漏等病证。

一、病因病机

多由先天禀赋不足和房劳过度，导致命门之火不足，不能温养督脉所致。督脉主生肾气，肾气盛，经阳气推动则天癸至，故有子。若先天不足，督脉虚，气化推动功能障碍，肾气不生，天癸不至，则不孕，多见于无排卵或排卵障碍性不孕。又督主阳，具有温煦、暖宫、固摄、育胎功能。若督脉阳虚不温，命门火衰，不能温煦胞宫，则宫寒不孕，火不生土，脾虚失统，精血不固，则胎漏、堕胎。

妇女绝经前后，肾气渐衰，天癸将竭，精血不足，冲任脉虚，阴阳不和，若素体肾阳亏虚，过度寒凉，可致肾阳虚疲，督脉与任脉起于肾下胞中，肾气通于督脉，命门火衰而不能温煦督脉之阳，以至肾阴阳失调，导致经断前后诸证。

督脉循于身背，统督背部之阳及诸阳经，布散卫阳，抗拒外邪，温煦机体。络于两肾，为元精、元气通髓达脑的径路，又上贯于心，还与足厥阴肝经"会于颠"，是心肾相交的通路，故肾阳不足，命门火衰，可直接影响"阳脉之海"，致督脉空虚。反之，督脉空虚，可引起人体髓海及元神之府不得充养，而表现为背寒佝偻、腰膝酸软、头重眩晕。

二、疾病及其辨证

督脉阳虚，精血亏损引起的不孕症，实属虚证，辨证要点在于脏腑、气血、冲任督脉证候表现的识别，治疗重点在于温补肾阳，补气填精，调理督脉及冲任二脉，使月经正常来潮，则胎孕可成。症见婚久不孕，月经迟发，或闭经，经色暗淡，腰寒肢冷，性欲淡漠，带下量多，清稀如水，头晕耳鸣，腰膝酸软，眼眶暗黑，面颊部暗斑，不思纳食，舌淡暗，苔薄白，脉沉细无力迟弱。

督脉阳虚，精血亏损，引起经断前后诸证，以肾虚督脉失养为本，治疗上应补肾温督，平调阴阳。症见绝经前后，经量减少，经色暗淡，或崩中漏下，精神萎靡，面色萎黄，腰背冷痛，四肢不温，小便清长，夜尿频数，面肢浮肿，舌淡，或胖嫩边有齿痕，少苔或无胎，脉沉细弱。

三、用药经验

温补督脉之阳气阴精，多以鹿茸、鹿角霜、鹿角胶作为主药。叶天士说："鹿茸壮督脉之阳，鹿霜通督脉之气，鹿胶补督脉之血。"《本草纲目》称鹿茸乃"纯阳多寿之物，能通督脉"，尤其推重鹿茸和脊髓，说有"生精补髓，养血益阳，强筋健骨"的功效。由于督脉与足少阴、足太阳经相通，故临床用药，温补督脉也多从这两经考虑。叶天士主张："柔剂阳药，通奇脉不滞，且血肉有情，栽培身内之精血。"入太阳经者，多为阳刚之药，如附子、肉桂、干姜、川椒；入少阴经者，多为通阳柔药，如巴戟天、肉苁蓉、补骨脂、枸杞子、菟丝子、沙苑子等。

韩冰教授结合个人多年临床经验总结常用药物组成：鹿茸（可用鹿角霜代）、菟丝子、补骨脂、杜仲、山药、山茱萸、附子、肉桂、熟地黄、枸杞子。主要功效为补益元阳，温补督脉。主治不孕症、崩漏等。其中鹿茸壮督脉之阳，鹿角霜通督脉之气；菟丝子温补三阴经以益精髓，其性柔润，故温而不燥，补而不峻，既益阴精，又助肾阳，使阳升阴长；补骨脂辛苦大温，入命门，暖肾脏，以壮元阳，补相火，以通君火，治疗肾冷精滑，腰膝酸痛；配杜仲可治风寒腰痛，肾虚腰痛；附子、肉桂暖寒水，可温养督脉，温里散寒；熟地黄、枸杞子二药配伍，既补肝经之阴，又益肾水之阳。全方配伍具有补益肝肾，温补督脉之功效。临证加减：如症见腰背酸重、难以俯仰者，加狗脊、桑寄生、续断；如症见腰背喜温恶寒、遗尿、月经量少、不孕症等下元虚寒较重者，加紫石英、巴戟天、紫河车；如见夜寐不安、心悸、浮肿等心肾不交症状者，加茯苓、干姜；如症见神疲健忘、头晕耳鸣等元神之府亏虚较重者，加淫羊藿、沙苑子。

四、古籍记载

《素问·骨空论》中已有关于督脉为病导致不孕的记载，"督脉者……生此病……其女子不孕"，并提出督脉为病的治疗重在补肾养精，"督脉生病治督脉，治在骨上，甚者在脐下营"。《内经知要》提出督脉为病所致妇科病证与冲任关系密切，曰："女子诸证，虽由督脉所生，实亦任冲之病。"又谓："脐下营，谓脐下一寸阴交穴也，皆任脉之穴，而治督脉之病。"陈士铎说："任督二脉为胞胎之主脉，无则女子不受妊，男子难作强以射精。"

五、现代研究

韩冰教授常用鹿茸、菟丝子、补骨脂、杜仲、山药、山茱萸、附子、肉桂、熟地黄、枸杞子组方，治疗督脉阳虚，精血亏损，髓海、胞宫失养所致不孕症、经断前后诸证、滑胎等。研究表明，组方药物多具有性激素样作用，能调节下丘脑－垂体－性腺轴功能。鹿茸为壮督脉之阳主药，研究表明，鹿茸粉剂具有性激素样作用，可显著增加雌性大鼠的子宫、卵巢质量，对 30 例精液异常患者进行针刺治疗，配合注射鹿茸精注射液，结果证明可明显改善精液质量及精子活动力。菟丝子可促进睾丸发育、防止生精细胞的氧化损伤与凋亡，发挥类雄激素样作用。菟丝子、杜仲可提高甲酸雌二醇肾阳虚模型雄性大鼠的精浆果糖含量，从而提高精子活性及生殖能力。菟丝子、杜仲可使大鼠血清 GnRH、T 含量升高，E_2、FSH、LH 水平降低，调节下丘脑 – 垂体 – 性腺轴功能，从而改善肾阳虚大鼠体内性激素水平。山茱萸通过抗氧化作用对高温引起的雄性大鼠生殖损伤具有保护作用。附子、肉桂可使雄性大鼠血浆睾酮增高。

六、验案举隅

（一）不孕症

翟某，女，29 岁，已婚，职员。2009 年 6 月 2 日初诊。

主诉：未避孕未孕 5 年。

现病史：患者结婚 5 年，婚后同居，有规律性生活，未避孕而未受孕。平素自感小腹不温，腰寒肢冷，性欲淡漠，带下量多，清稀如水，头晕耳鸣，腰膝酸软，眼眶暗黑，面颊部暗斑，不思纳食，曾间断促排卵治疗，1 年前行 IVF – ET 移植胚胎 2 枚，未孕。舌淡暗，苔薄白，脉沉细无力迟弱。妇科检查：已婚型外阴，阴道通畅，宫颈光滑，子宫及双附件区未及异常。辅助检查：输卵管造影提示：双侧输卵管通畅，宫腔镜检查示正常宫腔形态，诊刮示增生期子宫内膜。B 超：子宫及双附件未见异常。监测基础体温为单向型。甲状腺功能正常。性六项结果均在卵泡期水平。男方精液分析无异常。

生育史：结婚 5 年，G_0P_0，平素未避孕。

月经史：12 岁月经初潮，月经周期 5~7 天/40~60 天，量少，色暗，伴小腹发凉喜温，隐痛不适，末次月经：2009 年 5 月 10 日。

辨证：督脉阳虚，精血亏损。

治法：温肾填督。

方药：菟丝子 30g，熟地黄 20g，鹿角霜 15g，淫羊藿 15g，杜仲 15g，当归 10g，川牛膝 20g，香附 15g，紫石英 30g，丹参 30g，紫河车 10g，枸杞子 15g，砂仁 6g。7 剂，水煎服。

二诊（2009 年 6 月 9 日）：停经 31 天，查尿妊娠试验阴性，服药后觉小腹热感，腰寒肢冷、腰膝酸软症状减轻，带下量多如水。继守上方，7 剂，水煎服。

三诊（2009 年 6 月 16 日）：现月经第 2 天，量少色淡，经期腹痛减轻，乏力神疲。以温补肾阳，活血通经为治法。

方药：熟地黄 15g，肉桂 6g，当归 10g，赤芍 20g，红花 20g，川牛膝 20g，香附 15g，川芎 10g，桃仁 15g，丹参 30g，乌药 6g。7 剂，水煎服。

服上两主方随症加减行周期治疗，连续服用 5 个月后，月经 4 天/35 天，量较前增多，色红，无痛经，随后 B 超监测有排卵，指导性生活。

十二诊（2010 年 3 月 5 日）：末次月经 2010 年 1 月 15 日，查尿妊娠试验阳性，查 B 超示宫内早孕，相当于孕 $6W^+$。

按语：本案患者肾阳不足，命门火衰，阳虚气弱，肾失温煦，不能触发氤氲乐育之气以摄精成孕；肾阳亏虚，肾精不足，天癸不充，故月经迟发；阳虚水泛，水湿下注，故带下量多，清稀如水；长期不孕，忧思伤脾，故不思纳食；头晕耳鸣，腰膝酸软，眼眶暗黑，面颊部暗斑，舌淡暗，苔薄白，脉沉细无力迟弱，均为督脉阳虚，精血亏损之征。本案患者阴阳、气血及肾精俱虚，故冲任督失养，不能充养胞宫，"土地贫瘠"，故胚胎移植失败。

方以淫羊藿、杜仲温肾扶阳，菟丝子既助肾阳，又益阴精，温而不燥，补而不腻，鹿角霜、紫河车为血肉有情之品，既可益气温阳，又能填精生血，可达阴中求阳之功，熟地黄、枸杞子、当归补肾肝，滋阴血，养冲任，砂仁理气健脾，丹参入肝经血分，养血活血，香附主入肝经气分，善疏肝解郁行气，川牛膝活血通经，引血下行。经期则因势利导，温经助阳，活血通经。韩冰教授此案以温肾填督为主，阴阳气血同治，肝脾肾、冲任督同调，静中有动，补而不滞，则经脉通盛，故而有子。

（二）经断前后诸证

戚某，女，49 岁，已婚，退休。2003 年 4 月 15 日初诊。

主诉：形寒肢冷 6 年。

现病史：6 年来形寒肢冷，脊背尤甚，虽时至炎暑，亦感非棉不温，腰背强直，难以俯仰，近半年来脊背自觉有气上冲，面色㿠白，神疲健忘，语声低微，现停经 1 月余，带下量少，清稀，胃纳欠佳，大便溏薄，日一两行，舌淡暗有齿痕，苔薄白滑，脉细无力。妇科检查：已婚经产型外阴，阴道通畅，宫颈光滑，子宫常大，质中，双附件区未及异常。辅助检查：B 超示宫内节育器，尿妊娠试验阴性。

生育史：G_5P_2，1988 年顺产一男婴，1990 年顺产一女婴，曾行 3 次人工流产术，末次人流于 1997 年，术后上环至今。

月经史：15 岁初潮，3~5 天/30~45 天，量少，色暗红，无痛经。末次月经 2003 年 3 月 1 日。

辨证：督脉阳虚，精血亏损。

治法：温肾填督。

方药：熟地黄 20g，山药 20g，山茱萸 15g，枸杞子 15g，杜仲 15g，附子 6g，肉桂 6g，云苓 15g，鹿角霜 15g，紫河车 10g，甘草 6g。7 剂，水煎服。

二诊（2003 年 4 月 22 日）：服药 3 剂后，月经来潮，量少，持续 2 天即净，服药后自觉脊背攻冲症状消失，脊背偶有热感，四末不温症状仍存在。舌淡暗有齿痕，苔薄白滑，脉细无力。治宜温补肾阳督脉。

方药：鹿角霜 15g，菟丝子 30g，熟地黄 20g，肉苁蓉 10g，狗脊 10g，黄芪 30g，枸杞子 15g，补骨脂 10g，云苓 15g，山药 20g，巴戟天 10g，甘草 6g。7 剂，水煎服。

患者形寒已无，脊背攻冲之气未再出现，以上方为守加减治疗 3 个月后停药，未复发。

按语：本案患者房劳多产，数次人流术后失于调摄，产后血海空虚，冲任失养，日久肾精亏虚，肾气不足，肾阳虚衰，现年届七七，天癸将竭，形寒肢冷，腰脊酸楚强直，难以俯仰，为督脉亏损、肾阳衰微的表现。近来又觉脊背有气攻冲，亦为督脉虚损之征。叶天士云："凡冲气攻痛，从背而上者，系督脉主病。"故病证为督脉不足显然。方中鹿角霜、紫河车为血肉有情之品，温养督脉，补肾填精，又用肉桂、狗脊等温肾阳，助命火，熟地黄、枸杞子等补肝阴，益肾阳，使肾中精气生化无穷，而督脉可得充实，源盛流畅，则体质增强，病痛痊愈。

第四章　从带脉论治妇科疾病

　　带脉是奇经八脉中具有"总束诸脉"功能的经脉，生理情况下，带脉约束纵行诸经脉，起到协调和柔顺的作用。腰腹为经脉汇聚之所，带脉起于季胁，环绕腰腹部，交会于足少阳胆经的带脉穴，兼通上下、前后、左右、内外、阴阳诸经，以免经气壅滞。若上下往来诸经遗湿于带脉，损及肾经与冲、任二脉，而导致带下病、腰酸、阴挺、滑胎、早产等病。遗湿郁久化热，则见赤白带下等病。气血不足，带脉失于濡养，则宗筋纵缓，带脉失约，致带下病、腰腹坠痛、崩漏、阴挺、滑胎、早产等。肝肾阴虚，带脉失养，则见带下过少。因此，立温脾渗湿、束约带脉法，清利湿热、宣通带脉法，健脾益肾、固摄带脉法，以及补肾填精、润泽带脉法为主要治疗大法治疗带脉疾病。

第一节　温脾渗湿，束约带脉法

　　温脾渗湿，束约带脉法是通过温补脾阳，渗利水湿使带脉复约，从而调摄诸脉的一种治法，主要用于治疗带脉失约而致的带下病、阴挺及月经过多等。

一、病因病机

　　湿邪为致带脉病变的主要病理因素，有外感湿邪、内生湿邪之别。外感湿邪，湿为阴邪，黏滞重浊，且湿性趋下"伤于湿者，下先受之"，带脉绕腰腹一周居下之阴位，故湿邪易侵犯带脉，又带脉与诸经脉均相通，尤与生湿主要脏腑脾所主经脉直接相会，湿邪极易循带脉留滞于脾经，导致内生湿邪。此外，湿邪内生，多由脾、肝、肾功能失调所致，足太阴脾经、足厥阴肝经、足少阴肾经于腰腹部与带脉相会，故有遗湿于带脉之虞。内外湿相互转化、相互影响，形成湿邪缠绵的病机。

脾气素虚，或饮食不节，劳倦过度伤脾，脾失健运，湿邪内生，损伤任带，失于固约，发生带下病。脾气虚弱，不能统血，带脉失约，致月经过多；素体脾虚，中气不足，分娩损伤，冲任不固，带脉失约，或产后调养不及，耗伤脾气，或久居湿秽之地，寒湿袭于胞络，损伤冲任带脉而失于固摄，致阴挺的发生。

二、疾病及其辨证

脾虚湿滞带脉引起的带下过多，分为脾气虚证及脾阳虚证，辨证时应根据带下量、色、质、气味的异常及全身症状、舌脉、病史等进行辨证分析。若带下过多，色白，质稀薄，无臭味，脘腹满闷，泄泻，面目浮肿，舌淡，苔白腻，脉缓弱，为脾气虚弱、湿滞带脉、带脉失约之证。若带下量多，色白或淡黄，面色不荣而呈㿠白或萎黄，四肢不温，精神疲乏，腹中冷痛，喜热喜按，腰部酸楚，舌苔白滑，脉沉无力，为脾阳虚弱、湿滞带脉、带脉失约之证。湿为阴邪，易伤阳气，尤其抑制脾运化水湿的能力，大凡脾虚湿停，易损伤脾阳，致脾阳虚损，进一步影响脾之运化功能。

脾虚湿滞带脉引起的阴挺，症见阴中有物下脱，甚则挺出阴户之外，劳倦伤气后症状加重，带下增多，色白质稀，倦怠乏力，面色无华，舌淡，苔薄白，脉细滑。脾虚湿滞带脉引起的月经过多，症见月经量多，色淡红，质稀，带下量多，色白质稀，神疲，少气懒言，纳少便溏，舌淡红，脉薄白，脉细弱。

三、用药经验

韩冰教授认为，脾虚湿滞，带脉失约所致疾病的治疗，当温脾渗湿，束约带脉，注意顾护脾阳，调和诸脉。内服汤药注重引经药的应用，常用药物如：升麻、当归、苍术、甘草，引诸药直达病所。针对脾虚湿滞，带脉失约所致带下病，常用方剂组成：黄芪、白果、白术、茯苓、干姜、苍术、薏米、山药、黑芥穗、车前子、木通、甘草等。方中茯苓温化渗湿；白术、白果补益脾气，助茯苓运化水湿；干姜温阳化气；苍术、薏米健脾利湿，同时加甘草调和，引诸药入带脉。针对脾虚湿滞，带脉失约所致阴挺及月经过多，因病机均为脾气虚弱，湿邪壅滞带脉，故可"异病同治"，以补中益气汤为主方，常用药物有：黄芪、白术、陈皮、茯苓、苍术、柴胡、升麻、地黄。方中黄芪、白术、升麻、柴胡补气提升，固冲摄血；茯苓、苍术健脾利湿；陈皮理气健脾，使诸药补而不滞。阴挺重者，重用黄芪、党参，以补气固脱；月经过多者，加生龙骨、生牡蛎收敛固涩止血；若带下量多，质稀者，加黑荆芥、车前子祛风利湿，以令邪出；腰酸重冷痛者，加狗脊、杜仲、巴戟天温补脾肾，祛风湿；质稠有味者，加川柏、蚤休，清热燥湿止带。

四、古籍记载

《女科证治约旨》提出带脉失约为带下病病机，云："若外感六淫、内伤七情，酝酿成病，致带脉纵弛，不能约束诸脉经，于是阴中有物，淋沥下降，绵绵不断，即所谓带下也。"

带下病发病与脾脏、带脉密切相关，脾脏虚损，带脉失约为带下病病机。《中西汇通医经精义》曰："带脉总束诸脉，使不妄行，如人束带故名。究带脉之所从出：则贯肾，系是带当属肾女子系胞，全赖带脉主之，盖以其根结于命门也；环腰贯脐，居于身之中停又当属之于脾。故脾病则女子带下，以其属脾，而又下垂于胞中，故随带而下也。"《诸病源候论》曰："脾脏之色黄，带下黄者，是脾脏虚损，故带下而夹黄色。"

《傅青主女科·带下》及《先醒斋医学广笔记》均提出带下色白的病机在于脾气虚弱，治疗应以健脾益气为法。"故妇人有终年累月下流白物，如涕如唾，不能禁止，甚则臭秽者，所谓白带也。夫白带乃湿盛而火衰，肝郁而气弱，则脾土受伤，湿土之气下陷，是以脾精不守，不能化荣血以为经水，反变成白滑之物，由阴门直下，欲自禁而不可得也。治法宜大补脾胃之气，稍佐以舒肝之品，使风木不闭塞于地中，则地气自升腾于天上，脾气健而湿气消，自无白带之患矣。方用完带汤"（《傅青主女科·带下》）。"盖白带多属气虚，故健脾补气要法也。宜以补中益气汤加酸枣仁、茯苓、山药、黄柏、苍术、麦冬之类"（《先醒斋医学广笔记》）。

五、现代研究

韩冰教授运用温脾渗湿，束约带脉法治疗带下病的常用药物为：黄芪、白果、白术、茯苓、苍术、熟地黄、薏米。这些药物含有多糖成分，具有免疫调节作用，可通过不同的途径起到抗炎作用。黄芪多糖可以增加淋巴系统和骨髓中干细胞的数量，促进这些干细胞转化为有活性的免疫细胞，提高正常小鼠巨噬细胞的吞噬功能、自然杀伤细胞（NK）的活性、促进抗体形成以及T细胞等免疫细胞的分化成熟，可纠正细胞因子免疫失衡状态，发挥抗炎、免疫调节功能。有研究发现，白果抗真菌蛋白对白色念珠菌有抑制作用。白术内酯能显著抑制炎性介质和炎性细胞因子的产生，起到抗炎作用。羧甲基茯苓多糖还能降低小鼠机体内IL-10 的含量，并能较好地调节机体内 Th1/Th2 细胞因子的分泌作用，从而增强机体的细胞免疫和体液免疫。口服茯苓多糖可显著对抗环磷酰胺所引起的 CD3$^+$ 细胞比例上升、CD19$^+$ 细胞比例下降，显示茯苓多糖对机体的免疫调节功能。多梯度体外抑菌实验结果表明，苍术的萃取物对金黄色葡萄球菌、结核菌、大肠杆菌、绿脓杆菌等 15 种细菌有不同程度的抑制作用。地黄多糖显著刺激淋巴细胞增殖和 T 细胞的生长速度，上调 T 淋巴细胞中IL-2 和 IFN-γ 的生成，具有免疫增强活性。地黄提取物有效抑制 2, 5-二羟基苯乙酮抑制炎症介质释放，起到抗炎作用。薏苡仁油能明显抑制蛋清和二甲苯所致的小鼠炎症反应，并降低醋酸所致的小鼠腹腔毛细血管通透性。

六、验案举隅

（一）带下过多

徐某，女，26 岁，已婚，软件设计师。2014 年 4 月 2 日初诊。

主诉：阴道分泌物量多 2 年。

现病史：患者平素工作繁忙，起居无定时，饮食失节，2 年前阴道分泌物量多，绵绵不断，质清稀，无异味，四肢乏力，精神倦怠，曾间断求医，口服及外用中西药未见明显好转。舌质淡红，苔白，脉缓。妇科检查：已婚型外阴，阴道通畅，阴道黏膜无充血，分泌物量多，色白，无异味，子宫及双附件区未及异常。白带常规滴虫、霉菌、线索细胞阴性，清洁度Ⅱ度。B超：子宫及双附件未见异常。

生育史：G_2P_0。分别于 2 年前及 3 年前行人工流产术，平素工具避孕。

月经史：14 岁初潮，7 天/28 天，量多，色淡红，质稀，经期小腹绵绵作痛，喜温喜热，末次月经：2014 年 3 月 21 日。

辨证：寒湿困脾，带脉失约。

治法：温脾渗湿，束约带脉。

方药：茯苓 10g，白术 12g，白果 10g，芡实 12g，干姜 6g，薏苡仁 30g，山药 10g，苍术 10g，黑荆芥 10g，车前子 10g，甘草 6g。7 剂，水煎服。

二诊（2014 年 4 月 9 日）：服药 3 剂后带下量明显减少，乏力、倦怠减轻，继服上方巩固治疗 1 周，嘱其规律生活，饮食有节，加强身体锻炼。

按语：脾为后天之本，主运化水湿，脾虚失运，湿浊内停，流注下焦，伤及带脉而为带下。《医学心悟》曰："大抵此证不外脾虚有湿。脾气壮旺，则饮食之精华生气血而不生带；脾气虚弱则五味之实秀，生带而不生气血。"《女科证治约旨》云："下焦虚寒，脐腹疼痛，痛而不已，遂致白带绵绵。"该患者饮食失节，工作忙碌，劳伤心脾，致脾虚带脉失约，故发为带下病。方中茯苓温化渗湿；黑荆芥、车前子祛风利湿，驱邪外出；白术补益脾气，助茯苓运化水湿；干姜温阳化气；苍术、薏苡仁、山药健脾利湿，固护正气；白果、芡实健脾收涩，约束带脉；甘草调和诸药，为带脉引经药，引诸药直达带脉。全方配伍精妙，收效显著。

（二）子宫脱垂

房某，女，67 岁，已婚，退休。2013 年 7 月 5 日初诊。

主诉：阴中有物脱出 2 个月。

现病史：2 个月前自觉阴中有物脱出，站立活动后脱出明显，卧床休息后可自行回缩，后过劳力即又下脱，肛门坠胀感，伴带下量多，色白质稀，无臭味，体倦乏力，面色少华，小便清长，时有便意，大便正常，舌淡，苔薄白，脉细滑。妇科检查：老年型外阴，阴道黏膜萎缩，无充血，宫颈萎缩，位于阴道口上 3cm，屏气时宫颈脱出阴道口 1cm，阴道分泌物量多，色白，无异味，子宫萎缩，无触痛，活动，双附件区未及异常。白带常规滴虫、霉菌、线索细胞阴性，清洁度Ⅱ度。B 超示老年子宫。

生育史：G_2P_2，42 年及 43 年前足月顺产 2 次。

月经史：绝经 12 年，无绝经后出血及阴道排液。

辨证：中气下陷，带脉失摄，滑脱不禁。

治法：补中益气，温脾渗湿，束约带脉。

方药：黄芪 50g，白术 12g，党参 20g，芡实 12g，陈皮 10g，茯苓 10g，苍术 10g，金樱子 10g，柴胡 15g，升麻 6g，枳壳 6g，甘草 6g。7 剂，水煎服。

二诊（2013 年 7 月 12 日）：服药 7 剂后，带下量明显减少，站立时，阴中之物未脱出阴道口，劳倦后仍可复脱。继服原方 10 剂，水煎服。

三诊（2013 年 7 月 22 日）：服药后，诸症状逐渐消失，阴中无下坠感。继续巩固治疗 3 个月余，嘱避免重体力劳动，保持大便通畅。

按语：阴挺多因先天禀赋不足或房劳过度，精血衰耗，或脏腑虚弱，精血亏虚，带脉失充，经气虚衰，不能固束诸经和提携诸脉经气，则导致内脏下垂。《杂病源流犀烛》云："带不能自持其气，其证皆陷下而不上矣。"该患者脾气虚弱，带脉固摄失常，以致下焦脏腑脱垂。在遣方用药时注重应用带脉引经药，如升麻、苍术、甘草，引诸药到病所。在治疗时，应注意从脏腑的整体观念考虑，脾病常及胃，造成脾胃气机升降失常，因此，在治疗时，治脾当兼顾治胃。于是在补中益气、升提固摄的补中益气汤中加入降胃气之枳壳，中焦气机升降有常，则脾气升，胃气降，虚者得补，陷者得举，脱者得固。方中黄芪、党参、白术、升麻、柴胡益气摄带，升阳举陷，重用黄芪、党参，以摄带举陷固脱，茯苓健脾渗湿，利水而不伤正气，苍术、芡实、金樱子收涩止带，陈皮理气健脾，使气行不滞，甘草调和诸药。

（三）月经过多

张某，女，42 岁，已婚，无业。2013 年 5 月 3 日初诊。

主诉：月经量多 3 个月。

现病史：3 个月前患者无明显诱因出现月经量增多，量多如崩，每次用卫生巾近 3 包，经色淡，质薄，10 余日方止，素白带量多，质稀，无臭味，面色萎黄而虚浮，肢倦乏力，腰膝冷痛，苔薄白，边有齿痕，脉细弱。妇科检查（消毒）：已婚型外阴，阴道通畅，有血，子宫及附件区未及异常。血常规示 Hb 95g/L，凝血全项正常，B 超示子宫及双附件未见明显异常。

生育史：G_4P_3，3 次顺产史，2 年前末次生产，10 个月前行人工流产术。

月经史：13 岁初潮，5 天/28 天，量中等，无痛经，末次月经：2013 年 4 月 28 日。

辨证：脾虚失摄，冲任不固，带脉失约。

治法：补气摄带，固冲止血。

方药：黄芪 15g，茯苓 10g，白术 10g，蒲黄炭 15g，艾叶炭 6g，生龙骨 30g，生牡蛎 30g，补骨脂 10g，桑寄生 30g，苍术 10g，金樱子 10g，地黄 20g，白芍 10g，甘草 6g。7 剂，水煎服。

二诊（2013 年 5 月 10 日）：患者服药后出血减少，现月经已净，带下量多，色白，自觉神疲乏力，腰膝冷痛，舌淡，边有齿痕，脉细弱。

方药：黄芪 15g，茯苓 10g，党参 15g，白术 10g，补骨脂 10g，桑寄生 30g，苍术 10g，金樱子 10g，白芍 10g，杜仲 10g，菟丝子 30g，鹿角胶（烊化）10g，陈皮 10g，甘草 6g。10 剂，水煎服。

三诊（2013 年 5 月 20 日）：带下量减少，神疲乏力好转，继守前方服药 7 剂。

四诊（2013 年 5 月 27 日）：月经第 2 天，量中等，乏力，寐不安。

方药：黄芪 15g，茯苓 10g，党参 15g，白术 10g，补骨脂 10g，桑寄生 30g，金樱子 10g，龙骨 10g，牡蛎 10g，杜仲 10g，菟丝子 30g，鹿角胶（烊化）10g，陈皮 10g，甘草 6g。10 剂，水煎服。

五诊（2013 年 6 月 3 日）：月经 7 天即净，现无不适，守前方加减治疗 2 个月，未再复发。

按语：带调百脉，脾虚，则带脉无力，久病则女子经带不调。同时脾虚气血失于统摄，冲任不固，而月经过多，冲任带同时为病。脾虚化源不足，以致经色淡，质稀薄。带脉失约，失束于充任，发为月经病。脾虚湿停，流注下焦，伤及带脉而为带下。韩冰教授认为，该患者多产伤气耗血，调摄不慎，脾虚伤带，治当补气摄带，固冲止血。方中黄芪、党参、白术补气升提，摄带固冲止血；生龙骨、生牡蛎收敛止血；蒲黄炭、艾叶炭止血兼化瘀；生地、白芍凉血敛阴；茯苓、苍术、金樱子健脾渗湿，收涩止带；补骨脂、桑寄生、杜仲、菟丝子、鹿角胶温养补肾；陈皮健脾理气。急则治其标，一诊，主要针对月经过多，二诊，经净血止，但患者自觉神疲乏力，腰膝冷痛，此乃脾肾亏虚之证，药以党参、杜仲、菟丝子、鹿角胶滋补脾肾。

第二节　清利湿热，宣通带脉法

清利湿热，宣通带脉法是通过清透郁热使带脉通畅的治法，主要用于治疗带脉失束而致的阴痒、带下病等。

一、病因病机

湿邪易侵犯带脉，热为阳邪，易伤津液，常与湿邪相合，湿热交困，则热因湿阻而难清，湿因热蒸阳气受伤更甚。淋雨涉水，久居湿地，摄生不洁，外感湿邪，湿蕴化热，或饮食失常，脾胃运化失司，积湿生热，或情志不舒，肝气郁结，气郁化火，加之肝木犯土，脾胃失调，湿热内生，壅滞带脉而发病。外感内伤导致的带脉湿热，病位在带脉，但与肝脾相关。

经行产后，胞脉空虚，摄生不洁，湿热内侵；或涉水淋雨或居室潮湿，使外来水湿入侵人体，湿蕴化热，伤及带脉；或脾虚生湿，湿蕴化热；或肝郁化热，肝气乘脾，脾失健运，肝火夹湿下注，损伤带脉而至带下病。带下浸渍阴部，或湿热生虫，虫蚀阴中以致阴痒。

二、疾病及其辨证

湿热壅滞带脉引起的带下过多，可见带下量多，气秽或臭，色黄，纳呆，腰酸神疲，大便干结，舌红，苔黄腻，脉濡数，为脾虚湿热壅滞带脉证；若带下量多，腥臭，色黄，或赤白相兼，心烦易怒，乳胁胀痛，头痛口苦，大便黏腻不爽，小便色黄，舌红，苔黄腻，脉滑数，为肝胆湿热壅滞带脉证。

湿热壅滞带脉引起的阴痒有虚实之分，辨证应当根据阴痒的程度及全身症状、兼证、舌脉、病史等进行分析。症见外阴瘙痒灼痛，或兼带下量多，色黄，质稠，有味，脘腹满闷，纳呆，口腻，肢体困重，舌胖大有齿痕，舌红，苔黄腻，脉濡数，为脾虚湿热壅滞证；若阴部瘙痒较甚，外阴红肿灼痛，白带量多，质稠，臭秽，烦躁易怒，口苦，目赤肿痛，乳胁胀痛，大便黏腻不爽，小便色黄，舌质红，苔黄腻，脉滑数，为肝胆湿热壅滞带脉证。

三、用药经验

韩冰教授认为，湿热壅滞带脉所致疾病的治疗，当清利湿热，宣通带脉。在内治的同时，应该重视配合局部治疗，多采用外阴熏洗、阴道纳药等方法，以增强疗效。内服药物常用柴胡、龙胆草、黄柏、山栀子、车前子、当归、丹皮、赤芍、皂刺等。方中柴胡、龙胆草、山栀子舒利肝胆，健脾利湿，清利带脉；黄柏、山栀子、车前子清热利湿，驱邪外出；丹皮活血通络，以助宣通带脉之功。若腹痛可加入川楝子、延胡行气止痛；带下臭秽者还可加入土茯苓、苦参、败酱草、白花蛇舌草、鱼腥草等清热燥湿，解毒杀虫；脘闷纳差可加入白术、苍术、薏苡仁燥湿健脾；皮肤瘙痒加入防风、蝉蜕、地肤子、白鲜皮祛风止痒。外用熏洗物以清热燥湿杀虫的入带脉药为主，如蛇床子、苦参、龙胆草、黄柏、地肤子等。

四、古籍记载

《古今医统大全》提出，带下病脾胃湿热的病机及方药，如脾虚气弱不得纠正，脾虚失约，发为崩漏。其曰："凡妇人女子赤白带下，多由脾胃湿热所致。白多为气虚，赤多为血热。久之，渐次虚寒，面黄体瘦。始初须是调胃健脾，清热渗湿，如六君子汤、五苓散加姜炒黄连之属。人多不以为急，延患既久，脾胃渐弱，至于月经不调，甚则淋沥崩中，遂成大患，调治费工。须方药合宜，庶可获效。如人参黄汤、补中益气汤为主，加升固之药是也。"《女科正宗》提出治带下病"不宜专以温补燥热之剂，反助邪火销灼营阴，以致火升水降，凝结浊物。"《丹溪心法》曰："带下，赤属血，白属气，主治燥湿为先。漏与带，俱是胃中痰积流下，渗入膀胱，无人知此。只宜升提，甚者上必用吐以提其气，下用二陈汤加苍术、白术，仍用丸子（一本作瓦楞子）。"

五、现代研究

临床上湿热壅滞带脉类疾病相当于西医学"阴道炎""外阴炎""宫颈炎""盆腔炎"等女性生殖器炎症。韩冰教授采用内、外治法相配合治疗，外用熏洗，药物直达病所，与内服药合用，内外并治，促使疾病转归，取得良好的临床效果。内服方由柴胡、龙胆草、黄柏、山栀子、车前子、当归、丹皮、赤芍、皂刺组成，外洗方由蛇床子、苦参、龙胆草、黄柏、地肤子组成，共奏清利湿热，宣通带脉之功。现代研究表明，柴胡、龙胆草、黄柏、山栀子均具有抗炎、抗病毒、提高机体免疫力的功能。其中柴胡挥发油对外感、内伤所致高热效果显著。柴胡皂苷对多种致炎剂所致踝关节水肿和结缔组织增生性炎症均有抑制作用。腹腔注射柴胡皂苷注射液，可抑制炎症组织组胺释放及白细胞游走。龙胆苦苷经皮下注射给药，在小鼠醋酸扭体和热板法实验中，减少了扭体次数，提高了小鼠痛域阈值，具有镇痛作用，同时明显减轻了二甲苯致小鼠耳郭肿胀，降低蛋清致大鼠足趾肿胀，抑制大鼠肉芽肿，表明龙胆苦苷对急慢性炎症反应均有一定的抑制作用。黄柏在解热消炎的同时还可促进血管新生，改善创面微循环，促进肉芽生长，加速伤口愈合。

韩冰教授创制盆炎灌肠方，治疗湿热瘀结型盆腔炎取得较好临床疗效。宋殿荣教授课题组对盆炎灌肠方对子宫内膜细胞炎症模型的抗炎作用进行研究，发现盆炎灌肠方可显著降低炎症模型组炎症细胞因子 IL－1β、TNF－α 的分泌及其 mRNA 的表达，明显抑制炎症模型组细胞核中 NF－k Bp65 蛋白表达水平，提示盆炎灌肠方对子宫内膜细胞炎症模型具有明显的抗炎作用。

盆炎灌肠方由红藤、败酱草、三棱、莪术、丹参、水红花子、川楝子、延胡索组成。现代药理研究证实，盆炎灌肠方中的多味中药具有抗炎作用。红藤茎藤煎液对金黄色葡萄球菌、乙型链球菌等有较强的抑制作用。败酱草制剂在治疗妇科炎症（阴道炎、宫颈炎、慢性盆腔炎及宫颈糜烂等）方面具有一定疗效。丹参中的丹参酮通过抑制炎性细胞因子的表达从而减轻炎症反应。水红花子水煎剂对志贺痢疾杆菌和福氏痢疾杆菌具有抑制作用。

川楝子、延胡索有明显的抗炎作用。

蛇床子、苦参、龙胆草、黄柏、地肤子均具有抗菌、抗炎、抗过敏、提高机体免疫力的功能。其中蛇床子素可明显抑制急性和慢性炎症，能降低小鼠腹腔毛细血管通透性，明显抑制小鼠肉芽肿。其水提取物对金葡菌、耐药金葡菌、绿脓杆菌及变形杆菌有抑制作用。蛇床子乙醇提取物和蛇床子素可以抑制接触性皮炎的发生，蛇床子超临界萃取物有明显的止痒作用和拮抗组胺释放作用。苦参具有抗过敏作用，其能抑制肥大细胞脱颗粒，对大鼠被动皮肤过敏反应和反相皮肤过敏反应、迟发型过敏反应均有明显的抑制作用。超临界萃取地肤子油对所试菌科常见致病菌金黄色葡萄球菌、表皮葡萄球菌、石膏样毛癣菌、红色毛癣菌、羊毛小孢子菌均有较好的抑菌活性。

六、验案举隅

(一) 带下过多

肖某，女，29 岁，已婚，文员。2013 年 2 月 27 日初诊。

主诉：阴道分泌物量多伴小腹隐痛 1 周。

现病史：患者 1 周前月经将净之时泡温泉，进食鱼腥厚味后，觉阴道分泌物量多，色黄绿，泡沫状，有臭味，伴阴痒及腰酸痛，小腹不适。自行阴道上药 3 日不解。患者平素烦躁易怒，嗜食辛辣之品，口苦，大便黏腻不爽，小便色黄，舌红，苔黄腻，脉滑数。妇科检查：外阴已婚型，阴道通常，分泌物量多，色黄绿，异味，黏膜轻度充血，宫颈中糜，子宫前位，大小正常，质中，活动，轻压痛，双附件区未及明显异常。辅助检查：白带常规：滴虫阳性，清洁度 Ⅲ 度。血常规大致正常。B 超：子宫及双附件未见明显异常。

生育史：G_1P_0，2 年前行人工流产术 1 次。平素工具避孕。

月经史：12 岁初潮，5 天/30 天，量中等，色深红，有血块，无痛经。末次月经：2013 年 2 月 8 日。

辨证：湿热下注，带脉瘀滞。

治法：清热利湿，宣通带脉。

方药：土茯苓 30g，红藤 30g，蒲公英 50g，黄柏 10g，地丁 30g，败酱草 10g，地肤子 15g，白鲜皮 15g，川楝子 10g，延胡索 10g，丹参 30g，薏苡仁 30g，车前子 6g。7 剂，水煎服。

黄柏 20g，白鲜皮 20g，地肤子 15g，蛇床子 15g，苦参 15g。7 剂，水煎外洗，每日 2 次。

二诊（2013 年 3 月 6 日）：患者带下量减，经期将至，于原方加益母草 30g，桂枝 10g，月季花 20g。7 剂，水煎服。继遵上方熏洗 7 天。

三诊（2013 年 3 月 13 日）：月经干净后 2 天，诸症消退。妇科检查见阴道分泌物不多，色白，宫体无压痛。复查白带常规示滴虫阴性。

按语：本案患者素体湿热偏盛，经后余血未净，泡温泉后感受外邪，湿热、瘀血壅滞带脉，带脉失约，湿热流注下焦，发为带下，热灼色黄，大便黏腻不爽，小便色黄；湿阻气机，肝经郁热，故口苦；湿瘀阻滞胞宫，不通则痛，致下腹疼痛。韩冰教授认为，此案为肝经湿热，瘀滞带脉之证，导致带下过多及下腹痛等一系列症状，治当清热利湿，宣通带脉。方用土茯苓、薏苡仁、蒲公英、败酱草、地丁、黄柏清热利湿，解毒消肿；地肤子、白鲜皮杀虫止痒；丹参、川楝子、延胡索、红藤活血化瘀，行气止痛；车前子利湿通淋，给湿热之邪以出路。全方药物相互配伍，共奏清热利湿、宣通带脉之效。

（二）盆腔炎

陈某，女，35 岁，已婚，工人。2013 年 10 月 5 日初诊。

主诉：小腹疼痛伴阴道分泌物量多 1 个月。

现病史：患者 1 个月前淋雨后，突发下腹疼痛，痛连腰骶，拒按，体温最高 39.2℃，时有恶心，无呕吐，偶有肛门憋坠感，白带量多，色黄，质黏稠，就诊于外院，考虑盆腔脓肿，给予静脉抗炎治疗，半月后体温降至正常，腹痛等症状明显缓解，复查 B 超，盆腔仍有直径 2cm 小包块，10 天前出院。出院后自服中成药治疗，3 天前和朋友外出烧烤，进食辛辣食物，转天下腹疼痛，带下增多，色黄，低热起伏，胸闷纳呆，口干不欲饮，大便黏腻不爽，肛门灼热感，小便黄赤，舌红，苔黄腻，脉弦滑数。今就诊我院。妇科检查：已婚经产型外阴，阴道通畅，分泌物量多，色黄，宫颈中度糜烂，无接触性出血，轻度宫颈举摆痛，子宫前位，正常大小，轻压痛，左附件区增厚压痛，右附件区未及明显异常。血常规：WBC11.2 × 10^9/L，N% 73.2%，C 反应蛋白 8mg/L。白带常规：滴虫、霉菌均阴性，清洁度Ⅲ度。B 超示左附件区囊性包块，大小为 2.2cm × 3.4cm × 3.0cm。

生育史：G_2P_1，8 年前足月顺产一女婴，3 年前行人工流产术 1 次。平素工具避孕。

月经史：14 岁初潮，7 天/30 天，量中，色深红，无痛经。末次月经：2013 年 9 月 20 日。

辨证：湿热蕴结，带脉瘀滞。

治法：清利湿热，化瘀消癥，宣通带脉。

方药：柴胡 10g，青蒿 15g，黄连 10g，黄柏 10g，秦皮 10g，大黄（后下）10g，鳖甲 30g，三棱 15g，莪术 15g，红藤 30g，牡

丹皮 15g，水红花子 30g，薏苡仁 30g，茯苓 15g，生甘草 6g。7剂，水煎服。

同时行盆炎灌肠方保留灌肠，离子导入，内外同治。

方药：红藤 30g，败酱草 30g，三棱 10g，莪术 10g，丹参 30g，水红花子 30g，川楝子 10g，延胡索 10g。浓煎 150mL。7剂，保留灌肠，每日 1 次。

二诊（2013 年 10 月 12 日）：患者服药 3 剂后腹痛即得缓解，带下量稍减，色黄，小便黄赤缓解，胸闷纳呆，大便仍黏腻不爽，舌红，苔黄腻，脉滑数。查 B 超示左附件区包块明显减小，子宫直肠陷凹内探及液性暗区深 0.9cm。于上方去大黄，加蒲公英 15g，皂刺 15g，蚤休 20g。7 剂，水煎服。继续中药灌肠。

三诊（2013 年 10 月 19 日）：服药后，患者腹痛消失，白带正常，大便黏腻不爽感减轻，经期将至，苔黄，脉滑数。予活血化瘀，通经止痛。

方药：当归 10g，赤芍 10g，川芎 10g，丹参 30g，红藤 30g，柴胡 10g，黄柏 10g，秦皮 15g，枳壳 10g，甘草 6g。7 剂，水煎服。

熏蒸方药：小茴香 30g，干姜 30g，延胡索 30g，没药 15g，败酱草 30g，蒲公英 30g，乌药 15g，当归 15g，丹参 30g，三棱 15g，莪术 15g。活血化瘀，消癥散结。7 剂，熏蒸，每日 1 次。

四诊（2013 年 10 月 26 日）：月经干净 2 天，无腹痛，白带量少，无胸闷等全身不适感，二便调，饮食可，舌暗红，苔白，脉弦细。复查血常规、白带常规均正常，B 超示子宫附件未见异常。予妇痛宁颗粒冲服，巩固治疗半月。

按语：本案证属湿热蕴结，带脉瘀滞之盆腔炎。患者 1 个月前患急性盆腔炎，治疗不彻底，表现为带下色黄，盆腔包块，低热起伏，进食辛辣食物，内生湿热加重，与体内固有湿热之邪胶黏，湿热日久，瘀滞胞宫胞脉，阻遏气机，血行瘀滞，瘀血与湿热之邪结成癥瘕，不通则痛，故下腹痛。湿热蕴结带脉，故带下量多色黄。湿热缠绵，难分难解，故热势起伏。湿热蕴结带脉，带脉失约，故带下量多，色黄，大便黏腻不爽，小便色黄。湿阻气机，肝经郁热，故口苦。舌脉均为湿热瘀结之征。

　　韩冰教授认为，本案湿热、瘀血病理因素共存，湿热缠绵，瘀血难去，抗炎治疗后邪退，但正气亦损伤大半，虚实错杂，治疗颇为棘手。当下予清利湿热，化瘀消癥，宣通带脉之方，药用土茯苓、薏苡仁、蒲公英、败酱草、地丁、黄柏清热利湿，解毒消肿；丹参、川楝子、延胡索、红藤活血化瘀，行气止痛；车前子利湿通淋，给湿热之邪以出路。全方药物相互配伍，共奏清热利湿、宣通带脉之效。方中柴胡、青蒿入肝经，清利湿热；黄连、黄柏助其清热解毒之功；秦皮清热解毒，又燥湿止带；红藤、牡丹皮、水红花子凉血消瘀；三棱、莪术破血消癥；薏苡仁、茯苓健脾利水，清热排脓；大黄苦寒泄热，迫邪外出；鳖甲通络，引诸药直达病所。配合中药保留灌肠剂离子导入治疗，盆炎灌肠方中红藤、败酱草两药功擅清热解毒、祛瘀散结，均为治疗痈毒腹痛的要药，以除致病之因，共为君药。三棱、莪术既入血分，又入气分，两者均善于行气破血、消积止痛，为经典的活血祛瘀散结药对，两药配伍，破血逐瘀之力极佳，散一切血瘀气结，再配合"功同四物"、活血化瘀、破血消积作用强的丹参，三者合用，共为臣药，使瘀去而新生。川楝子善于行气止痛，延胡索善于活血行气止痛，两者相须为用，使气行血畅，疼痛自止，水红花子功擅化痞散结，清热止痛，三药并用，共为佐使药，不仅助君药、臣药清热散结，且通畅气机而止痛。综观全方，融清热利湿、活血化瘀法于其中，选药得当，为治疗盆腔炎性疾病的良方。

二诊时湿证缓解，热像较重，故加蒲公英、皂角刺、蚤休，以增强清热解毒之效。三诊患者一般状况稳定，体内余热，虑其经期将至，在行气活血、养血调经基础上，少佐清热之品，助邪外出，并配合活血化瘀，消癥散结中药熏蒸治疗。方中益母草、没药、当归、丹参、三棱、莪术活血化瘀，消癥散结；小茴香、干姜温经通络；蒲公英、败酱草清利下焦湿热，与口服药配合，内外同治，彻底驱余邪外出，标本同治。

第三节　健脾益肾，固摄带脉法

健脾益肾，固摄带脉法是通过补益脾肾使带脉得养，复束诸脉的治法，主要用于治疗带脉虚惫而致的带下过多等。

一、病因病机

带脉源于肾之先天，本于脾之后天。肾主藏精，为脏腑阴阳之根本，肾性潜藏，肾精宜封藏，而不宜耗泄。脾主运化水谷，输布精微，为气血生化之源。脾肾强健，带脉才得以充盈，诸经才得以约束。若先天禀赋不足或房劳过度，精血衰耗，或脏腑虚弱，精血亏虚，则带脉失充，经气虚衰，不能固束诸经和提携诸脉经气，则形成带脉不固证。

先天禀赋不足，久病劳伤，房事不节，多产多育，或脾虚带脉失约，迁延不愈，或妊娠、产后元气耗损，带脉失养，导致带脉不固。带脉不固可表现为带脉无力、带脉下垂、带脉崩坠。三者同属虚证，但程度不同。带脉无力是虚之轻，崩坠为脱是虚之甚，带脉下垂介于两者之间。带脉的循行与肝、脾、肾的关系密切，带脉的约束之功有赖于后天水谷精微的濡养，故肝肾亏虚，脾虚日久，运化无权，不仅运化水谷精微的功能减退，以致气血生化不足，还不能正常输布体内水液，反聚为湿，导致湿浊内停，流注下焦，发为带下病。脾虚日久，必将影响带脉，带脉不足，带脉松弛，将会导致带下病。肾为水火之脏，主藏精气，有化气行水之功，若肾气不固，不能藏精，或肾阳虚衰，不能化气行水，湿浊不化，而为带下。

二、疾病及其辨证

脾肾两虚多见脾肾气虚，或脾肾阳虚，辨证时当仔细辨别。脾肾两虚，带脉虚惫引起的带下过多，症见带下量多，绵绵不断，质稀薄，腰酸腹坠，神疲乏力，头晕气短，舌淡，苔薄白，脉沉细。

三、用药经验

脾肾两虚，带脉虚惫所致疾病的治疗，当健脾益肾，固摄带脉。常用药物如：黄芪、党参、五味子、升麻、山药、山萸肉、芡实、益智仁、甘草等。方中黄芪、党参益气健脾；山药、山萸肉、芡实健脾补肾，共同调补先天之本与后天之本，使带脉复健；柴胡、五味子等益气升阳，升提带脉；益智仁收敛固脱；甘草调和诸药。若见气短乏力、内脏下垂者，加枳壳、白术健脾益气；若见腰膝酸软、畏寒、小便清长量多者，加杜仲、沙苑子、巴戟天、菟丝子、川断等温肾培元；带下久陷者，加龙骨、牡蛎、乌贼骨、续断、益智仁固脱带脉。

四、古籍记载

《傅青主女科·带下》提出带下病的发生与肝脾二脏关系密切。其曰："带下之病，皆属于湿。谓之带者，以带脉为名也。则凡脾气之虚，肝气之郁，湿热之侵，皆能致之。故有终年累月，下流白物，如涕如唾，甚则气秽者，所谓白带也。带下之病，白带为多。此盖由于肝郁乘脾、脾精不守，既不能化荣血以为经水，则湿土之气，即下陷而为病耳。"《太平圣惠方》提出脏腑功能虚损所致带下的治疗应："治妇人诸虚损不足，羸瘦萎黄，月候淋沥，或时带下，头晕心烦，肢节少力，宜服补虚：泽兰二两，紫石英细研水飞过，白石脂细研，赤石脂细研，石膏细研水飞过。"

五、现代研究

韩冰教授认为，脾肾两虚为本类病候之根本，治当健脾益肾，固摄带脉。研究表明，其常用方药黄芪、党参、五味子、升麻、山药、山萸肉、芡实、益智仁、甘草等多有抗炎、杀菌、调节免疫功能。黄芪可提高小鼠的血清 IgG 含量，其提取物对腹腔巨噬细胞的功能有促进作用。党参能使免疫器官胸腺、脾脏的重量增加，而且吞噬指数也明显升高。山药明显提高了环磷酰胺所致免疫功能低下小鼠腹腔巨噬细胞的吞噬百分率和吞噬指数，促进其溶血素和溶血空斑的形成，以及淋巴细胞转化，并明显提高外周血 T 淋巴细胞比率，从而提高机体免疫力。五味子乙醇浸液对金黄色葡萄球菌、痢疾杆菌、霍乱弧菌、绿脓杆菌、伤寒杆菌、产气杆菌、变形杆菌都具有抑菌作用，对多种真菌，如白色念珠菌、红色毛菌、石膏样毛癣菌、大小孢子菌、猪小孢子菌等也有抑菌和杀菌作用。升麻提取物对大鼠足趾水肿有抗炎作用，给小鼠口服，明显抑制醋酸对小鼠所致扭体反应，产生镇痛作用，还能抑制乙酸诱导大鼠产生的直肠溃疡。山萸肉对大鼠叉菜胶足踝肿有抗炎作用。益智仁提取物对脂多糖诱导的巨噬细胞炎症反应和抗原诱导的细胞脱颗粒具有抑制活性。

六、验案举隅

带下过多

吴某，女，36 岁，自由职业。2014 年 3 月 4 日初诊。

主诉：间断性小腹痛 2 年余，阴道分泌物量多 1 年。

现病史：患者 2 年前顺产后出现小腹绵绵作痛，喜按，得温则缓，腰膝酸软，纳食不馨，自服消炎药及中成药治疗未缓解。1 年前胎停育行清宫术后即带下量多，色微黄，异味，偶伴阴痒，腰痛明显，腰膝酸软，乏力，纳差，近半年出现晨起腹泻，四肢不温，舌淡，苔薄，脉沉细而迟。妇科检查：已婚经产型外阴，阴道通畅，分泌物量多，宫颈中度糜烂，子宫及双附件区未及异常。白带常规滴虫、霉菌阴性，清洁度 II 度。B 超：子宫及双附件未见明显异常。

生育史：G_4P_1，2 年前顺产一女婴，否认产后大出血及感染，1 年前胎停育行清宫术，4 年前 2 次人工流产史。平素工具避孕。

月经史：12 岁初潮，5 天/33 天，量少，色暗，有血块，无痛经。末次月经：2014 年 2 月 13 日。

辨证：脾肾两虚，带脉不固。

治法：健脾益肾，固摄带脉。

方药：黄芪 30g，山药 30g，茯苓 12g，白术 10g，益智仁 15g，菟丝子 15g，桑螵蛸 15g，鹿角霜 15g，肉桂 10g，附子 3g，杜仲 15g，沙苑蒺藜 10g，白芷 10g。7 剂，水煎服。

二诊（2014 年 3 月 11 日）：带下量减，小腹热感，进食增多，精神好转，原方去肉桂、附子，加生牡蛎 20g，乌梅 10g，连服 20 剂病愈。

按语：本案为脾肾两虚，带脉不固致带下过多的典型病例，脾肾阳虚与气虚兼见。患者素体脾虚，加之房劳多产，致肾气亏虚。2 年前产后冲任失养，血海空虚，不荣则痛，故小腹绵绵作痛。脾肾不足，不能养胎，故孕后胚胎停育。清宫术后致冲任虚损更甚，肾阳无以温煦下焦，带脉失约，故带下量多。病久渐虚，脾病损肾，则见脾肾阳虚、气虚夹杂之证。肾阳不足，命门火衰，不能蒸化致病，故见五更泻。韩冰教授认为，带下病，责之带脉。冲、任、督皆络于带脉，如若脾肾虚损，则易贻害带脉，使带脉松弛。治宜标本兼治，以健脾益肾，温阳益气，固摄带脉为治疗大法。方中肉桂、附子、鹿角霜、菟丝子、杜仲温肾壮督脉，补带脉阳气；益智仁、桑螵蛸、沙苑蒺藜补肾固带；黄芪、山药、茯苓、白术健脾益气；白芷入带脉，加强止带固摄之功。

第四节 补肾填精，润泽带脉法

补肾填精，润泽带脉法是通过滋补肝肾，使带脉充养，泌布胞宫、阴道，主要用于治疗任带虚损而致的带下过少。

一、病因病机

带脉的循行与肾、肝密切相关，肝肾又同司下焦，肝藏血，肾藏精，精血互生，肝肾同源，所以肾阴虚往往与肝阴虚同时并见，带脉失养，久至虚损，发为带下减少，甚则无带。肾为先天之本，元阴元阳之根，主藏精气。精为化血之源，白带为精之余，肾气盛，精血足，女子白带才得以生。

妇人先天禀赋不足，肝肾阴虚，或房劳多产，大病久病，耗伤精血，或年老体弱，接近七七，任脉虚，太冲脉衰少，肾精亏损，天癸衰竭，地道不通，从而正常的生理性白带逐渐减少，或七情内伤，肝肾阴血暗耗，肝肾亏损，血少精亏，阴液不充，任脉失养，胞宫、阴道失于滋润，而至带下量少。

二、疾病及其辨证

肝肾亏损引起的带下过少，可见肝肾阴虚或肾精不足表现，症见为带下过少，甚或全无，阴部干涩灼痛，或伴阴痒，性交困难，阴部萎缩，伴头晕耳鸣，腰膝酸软，烘热汗出，烦闷不安等症，还可因正气不足，湿热之邪易侵及下焦，见多带下色黄，阴痒不适。舌淡，少苔，脉沉细数。

三、用药经验

韩冰教授认为，肝肾亏损所致带下过少的治疗，当补肾填精，润泽带脉。常用方药为：熟地黄、山药、何首乌、女贞子、菟丝子、旱莲草、山茱萸、枸杞子。方中以熟地之补肾为君；山药补肝脾为臣；配以女贞子、枸杞、山茱萸补精；菟丝子补肾中之气；何首乌、旱莲草滋阴养血、生津润燥。阴部萎缩，性交干涩，可加紫河车、首乌、石斛、玄参、麦冬以滋阴，濡润阴户。五心烦热可加黄柏、知母清热。阴道瘙痒难忍可加蝉蜕、防风、白蒺藜、白鲜皮、蒲公英祛风止痒。湿热下注，带下色黄，可加灯心草、竹叶清热利湿。常用的外用方剂为蛇床子、荆芥、赤芍、薄荷、甘草、蒲公英、芡实等，入带脉而燥湿止带。

四、古籍记载

《景岳全书》提出肾阴不足可致阴液亏虚的证候，"盖白带……精之余也"。《景岳全书》曰："治真阴肾水不足，不能滋养营卫，渐至衰弱，或虚热往来，自汗盗汗，或神不守舍，血不归原，或虚损伤阴，或遗淋不禁，或气虚昏运，或眼花耳聋，或口燥舌干，或腰酸腿软，凡精髓内亏，津液枯涸等证，俱速宜壮水之主，以培佐肾之元阴，而精血自充矣。宜左归丸主之。"《素问病机气宜保命集》曰："妇人童幼天癸未行之间皆属少阴，天癸既行皆以厥阴论治，天癸既竭乃属太阴经也""凡妇人淋带，虽分微甚，而实为同类。盖带其微，而淋其甚者也。总由命门不固，而不固之病，其因有六……一以多欲之滑之也，情欲无度，纵肆不节，则精道滑而命门不禁，此由于太遂者也"。

五、现代研究

带下量少常见于绝经期妇女，卵巢功能的衰退，使体内性激素水平明显降低，阴道黏膜随之萎缩、变薄。七七之年，天癸竭，地道不通，肝肾亏虚，阴津不足，带下过少。治宜补肾填精，滋阴润燥。常用内服药物如熟地黄、山药、何首乌、女贞子、菟丝子、旱莲草、山茱萸、枸杞子。药理研究表明，上述中药具有调节生殖内分泌功能、抗炎等作用。熟地黄可提高 7 月龄雌性昆明种小鼠血清雌二醇浓度、脾细胞雌激素受体含量和成骨细胞孕激素受体含量，抵抗老化进程。何首乌饮片可不同程度升高快速进行性全身性衰老模型小鼠血清中的雌二醇水平，降低促黄体生成素、促卵泡生成素水平，延缓卵巢衰老。菟丝子、枸杞子具有雌激素样活性，可使去卵巢小鼠阴道上皮角化，对大鼠卵巢、垂体的激素合成代谢有明显作用。补肾中药（菟丝子、巴戟天、熟地黄、肉苁蓉、仙茅、淫羊藿和枸杞子）能增强 HCG/LH 受体功能，提高卵巢对促黄体生成素的反应性，同时又能增强垂体对下丘脑促黄体生成素释放激素的反应。女贞子可升高抗体 IgG 含量，提高机体免疫力，对溶血性链球菌、金黄色葡萄球菌、大肠埃希菌、大肠杆菌、福氏痢疾杆菌均具有抗菌作用。山萸肉对金黄色葡萄球菌、痢疾杆菌、白念霉菌、红念霉菌有抗菌作用。枸杞子中药复方可使垂体及女性卵巢质量增加，对神经、内分泌系统也有较好的调节作用，能诱发排卵。

六、验案举隅

带下过少

贾某，女，59 岁，退休。2006 年 10 月 12 日初诊。

主诉：阴道涩痛伴尿频、尿急、尿痛半年。

现病史：半年前患者无明显诱因出现阴道涩痛伴尿频、尿急、尿痛，曾就诊于泌尿科，予多种抗生素治疗，尿急、尿痛好转，尿常规检查无异常，但阴道涩痛难忍，甚至不能保持正常坐姿，以致影响生活。追问病史，患者绝经前有崩漏大出血，经治疗痊愈。绝经后带下亏少，经常腰痛，口干口渴。近半年来阴痒涩痛渐重，伴尿频、尿不适感，影响生活及睡眠质量，口渴心烦，舌瘦小，少苔，脉沉细。妇科检查：已婚型外阴，阴道通畅，黏膜萎缩，散在出血点，分泌物极少，子宫萎缩，无压痛，双附件区未及异常。

月经史：17岁初潮，5天/30天，量中等，无痛经，现绝经5年，围绝经期功能失调性子宫出血史，否认绝经后出血及阴道排液。

生育史：G_1P_1，35年前足月顺产一女婴，产后上环，6年前取出。

辨证：肝肾亏虚，带脉失养。

治法：补肾填精，润泽带脉。

方药：生地黄20g，熟地黄20g，山茱萸15g，山药15g，枸杞子15g，菟丝子15g，沙参20g，麦冬20g，天花粉20g，玉竹10g，知母10g，当归10g，灯心草3g，竹叶6g。14剂，水煎服。

同时配合外洗方：蛇床子6g，女贞子15g，旱莲草15g，当归10g，牡丹皮15g。布包，水煎外洗，早晚各1次，治疗半月，诸症消失。

按语：肾气旺盛，脾气健运，任带通调，阴液布露胞宫，润泽阴道，生为带下。倘若因先天肾精不足或后天房劳多产，哺乳过多、过长，致使肾精亏损，不能充养任带、胞宫、阴道，则带下量过少，甚至全无。本案患者绝经后，"天癸竭，地道不通，形坏而无子"，肝肾已亏，带下不得化生。韩冰教授考虑其以正虚、阴液亏乏为主，故治疗以补肾填精，润泽带脉法为主要治法，兼以养阴清热，利尿通淋。上方中生地黄、熟地黄、山茱萸、山药、枸杞子、菟丝子、沙参、麦冬、天花粉、玉竹补肝滋肾，滋阴润燥之品，直捣病之主穴；阴虚生内热，加知母滋阴清热；当归养血活血，使得精血相生，亦能起到补而不滞作用；灯心草、竹叶清利湿热，引热下行，因其湿热不盛，故选轻清之品。全方抓住矛盾主要方面，兼顾次要方面，主次有序，疗效显著。阴道炎症患者口服药物的同时，配合局部外用药，会取得事半功倍的效果。洗方中女贞子、旱莲草滋阴清热，缓解阴部干涩灼痛症状；蛇床子补肾利湿止痒，为治疗阴道炎症圣药；当归、牡丹皮养血活血，凉血清热，对阴道灼痛、阴道壁出血点疗效甚佳。此即所谓"外治之理即内治之理，外治之药即内治之药"。

第五章　从维脉论治妇科病证

　　维脉是奇经八脉中具有维系人体阴阳功能的经脉，生理情况下，阴阳维脉互相维系，对气血盛衰起调节溢蓄的作用，但不参与气血循环流注。阳维脉起于足太阳的金门穴，过外踝，向上与足少阳经并行，沿下肢外侧后缘上行，经躯干部后外侧，从腋后上肩，经颈部、耳后，前行到额部，与督脉会合于颈后的风府、哑门穴处，联络各阳经归于督脉。阴维脉起于足内踝上五寸足少阴经的筑宾穴，沿小腿、大腿内侧上行至腹部，与足太阴脾经相会合，继而上行，经胸部至颈部，与任脉会于颈部的天突、廉泉穴处，联络各阴经归于任脉。若维脉功能失常，则阴阳失衡，出现阴阳不相维系的病理征象，如经行情志异常、经断前后诸证等病；维脉与足三阴经交会，湿邪于经脉间流转，湿入维脉，致带下过多、阴痒、阴疮等病；寒入维脉，经脉气血瘀滞，不通则痛，致产后身痛、产后腹痛等病。因此，维脉论治立调和维脉法、化湿通维法、通维止痛法为主要治疗大法。

第一节　化湿通维法

　　化湿通维法是通过健脾祛湿使维脉通畅的一种治法，主要用于治疗湿滞维脉导致的带下过多、阴疮、阴痒等病证。

一、病因病机

湿为阴邪，其性黏滞，病情缠绵难愈，湿性趋下，易袭阴位，故湿邪致病，易侵袭阴维脉而引起相关疾病。湿邪致病，有外湿、内湿之分，外湿多与气候环境有关，如气候潮湿，阴雨连绵或久居湿地，或经期、产后冒雨涉水，湿邪入侵阴维脉，外受湿邪而致病。内湿，又称内生湿邪，脾、肾、肝三脏功能失调是产生内湿的主要的原因，阴维脉与足太阴脾经、足厥阴肝经、足少阴肾经、足阳明胃经会于府舍穴，故湿邪既停阴维脉，极易循经留滞脾经，困阻脾阳，脾虚失运，水湿内生；留滞肝经，阻肝之条达，肝郁侮脾，肝火夹脾湿下注；留滞肾经，碍肾之阴阳，肾阳虚衰，气化失常，水湿内停，内生湿邪也可经府舍穴入阴维脉，内外湿邪相互影响形成湿邪缠绵的病机。

妇人经行产后，胞脉空虚，摄生不洁，外受湿邪，或淋雨涉水，或久居湿地，感受湿邪，袭于阴维脉。因阴维脉联络各阴经气血归于任脉，湿入维脉，经气不利，流注下焦，循经伤及任带二脉而致带下过多。寒湿乘虚侵袭，凝滞于阴维脉，循经下行，邪气不能外达，内陷于冲任肌肤，或久则阳气虚衰，维脉气血失和，与痰湿凝结，肌肤失养，日久则溃腐成疮而致阴疮。患者素性抑郁，肝气郁结，积郁化热，肝郁克脾，脾虚湿盛，湿热互结于维脉，流注下焦，日久生虫，虫毒侵蚀外阴肌肤，则痒痛不宁而成阴痒。

二、疾病及其辨证

湿入阴维脉引起的带下过多，有虚实之分，辨证当根据带下的量、色、质、气味之异常及全身症状、舌脉、病史等进行辨证分析。若带下量多，色黄或赤白相兼，质稠，有气味，阴部灼热感，或阴部瘙痒，腰酸腿软，头晕耳鸣，五心烦热，咽干口燥，或洪热汗出，失眠多梦，舌质红，苔少或黄腻，脉细数，为湿入维脉之阴虚夹湿证。若带下量多，色黄或呈脓性，质黏稠，有臭气，或带下色白质黏，呈豆渣样，外阴瘙痒，小腹作痛，口苦口腻，胸闷纳呆，小便短赤，舌红，苔黄腻，脉滑数，为湿入维脉之湿郁化热证。

湿入阴维脉之阴疮多属虚实夹杂证，症见阴部肌肤肿溃，触之坚硬，色晦暗不泽，日久不愈，脓水淋沥，疼痛绵绵，伴面色㿠白，精神不振，疲乏无力，畏寒肢冷，食少纳呆，舌淡，苔白腻，脉沉细缓。

湿入阴维脉之阴痒多属实证，症见阴部瘙痒难忍，坐卧不安，外阴皮肤粗糙增厚，有抓痕，黏膜充血破溃，或带下量多，色黄如脓，或呈泡沫米泔样，或灰白如凝乳，味腥臭，伴心烦易怒，胸胁满痛，口苦口腻，食欲不振，小便黄赤，舌体胖大，色红，苔黄腻，脉弦数。

三、用药经验

韩冰教授认为，湿入维脉所致疾病的治疗，当化湿通维，治疗应内外兼顾，在全身用药的同时，重视局部治疗，配合中药熏洗、熏蒸等。内服汤药当重用黄芪、白术、川芎、牛膝等入维脉且扶助正气之药，以玉屏风散为主方益气兼健脾，所谓"正气存内，邪不可干"，脾气健则湿邪去。常用药物如：黄芪、白术、防风、白芍、黄柏、茯苓、薏苡仁、山药、甘草等。方中黄芪、白芍调阳维，黄芪既具补督护维之功，又有升阳温养，振奋阳气之力；防风祛风解表，胜湿止痛；茯苓药性平和，利水而不伤正气；薏苡仁健脾渗湿；山药、白术补养脾胃，顾护充任。外用熏蒸、熏洗药当以燥湿止痒入维脉药为主，如黄柏、苦参、地肤子、蒲公英、石榴皮等。

四、古籍记载

《临证指南医案》曰："奇脉阳虚不升固，鹿角霜、炒当归、杜仲、菟丝子、小茴香、桂枝。陈，怀妊三月，小产半年不复，寒从背起，热起心胸，经水后期不爽，带下脉脉不断，脊膂腰髀痿坠酸疼，膝骨跗胫易冷无力，由冲任督带伤损，致阴阳维跷不用，调治非法，有终身不肯孕育之累。"

《诸病源候论·妇人杂病诸候》云："阴疮者，由三虫九虫动作侵食所为也。诸虫在人肠胃之间，若脏腑调和，血气充实，不能为害。若劳伤经络，肠胃虚损，则动作侵食于阴，轻者或痒或痛，重者生疮也。"《妇人大全良方·产后门》曰："凡妇人少阴脉数而滑者，阴中必生疮，或痛或痒，如虫行状，淋露脓汁，阴蚀几尽者。此皆由心神烦郁，胃气虚弱，致气血留滞……治之当补心养胃，外以熏洗，坐导药治之乃可。"《外科正宗·杂疮毒门》曰："妇人阴疮，乃七情郁火，伤损肝脾，湿热下注为患，其形固多不一，总由邪火所化也。"《女科撮要·阴疮》曰："一妇人腐溃，脓水淋沥，肿痛寒热，小便赤涩，内热作渴，肢体倦怠，胸胁不利，饮食少思，三月余矣。用补中益气，内柴胡、升麻各用一钱，加茯苓一钱，炒山栀二钱，数剂少愈。又与归脾加山栀、川芎、茯苓三十余剂，诸症悉退。唯内热尚在，再与逍遥散，倍用山栀而愈。"

《医宗金鉴·妇科心法要诀》曰："妇人阴痒，多因湿热生虫，甚则肢体倦怠，小便淋沥，宜服逍遥散、龙胆泻肝汤。"《外科正宗·杂疮毒门》曰："一妇人肝经风湿下流阴器，浮肿痒甚，致抓出血不痛。以消风散如苦参、胆草、泽泻、木通、山栀，外以蛇床子汤熏洗，搽擦银杏散，十余日痒止肿消而愈。"《医学准绳六要·治法汇》曰："阴中痒，亦是肝家湿热，泻肝汤妙。"

五、现代研究

湿入维脉类疾病多与女性内生殖器炎症，如外阴炎、阴道炎、宫颈炎、前庭大腺感染等有关。韩冰教授运用中医理论，采用内服中药配合熏洗，局部熏洗不会引起女性阴道菌群紊乱，同时配合益气扶正中药，取得了显著疗效，同时降低了相关疾病的复发率。该法治疗带下过多有效率达98.3%，治疗阴痒有效率达90.2%，治疗非急性期阴肿有效率达76.2%，使患者免于手术治疗。加用引经药物，阳维脉的引经药物主要有白芍、桂枝、黄芪；阴维脉的引经药物多为龟甲、鳖甲、山萸肉、五味子等。

六、验案举隅

（一）带下过多

吕某，女，36岁，已婚，教师。2011年6月20日初诊。

主诉：阴道分泌物量多反复发作4年。

现病史：患者4年前无诱因阴道分泌物量多，色黄，有异味，无阴部灼热及疼痛，伴腰酸、耳鸣，就诊外院予熏洗、阴道用药治疗，治疗期间明显好转，停药后又反复发作，带下量多加重，需用日用卫生巾，外阴阴道疼痛明显，影响性生活，腰酸、耳鸣加重，发作之时心烦，不能自控，多梦。平素嗜食辛辣之味，好游泳，小便正常，大便干，2 日 1 次。舌红，苔黄腻，脉细。妇科检查：已婚型外阴，皮肤潮红，有散在小出血点，阴道通畅，触痛，黏膜有散在小出血点，宫颈中糜，子宫及双附件未及异常。白带常规：细菌（＋），支原体（＋）。B 超：子宫及双附件未见明显异常。

生育史：G_3P_1，1998 年顺产一女婴，否认产后大出血及产褥感染，曾行 2 次人流术，末次人流于 3 年前。平素工具避孕。

月经史：13 岁初潮，5 天/30 天，量中等，无痛经，末次月经：2011 年 6 月 10 日。

辨证：肝郁脾虚，湿阻维脉。

治法：健脾除湿，疏肝理气，化湿通维，调和阴阳。

方药：黄芪 30g，白术 15g，防风 10g，柴胡 10g，枳壳 10g，佛手 10g，砂仁 6g，白鲜皮 15g，山药 10g，茯苓 30g，薏苡仁 30g，木香 6g，苍术 10g，黄柏 10g，地肤子 10g，甘草 6g。7 剂，水煎服。早晚温水坐浴。

二诊（2011 年 6 月 27 日）：服药后带下量减少，色黄，无异味，外阴疼痛不适，烦躁，失眠，腰酸，舌红，苔黄，脉沉。妇科检查：外阴无充血，阴道充血较前减轻，阴道分泌物量多。治宜健脾除湿，补肾固涩，化湿通维。

方药：黄芪 30g，白术 15g，防风 10g，淫羊藿 15g，仙茅 10g，续断 10g，肉苁蓉 15g，补骨脂 15g，金樱子 10g，山药 10g，茯苓 30g，麦芽炭 3g，牡蛎 30g，地肤子 15g。7 剂，水煎服。

外用洗剂清热燥湿止痒。

方药：黄柏 10g，苦参 15g，蒲公英 15g，地肤子 15g，龙胆 15g，苍耳子 15g，白鲜皮 15g，艾叶 15g，石榴皮 15g，蛇床子 15g。7 剂，水煎熏洗，早晚各 1 次。

三诊（2011 年 7 月 3 日）：带下量稍多，色黄，外阴轻微疼痛，腰酸较前好转，口苦，舌红，苔黄腻，脉滑。妇科检查：外阴及阴道黏膜无充血，阴道分泌物量较前减少。治宜清热燥湿，通维止带。

方药：黄柏 10g，苍术 10g，薏苡仁 30g，白芍 10g，水红花子 30g，车前子 10g，萆薢 15g，地肤子 15g，白鲜皮 15g，艾炭 6g，麦芽炭 3g，生甘草 6g，黄芪 30g，白术 15g。7 剂，水煎服，继续中药熏洗治疗。

四诊（2011 年 7 月 10 日）：带下量正常，色白，无异味，外阴无疼痛，舌淡红，苔薄白，脉滑。妇科检查：外阴及阴道黏膜无出血点，无触痛，阴道分泌物量中等。白带常规：细菌（-），支原体（-）。嘱患者平素用黄芪、白术、防风三味药泡水喝，月经干净后予中药熏洗 1 周，巩固治疗 3 个月。

间断随访，至今未再复发。

按语：阴道炎是阴道黏膜及黏膜下组织的炎性病变，为妇科常见病，其主要为细菌、寄生虫入侵或阴道内菌群失调所致。奇经八脉之阳维脉联络各阳经归于督脉，阴维脉联络各阴经归于任脉，阳维主一身之表，阴维主一身之里，共同起溢蓄气血的作用，阴维脉与肝脾肾三经交会，与湿邪为病相关，发病时常可表现为维脉及肝脾肾经症状。正常健康女性，阴道本身的自净作用对病原体的入侵有自然防御功能，本例患者因阴道炎反复缠绵 4 年，带下量多，属中医带下过多范畴。该患者好游泳，嗜食辛辣之味，增加致病菌入侵的机会。素体正气虚弱，致病菌入侵后极易发病，虽经治疗局部症状可改善，但邪气留恋，终至病情迁延反复不能痊愈。中医治疗疾病注重整体的调理，标本兼顾。韩冰教授认为，该患者同时存在肝脾肾经及维脉证候，治当健脾除湿，疏肝理气，化湿通维，调和阴阳，并依据"正气存内，邪不可干"的理论，化湿通维止带，增强自身抵抗力以驱邪外出，防止疾病复发。韩冰教授药以白芍调阳维，淫羊藿调阴维，黄芪、白术、茯苓补脾胃，以防风扶助正气，驱邪外出，防风卫气强则邪气不可入内，佐枳壳、佛手理气，黄柏、苍术、地肤子清热利湿，治疗带下量多。一诊主要针对带下量多，二诊时带下量减少，但患者仍外阴疼痛不适，此乃湿邪日久所致肝肾阴阳两虚，失于温润，药以淫羊藿、仙茅、续断、肉苁蓉、补骨脂滋补肝肾。外阴疼痛急性期予温水坐浴，减少中药的局部刺激，待局部疼痛减轻后予中药熏洗，蒸气缓慢作用于阴道局部，使药物中挥发的有效成分经阴道黏膜吸收，改变局部抗御病邪的能力，缓解症状，既可消除药物坐浴引起的局部刺激不适，又可避免药物长期直接作用于阴道引起的菌群紊乱。巩固期内服中药以药代茶饮，方便而有效。

（二）阴痒

刘某，女，27 岁，已婚，职员。2013 年 1 月 2 日初诊。

主诉：外阴瘙痒反复发作 3 年。

现病史：患者 3 年前人流术后外阴瘙痒难忍，坐卧不安，影响工作及生活，就诊外院予克霉唑阴道片治疗后症状稍缓解，2 个月后再次发作，自行使用中药栓剂及口服药物治疗，3 年内反复发作，痛苦难忍，影响正常性生活。舌红，苔薄黄，脉弦。妇科检查：已婚型外阴，阴道通畅，有大量豆腐渣样分泌物，宫颈光滑，充血，子宫及双附件未及异常。白带常规：霉菌（＋）。

生育史：G_1P_0，3 年前行人工流产术，平素工具避孕。

月经史：14 岁初潮，4 天/28 天，量中等，无痛经，末次月经：2012 年 12 月 23 日。

辨证：风邪夹湿，湿入维脉。

治法：健脾燥湿，疏风止痒，化湿通维，调和阴阳。

方药：黄柏 10g，苍术 10g，薏苡仁 30g，茯苓 10g，车前子 10g，山药 10g，大青叶 10g，蚤休 10g，苦地丁 30g，地肤子 10g，蛇床子 10g，白鲜皮 10g，黄芪 30g，白术 15g，防风 10g。7 剂，水煎服。

川椒 10g，苦参 30g，大青叶 30g，黄柏 10g，生艾叶 10g，雄黄 10g，地肤子 10g，白鲜皮 30g。7 剂，水煎熏洗，早晚各 1 次。

二诊（2013 年 1 月 9 日）：服药后患者口苦，食欲欠佳，大便黏腻，阴道瘙痒稍好转，但阴道分泌物量仍多，白色块状。舌红，苔黄，脉弦滑数。继续予口服中药清热解毒，化湿通络，并配以中药熏洗治疗。

方药：土茯苓 30g，败酱草 30g，苦地丁 30g，白花蛇舌草 30g，薏苡仁 30g，黄柏 10g，牡丹皮 10g，泽兰 30g，山药 10g，桔梗 10g，牛膝 10g，生甘草 10g，黄芪 30g，白术 15g，防风 10g。7 剂，水煎服。

方药：黄柏 10g，苦参 15g，蒲公英 15g，地肤子 15g，龙胆 15g，苍耳子 15g，白鲜皮 15g，艾叶 15g，石榴皮 15g，蛇床子 15g。清热燥湿止痒。7 剂，水煎熏洗，早晚各 1 次。

三诊（2013 年 1 月 16 日）：服药后瘙痒减轻，阴道分泌物量明显减少，舌淡红，苔薄白，脉弦。方药：上方加苍术 10g、白芷 10g。

四诊（2013 年 1 月 23 日）：服药后无瘙痒症状，嘱其月经前继续服药治疗，巩固治疗 3 个月经周期后痊愈。

按语：阴道抵抗力降低、治疗不彻底是霉菌性阴道炎反复发作的重要因素。肝经络阴器，主藏血，为风木之脏；肾藏精主生殖，开窍于二阴；脾主运化水湿。故本病的发生与肝脾肾三脏关系密切。肝、脾、肾三经均与阴维脉相交会，且"风为百病之长"，韩冰教授认为，该病反复发作与机体营卫失调，感受风邪夹湿入维脉有关，治疗该病当从维脉着手，以益气扶正的玉屏风散为主方，一方面扶助正气，调养营卫，通过增强自身抵抗力驱邪外出，另一方面，带下俱为湿邪，治湿当予清热燥湿，健脾益气之药，如黄柏、苍术、薏苡仁、茯苓、山药等，此外，地肤子、蛇床子、白鲜皮疏风止痒，车前子清热渗湿利尿，给邪以出路。

（三）阴疮

刘某，女，45 岁，已婚，主管。2012 年 5 月 6 日初诊。

主诉：自行扪及外阴肿物 1 年余。

现病史：患者平素喜食辛辣肥甘食物，1 年前自行扪及外阴肿物，如核桃大小，无疼痛，无发热，曾于外院抗炎治疗，2 次行切开引流术，术后外阴肿物仍反复发作，白带稍多，色正常，无异味。舌淡红，苔薄白，脉细滑。妇科检查：已婚型外阴，右侧大阴唇可见一肿物，色暗，直径约 3cm，质硬，无触痛。

生育史：G_2P_1，1992 年顺产一男婴，1993 年行 1 次人流术，人流术后上环。

月经史：12 岁初潮，3 天/28 天，量中等，无痛经，末次月经：2011 年 4 月 28 日。

辨证：湿邪困脾，维脉阻滞。

治法：健脾益气，软坚散结，化湿通维。

方药：党参 10g，黄芪 30g，白术 20g，茯苓 15g，当归 15g，山药 10g，白芍 15g，川芎 20g，金银花 10g，白芷 15g，蛇床子 10g，桔梗 10g，肉桂 10g，皂角刺 15g。7 剂，水煎服。

方药：枯矾 10g，苦参 30g，蛇床子 16g，黄柏 10g，生艾叶

10g，雄黄 10g，川椒 10g。7 剂，水煎熏洗，早晚各 1 次。

二诊（2012 年 5 月 13 日）：用药 1 周后，外阴肿物明显缩小，继原口服及熏洗方使用 2 周而瘥。

按语：阴疮多因湿热下注阴户所致，因其发病部位特殊，常给患病妇女带来极大的不便与痛苦。该患者平素嗜食辛辣肥甘食物，辛辣之品多耗气伤阴，肥甘食物易碍脾生湿，抗炎治疗后疮肿未除。维脉与肝脾肾三经交会，湿性缠绵难解，流注维脉，虚实夹杂，病程迁延愈久，治疗棘手。治法当攻补兼施，"诸湿肿满，皆属于脾"，故予党参、黄芪、白术、茯苓、山药健脾益气，以除湿之源；苍术益气入维，祛维脉湿邪；肉桂温经散寒，辅助桔梗、皂角刺消肿排脓，软坚散结。中药熏洗疗法是中医外治疗法的特色之一，对于部分外阴疾病，效果尤佳，利用中药熏蒸产生的药物蒸汽作用于皮肤毛孔，可使局部毛细血管扩张，血液循环加速，新陈代谢旺盛，加强局部药物吸收，充分发挥中药抗炎消肿、杀虫止痒、化腐生肌的作用，使外阴局部炎症迅速消散，疮肿消散。该患者为气阴两虚兼夹痰湿之体，应改变饮食习惯，以清淡饮食为主，对疾病预后更加有利。

第二节　调和维脉法

调和维脉法是运用疏肝解郁、行气活血、补肾养血使维脉阴阳调和的一种治法，适用于维脉阴阳失调所致经行情志异常、经断前后诸证等病证。

一、病因病机

阳维脉发于足太阳金门穴，维系手足三阳经气血会于阳白穴，与督脉气血相会，维于阳而主表，维系、联络全身的阳脉。若阳维不能自维于阳，阳气散解，则导致意志消沉、情绪抑郁等症状。若阴维不能自维于阴，就会产生全身软弱无力，手足不能自收等病变。阴维脉与足厥阴肝经、足太阴脾、足少阴肾经交会，心为阳明之主，若维脉维系阴阳功能失调，损及心肝、脾肾经脉，则形成阴阳失调的病机。

妇人经期气血骤变，冲气旺盛，若情怀不畅，情志内伤，维脉失调，气机不利，营卫失和，阴阳不能相维系，则冲脉之气循经入阴维脉，达肝经，肝气上逆，扰乱心神，则心肾不交，水火不济，神明无主，故致经行情志异常。肾藏元阴而育元阳，肾之阴阳平衡皆由维脉相维系。绝经前后，肾气渐衰，天癸渐竭，冲任二脉虚衰，阴维、阳维脉之气血失衡，阴阳平衡失调，累及于心，则心火偏亢、心神不宁。累及于肝，则肝血不足，肝失柔养，则肝阳上亢。累及于脾则出现火不暖土，脾阳虚衰。复加忧思失眠，营阴暗耗，致维脉气血虚衰，不能濡养肢体、温煦脏腑，而致经断前后诸证。

二、疾病及其辨证

维脉失调引起的经行情志异常，当以虚实夹杂为主，多由维脉气血不足，情志内伤引起，以经前或经期有规律地出现情志异常为辨证要点。症见经前抑郁不乐，情绪不宁，烦躁易怒，甚至怒而发狂，或悲伤啼哭，或情志抑郁，喃喃自语，胸胁胀痛，不思饮食或彻夜不眠，经后逐渐减轻或复如常人，经量、经期及月经周期可无改变，舌淡红，苔薄黄，脉弦细。

维脉失调所致经断前后诸证当以虚证为主。维脉维系全身之阴阳，而肾为阴阳之根本，维脉与足少阴肾经关系密切。经断前后诸证肾中阴阳虚损，导致维脉功能失调，或偏阴虚，或偏阳虚，或阴阳俱虚，症见情志不宁，月经紊乱，月经量增多或经期延长或崩中漏下，头晕耳鸣，目眩，洪热汗出，烦躁易怒，潮热面红，五心烦热，腰膝酸软，足跟疼痛，小便清长或夜尿频多，面浮肢肿，健忘，皮肤干燥或瘙痒、蚁行感，舌红，少苔，脉沉细弱。营卫失和，维脉失调所致经断前后诸证之汗出等，症见自觉发热，恶寒阵作，体温正常，随后全身汗出，日发数次，舌质红，苔薄白，脉沉细。

三、用药经验

韩冰教授立足阴阳二维失调论治经行情志异常与经断前后诸证。韩冰教授以小柴胡汤为底方，治以调和二维，宁心安神，达到"阴平阳秘"的治疗效果。调和营卫、调和阳维常用药物如柴胡、黄芪、桂枝、青蒿、半夏、芍药、生姜、大枣、甘草等。方中柴胡、黄芪、白芍、半夏调阳维；黄芪升阳温养，振奋阳气，补督护维；青蒿清透虚热。若心神不宁者，加磁石、龙骨、牡蛎、生铁落重镇安神，平肝潜阳；若兼口苦，舌苔厚腻者，加黄芩、半夏；气虚明显者，加党参等。营卫失和，维脉失调所致经断前后诸证之汗出等，以益卫固表的玉屏风散为主方，随症加减常用配伍药物如柴胡、桂枝、青蒿、黄芩、半夏、芍药、生姜、大枣、甘草等。

四、古籍记载

维脉不调，阴阳失和，致经断前后诸证，可用黄芪、桂枝、白芍平调维脉，使营卫调和，治疗烘热汗出等。《内经博议》曰：

"若阴阳不能相维，是谓阴阳两虚，其证心肾不交，水火不济，神明无所主，故怅然失志。"阴阳维脉具有维系、联络阴经阳经，调节人体阴阳平衡的作用。《难经·二十九难》曰："阳维维于阳，阴维维于阴，阴阳不能自相维，则怅然失志，溶溶不能自收持，阳维为病苦寒热，阴维为病苦心痛。"故阴阳维脉气失和，则会出现阵发性烘热、面色潮红、出汗、失眠、忧郁等临床症状。

《金匮要略·妇人杂病脉证并治》曰："妇人脏躁，喜悲伤欲哭，象如神灵所作，数欠伸。"《景岳全书·妇人规》曰："妇人于四旬外，经期将断之年，多有渐见阻隔，经期不至者。当此之际，最宜防察。若果气血和平，素无他疾，此固渐止而然，无足虑也。若素多忧郁不调之患，而见此过期阻隔，便有崩决之兆。若隔之浅者，其崩尚轻；隔之久者，其崩必甚，此因隔而崩者也。"《奇经药考》中认为，阳维主药有三：一曰黄芪，"主阳维为病苦寒热"；二曰白芍，"主阳维寒热"；三曰桂枝，"走阳维"。黄芪助阳补气，并能固表治卫虚自汗，所以是阳维病的要药。桂枝性辛甘而温，能通阳化气，治卫虚自汗有寒热者。白芍补血柔肝，敛阴收汗。

五、现代研究

临床上经行情志异常与经断前后诸证多见于平素精神紧张、烦躁、忧郁和感觉过敏者，与体内激素水平变化有关。韩冰教授提出，针对营卫失和、维脉失调病机，以益卫固表之玉屏风散加减治疗。黄芪为维脉用药，研究表明，黄芪含异黄酮、皂苷及多糖类等成分，当归含挥发油、有机酸及多糖类等成分。其中糖苷形式是植物雌性激素存在于植物中的无活性形式，糖苷进入肠道经细菌糖苷酶的水解作用，转化为具有生物活性并易于吸收的分子，如金雀异黄素等，并被肠黏膜吸收入血。植物雌性激素均具有酚环，可结合体内雌性激素受体。异黄酮还可通过血脑屏障，在额叶皮层区、下丘脑、小脑含量较高，直接调节下丘脑 – 垂体 – 性腺轴功能。玉屏风散中黄芪、白术、防风均属温性之品，归脾肺二经，三药相伍，具有温补脾肺，益气固表之功，能抗御疲劳、寒冷和缺氧等阴寒性不良刺激，而不能耐受高温等热性不良刺激。

六、验案举隅

（一）经行情志异常

王某，女，32岁，已婚，会计。2012年5月17日初诊。

主诉：经前心烦、头痛半年。

现病史：患者半年前工作调动后，无诱因经前心烦，头痛，易怒，伴心悸，查心电图未见异常，未治疗。现症状加重，经前心烦易怒不能忍，伴纳少，睡眠差，二便正常。舌质暗淡，苔薄白，脉弦。妇科检查：已婚型外阴，阴道通畅，宫颈光滑，子宫常大，质中，活动，无压痛，双附件区未及明显异常。

生育史：G_2P_1，1年前顺产一女婴，否认产后大出血及产褥感染。2010年行1次人工流产术，平素工具避孕。

月经史：12岁初潮，6天/27天，量中等，无痛经。末次月经：2012年5月5日。

辨证：气滞血瘀，维脉失调。

治法：疏肝活血，通络安神，调和维脉。

方药：柴胡15g，枳壳10g，桔梗10g，当归10g，赤芍20g，川芎 10g，熟地黄 20g，牛膝 10g，桃仁 10g，红花 10g，全蝎 10g，蔓荆子 10g，生龙骨 30g，生牡蛎 30g，甘草 6g，黄芪 30g。7 剂，水煎服。

二诊（2012 年 5 月 24 日）：服药后诸症略减轻，饮食尚可，仍夜寐不安、心悸，舌淡红，苔薄白，脉沉细略滑。上方加佛手 10g、砂仁 6g、柏子仁 10g。7 剂，水煎服。

三诊（2012 年 5 月 29 日）：月经即将来潮，头胀痛，心烦易怒，夜寐不安，五心烦热，皮肤干燥，舌淡红，少苔，脉弦滑数。以疏肝活血，豁痰安神，调和维脉为治法。

方药：柴胡 10g，郁金 10g，石菖蒲 10g，生龙骨 30g，生牡蛎 30g，枳壳 10g，路路通 10g，丹参 30g，五味子 10g，半夏 10g，黄连 10g，黄芩 10g，益母草 30g，茯苓 30g，生铁落 30g，甘草 6g，黄芪 30g。7 剂，水煎服。

四诊（2012 年 6 月 5 日）：服药后诸症均有所减轻，但仍有心烦，自觉阴道干涩，略有阴痒，食欲不振，疲乏无力，今月经来潮，轻微腹坠。舌暗红，少苔，脉滑数。气滞血瘀，痰火扰神，维脉失调，以活血通经，豁痰安神，调和维脉为治法。

方药：柴胡 15g，郁金 10g，石菖蒲 10g，半夏 10g，生铁落 30g，益母草 30g，桃仁 10g，红花 10g，磁石 30g，莲子心 6g，五味子 10g，白芍 15g，甘草 6g，黄芪 30g。7 剂，水煎服。

五诊（2012 年 6 月 12 日）：服药后小腹疼痛减轻，诸症好转，仍烦躁不安。舌暗红，苔薄白，脉弦。血虚血瘀，痰火扰神，维脉失调，治以养血活血，豁痰安神，调和维脉为法。

方药：柴胡 10g，当归 10g，石菖蒲 10g，郁金 10g，生铁落 30g，紫石英 30g，丹参 30g，黄连 10g，五味子 10g，白芍 10g，甘草 6g，黄芪 30g。7 剂，水煎服。

六诊（2012 年 6 月 19 日）：患者睡眠欠佳，烦躁易怒较前好转。舌红，苔薄白，脉弦细。

方药：酸枣仁 15g，柏子仁 15g，益智仁 10g，黄连 10g，阿胶 10g，五味子 10g，生龙骨 30g，生牡蛎 30g，生铁落 30g，半夏 10g，胆南星 10g，远志 10g，夜交藤 30g，柴胡 10g，黄芪 30g。7 剂，水煎服。

七诊（2012 年 6 月 26 日）：患者睡眠欠佳，未诉余不适。舌淡红，苔薄白，脉弦。治以活血通经，豁痰安神，调和维脉为法。

方药：柴胡 15g，当归 10g，白芍 10g，郁金 10g，石菖蒲 6g，生龙骨 30g，生牡蛎 30g，紫石英 30g，生铁落 30g，三七粉 3g，五味子 10g，甘草 6g，枳壳 10g，沉香 6g，丹参 30g，益母草 30g。7 剂，水煎服。

八诊（2012 年 7 月 3 日）：患者无心烦易怒，夜寐可，舌淡红，苔薄白，脉细数。证属血虚血瘀，痰热扰神，维脉失调，治以理气化瘀，镇惊安神，调和维脉为法。

方药：柴胡 15g，枳壳 10g，郁金 10g，石菖蒲 10g，半夏 10g，胆南星 10g，黄连 10g，五味子 10g，益母草 30g，生铁落 30g，生龙骨 30g，生牡蛎 30g，牛膝 10g，甘草 6g，黄芪 30g，白芍 10g。7 剂，水煎服。

经前 7 天服用此方，巩固治疗 3 个月。

按语：神经系统功能活动的失调，加之月经前后体内激素水平变化，可发生经行情志异常，相当于西医学的经前期综合征。中医学认为，情志活动主要与心、肝二脏关系密切，心主神明、肝性条达、调节情志，心肾不交，水火不济，神明无主，心、肝、肾三经与维脉相交会。妇人经期气血骤变，冲气旺盛，若情怀不畅，情志内伤，维脉失调，气机不利，营卫失和，阴阳不能相维系，则冲脉之气循经入阴维脉，达肝经，肝气上逆，扰乱心神，致经行情志异常。

韩冰教授提出，经行情志异常可从维脉进行调理。该患者从事会计工作，工作繁琐，精神压力大，产后数伤气血，血海空虚，经脉失养，肝气不疏，气滞血瘀，维脉失调，故出现经行情志异常。月经后期当疏肝活血，通络安神，调和维脉；经前期气血骤变，气滞血瘀，痰火扰动心神，情志不宁，故予疏肝活血，豁痰安神，调和维脉；经期活血通经，促进经血顺利排出，豁痰安神，调和维脉气血，精神乃和。善用药物如柴胡、郁金、白芍、枳壳共入肝经，疏肝解郁理气；郁金、石菖蒲、半夏、胆南星、黄连清心豁痰；生龙骨、生牡蛎平肝潜阳，镇惊安神。

（二）经断前后诸证

朱某，女，52 岁，已婚，教师。2013 年 7 月 3 日初诊。

主诉：自觉发热、汗出 5 个月。

现病史：绝经 1 年，5 个月前无诱因常自觉发热，恶寒阵作，体温正常，随后全身出汗，日发数次，双手足端有如蚁行感、冰冷、麻木，腰腿酸痛，曾于外院口服汤药及中成药治疗，症状未缓解。舌质红，苔薄白，脉沉细。妇科检查：已婚型外阴，阴道通畅，宫颈光滑，子宫常大，质中，活动，无压痛，双附件区未及明显异常。

月经史：13 岁初潮，5 天/26 天，量中等，无痛经。末次月经：2012 年 6 月 20 日。

产育史：G_1P_1，30 年前剖宫产一男婴。

辨证：营卫不和，维脉失调。

治法：调和营卫、维脉。

方药：黄芪 30g，桂枝 10g，白芍 10g，甘草 10g，生姜 10g，大枣 3 枚，桑枝 10g，红花 6g，姜黄 10g，羌活 10g，狗脊 15g，寄生 30g。7 剂，水煎服。

按语：经断前后诸证主要为卵巢功能衰退，导致神经内分泌系统功能改变引起的一系列症候群。妇女在绝经前后这一生理阶段五脏阴阳均可出现偏颇，从而表现出诸多症状，且这些症状往往三三两两，轻重不一，根据各脏病变表现，究其病因病机，临床多有从肝论治、从肾论治、从脾胃论治和从心论治者。韩冰教授根据多年临床经验，认为该病可从维脉论治，机体阴阳由维脉相维系，由于维脉阴阳失调，不能正常相维系，又营卫失和，而导致该病的发生。本例易误诊为太阳中风证，实为维脉为病，《奇经八脉考·二维为病》曰："阳维之脉与手足三阳相维……故阳维为病亦苦热。"正因为病变与手足三阳相关，故治以桂枝汤，桂枝汤外能调和荣卫，内有调和阴阳之功。盖疾病之生良由阴阳失调，造成偏颇，阴虚则热，阳虚则寒，今治以和阴阳之法，是以寒热能愈。然患者七七之年，维脉气血虚弱，因虚而滞，故以太子参、黄芪、红花、桑枝调补维脉为用。

第三节　通维止痛法

通维止痛法是通过活血化瘀，温经散寒，行气止痛使维脉通畅，通则不痛的一种治法，适用于寒凝、血瘀、气滞所致维脉不通导致的病证，如产后身痛、产后腹痛等。

一、病因病机

寒邪入维脉多因外寒由外及里伤于肌肤、经络、血脉所致。

寒为阴邪，易伤阳气，入阴维脉；寒性收引，主疼痛、凝滞，易使气血阻滞不通。气为血之帅，气行则血行，气机郁滞可导致血行不畅而形成瘀血，从而形成气滞血瘀的病机；血为气之母，血能载气，瘀血可影响气的正常运行，导致血瘀气滞的病机，瘀血阻滞，不通则痛，故多有疼痛表现。妇人产后血室正开，寒邪由阴户上客，从足太阴脾经之府舍穴入阴维脉，循经入侵冲任、胞宫，形成寒凝血瘀、不通则痛的病机。

阴维循行过腿膝、髀部到少腹，妇人产后元气亏损，血室正开，起居不慎，感受寒邪，血为寒凝，或胎盘、胎膜滞留子宫，或情志不畅，肝气郁结，疏泄失常，气滞血瘀，瘀血内停，阻于维脉，留滞少腹，气血运行受阻，不通则痛，故产后腹痛。瘀血循经阻于经脉、关节，则发为产后身痛。

二、疾病及其辨证

通维止痛法辨证当以疼痛部位为要点，结合兼症及舌脉。若产后小腹疼痛，拒按，得热痛减，恶露量少，涩滞不畅，色紫暗有块，块下痛减，面色青白，四肢不温，或伴胸胁胀痛，舌质紫暗，脉沉紧或弦涩，此为瘀阻维脉之产后腹痛。若产后身痛，尤见下肢疼痛、麻木、发硬、重着、肿胀明显，屈伸不利，小腿压痛，恶露量少，色紫暗夹血块，小腹疼痛，拒按，舌暗，苔白，脉弦涩，为瘀阻维脉之产后身痛。

三、用药经验

瘀阻维脉所致的疼痛疾病，当下瘀血，以生化汤及身痛逐瘀汤为主方，活血化瘀，温经止痛，补虚化瘀，寓功于补，化瘀生新，血行通畅，则痛症自除。因瘀血阻滞维脉，仅生化汤及身痛逐瘀汤难通维脉之瘀阻，欲通维脉，则当加用入维脉药黄芪、白术，使正气充盛，则寒邪难侵。韩冰教授以四物汤为底方，药以当归、川芎、熟地黄、金铃子、延胡索调阴维，白芍调阳维。对于阴维失调者，常选用滋阴养血之品，如当归、川芎、白芍、熟地黄等，通络止痛常选用川楝子、延胡索、香附、青皮、降香等。另外，还运用龟甲、阿胶等品滋阴养血，补任通维。方中当归补血养肝，和血调经；熟地黄甘温以滋阴养血；白芍和营养肝；川芎活血行滞。四药配合使补中有通，补而不滞。辅以金铃子、延胡索疏肝泄热，行气止痛。若舌苔厚腻者，加吴茱萸、黄连、藿梗；气虚明显者，加黄芪；肝郁明显者，加青皮、陈皮、香附；血虚明显者，加龟甲、阿胶等。小腹冷痛甚者，酌加吴茱萸、小茴香，以增温经散寒之功；若瘀滞甚者，恶露血块较多，加五灵脂、炒蒲黄、延胡索，增强化瘀止痛之功；小腹坠胀，酌加香附、枳壳；伴胸胁胀痛者，加郁金、柴胡疏肝理气。

四、古籍记载

"产后腹痛"相关记载：《万氏女科》云："腹中有块，上下时动，痛不可忍，此由产前聚血，产后气虚，恶露未尽，新血与故血相搏而痛，俗谓之儿枕痛。"《妇人大全良方·产后儿枕心腹刺痛方论》曰："夫儿枕者，由母胎中宿有血块……若产妇脏腑风冷，使血凝滞，在于小腹不能流通，则令结聚疼痛，名曰儿枕也。"《景岳全书·妇人规·产后腹痛》曰："产后腹痛，最宜辨察虚实。血有留瘀而痛者，实痛也；无血而痛者，虚痛也。大都痛而且胀，或上冲胸胁，或拒按而手不可近者，皆实痛也。宜行之、散之。若无胀满，或喜揉按，或喜热熨，或得食稍缓者，皆属虚痛，不可妄用推逐等剂。"

"产后身痛"相关记载：《叶天士女科》认为，产后遍身疼痛，因气血走动，升降失常，留滞于肢节间，筋脉引急，或手足拘挛不能屈伸，故遍身肢节走痛。若瘀血不尽，流于遍身，则肢节作痛。

五、现代研究

产后腹痛多与子宫收缩有关，临床研究表明，用活血化瘀止痛中药治疗可改善血流变状态，缓解子宫平滑肌痉挛而达到止痛目的。韩冰教授指出，产后子宫收缩不良多与自身正气不足有关，素体虚弱，产后子宫收缩不良，寒邪侵袭，瘀血浊液滞留子宫则致腹痛，擅用生化汤，方由当归、川芎、桃仁、炮姜、炙甘草组成，具有活血化瘀、温经止痛的功效。研究结果表明，产妇血液具有凝聚性强、流动性差、红细胞变形能力差等特点，处于黏滞状态。在服用生化丸后，其血液高黏状态得到不同程度改善，使其更加接近健康非孕妇女的血液水平，从而加快产妇产褥康复的进程。药物流产常规加服生化汤能提高药物流产的成功率，降低流产失败率，减少产后出血量和缩短出血时间，减少或避免由于阴道出血时间过长而引起的宫内乃至盆腔感染。动物实验表明，生化汤可明显增加大鼠、小鼠离体雌激素敏感子宫的收缩率和幅度，增加妊娠晚期家兔子宫体平滑肌动作电位脉冲的发放。

六、验案举隅

（一）产后腹痛

张某，女，28岁，农民。1999年12月20日初诊。

主诉：产后 15 天，下腹痛 3 天。

现病史：患者 2 年前产后 2 个月由江西来津打工，和爱人卖水产，15 天前因子宫收缩乏力，于外院剖宫产一男婴，无产后大出血及产褥感染，产后恶露正常，无异味。3 天前着凉后突发下腹痛，如针刺状，疼痛难忍，小腹拒按，时有腹部冷感，可自行缓解，阴道少量出血，色暗红，有血块，饮食可，二便调，乳汁稀少。舌暗红，苔薄白，脉涩。查体：腹部切口愈合好，无红肿、硬结及渗出。妇科检查：已婚经产型外阴，阴道通畅，有少许暗红色血，宫颈光滑，子宫饱满，质软，压痛，双附件区未及明显异常。B 超：宫腔少量积液。血常规示血象大致正常。

月经史：13 岁初潮，5 天/28 天，量中等，无痛经。

产育史：G_2P_2，2 年前顺产一女婴，15 天前剖宫产一男婴。

辨证：寒凝血瘀，阻滞阴维。

治法：温经散寒，活血化瘀，通维止痛。

方药：当归 15g，白芍 30g，黄芪 30g，红花 15g，桃仁 15g，炮姜 10g，延胡索 15g，肉桂 10g，山药 15g，党参 10g，熟地黄 20g，甘草 6g。7 剂，水煎服。

二诊（1999 年 12 月 27 日）：患者服药后排出大量暗红色血块，腹痛缓解。舌红，苔薄白，脉弦。继予上方巩固治疗 7 天，嘱产褥期静养，注意休息，避风寒。

按语：产后腹痛多由于子宫收缩而引起，经产妇较初产妇为重，一般 3~4 天会自行消失，个别严重和持续时间较长者则要治疗。严重的产后腹痛多位于脘腹之间或在小腹部。韩冰教授认为，该病以虚实夹杂者居多，该患者初产后 2 个月即奔波来津务工，从事水产买卖，久居寒湿之所，素体阳虚，现产后血海空虚，正气不足，维脉气血不能充，复感寒邪入维，瘀血阻滞经脉胞宫，不通则痛，故腹痛，治疗当从维脉入手，温经散寒，活血化瘀，通维止痛。方用生化汤温经止痛，活血化瘀，重用黄芪入维脉，鼓舞正气，促邪外出。

（二）产后身痛

韩某，女，25 岁，农民。2003 年 4 月 3 日初诊。

主诉：产后 20 天，周身疼痛 7 天。

现病史：患者 20 天前顺产一女婴，产后胎盘娩出困难，行手取胎盘术，无产后大出血。7 天前气温骤降后出现周身关节刺痛，屈伸不利，双下肢压痛，无发热，仍有少量血性恶露，色暗红有血块，偶有下腹疼痛，拒按，自行温敷，口服止痛药物治疗，停药后身痛复作，乳汁稀少，排出欠畅，舌暗，苔白，脉弦涩。妇科检查：已婚型外阴，阴道通畅，有少许暗红色血，宫颈光滑，子宫饱满，质软，无压痛，双附件区未及明显异常。B 超：宫腔少量积液。血沉、抗链"O"、类风湿因子及 X 线摄片均未见异常。

产育史：G_2P_1，20 天前剖宫产一男婴，2 年前自然流产 1 次。

月经史：14 岁初潮，7 天/28 天，量中等，无痛经。

辨证：寒凝血瘀，阻滞阴维。

治法：温经散寒，活血化瘀，通维止痛。

方药：秦艽 10g，当归 15g，桃仁 15g，赤芍 15g，红花 10g，炮姜 10g，黄芪 30g，白术 10g，桂枝 10g，姜黄 10g，羌活 16g，狗脊 16g，寄生 30g，白芷 10g，甘草 6g。7 剂，水煎服。

二诊（2003 年 4 月 10 日）：患者服药后周身疼痛减轻，自觉后背冷、腰痛，双下肢酸软，恶露有少许血块，色红，二便正常，舌红，苔薄白，脉沉细涩。治以祛湿散寒，活血化瘀，通维止痛。

方药：当归15g，赤芍15g，红花10g，炮姜10g，黄芪30g，白术10g，桂枝10g，姜黄10g，羌活16g，狗脊16g，寄生30g，白芷10g，威灵仙16g，防己30g。7剂，水煎服。

三诊（2003年4月17日）：患者服药后周身疼痛较前明显减轻，仍下肢酸痛，无血性恶露，舌淡红，苔薄白，脉沉细。方药：前方加桑枝16g。7剂，水煎服。

四诊（2003年4月24日）：患者服药后无下肢酸痛，两侧足跟痛，背部偶有冷感，无血性恶露，舌质红，苔薄白，脉沉细。治以祛风通络，补肾强筋。

方药：威灵仙16g，透骨草16g，淫羊藿10g，独活10g，鹿角霜10g，桑寄生30g，狗脊16g，知母10g，秦艽10g，白芷10g，牛膝10g，川芎15g。7剂，水煎服。

五诊（2003年5月1日）：患者服药后周身有冷感，腰部、膝关节及足跟痛，恶风畏寒，纳差，夜寐安，二便调，舌红，苔薄白，脉沉细。上方减白芷，加补骨脂10g、赤芍10g、桂枝10g。7剂，水煎服。

六诊（2003年5月8日）：患者自觉周身发凉，关节疼痛较前明显减轻，纳可，寐安，二便调，舌红，苔薄白，脉沉细。前方加淫羊藿16g。7剂，水煎服。

七诊（2003年5月15日）：患者自觉偶有周身发凉，无关节疼痛，纳可，寐安，二便调，舌淡红，苔薄白，脉沉细。以散寒除湿，补肾强筋为治法。

方药：熟地黄30g，鹿角霜16g，白芥子10g，桂枝10g，羌活16g，独活16g，透骨草16g，威灵仙16g，巴戟天10g，淫羊藿10g，补骨脂10g，甘草6g。7剂，水煎服。

服药后患者未再复诊，电话随访诉症状均消失，无不适。

按语：妇人产程过长或疼痛、努伤、产创、体力消耗耗伤气血，元气亏损，或失血过多，营血空虚，致维脉气血俱虚，四肢百骸经脉失养，外加风寒湿邪乘虚而入侵机体，气血凝滞，阴维脉的循行经过下肢而联络足三阴经，阳维脉的循行经过上肢而联络手足三阳经，故维脉气血不足及寒邪入侵皆可导致经脉气血不通不荣而引起产后身痛。韩冰教授治疗该病，从病因病机出发，标本兼顾，气血并治，不忘外邪，初期辅以玉屏风散，扶助正气，顾护营卫，达到气化壮旺流行，而周身痹者及瘀者滞者，不治自愈的效果。因络脉是营卫气血津液输布贯通枢纽，且络体细小，分布广泛，分支众多，功能独特，所以一旦邪客络脉则容易影响络中气血的运行及津液的输布，致使络失通畅或渗灌失常。产后身痛后期，久病入络，符合络病的一般特点，治疗应配伍通络药物，以期药到病除。后期改用散寒除湿，补肾强筋之品巩固治疗，以善其后。

第六章　从跷脉论治妇科病证

跷脉具有交通一身阴阳之气，调节肢体运动的作用。阴跷脉禀足少阴肾经的脉气而别出，与足少阴肾经关系密切。肾阴不足可致阴跷脉失养而致产后身痛、肢体运动障碍等病证。阴跷脉根于少阴，循阴股入阴而与足厥阴经相会，故阴跷脉可调节肝经之阴阳气血，阴跷失调，阴虚阳动，则致肝风内动诸证，出现子痫、产后痉病、惊厥、痉挛等动风病证。阳跷脉本足太阳膀胱之脉气而别出，和足太阳经有密切关系，故其为病，可见"腰背疼痛，身体强直"等运动系统疾患。又因其循行经过胁肋部，而与肝经关系密切，故阳跷失和还可导致惊厥、痉挛等动风表现。阴跷脉下别足少阴肾经，通脑海，阳跷脉下连足太阳膀胱经，阴阳跷脉至目内眦相合，上头入络脑。脑为元神之府，由于跷脉主司卫气之阴阳出入，与脑共同主持眼目开合，维持人体正常睡眠，跷脉平衡阴阳功能失调，则睡眠障碍，出现失眠、嗜睡等。

第一节　调和阴阳跷脉法

调和阴阳跷脉法是通过滋补肝肾，疏肝解郁，益气养血，息风解痉等使跷脉阴阳气血调和，适用于跷脉失养、阴阳失衡所致子痫、产后痉病、产后身痛等病证。

一、病因病机

若妇人素体肝肾不足，孕期因孕重虚，至妊娠晚期，肾精愈亏，肝失濡养，至肝阳上亢，或孕后七情内伤，愤怒伤肝，肝郁化火，火盛动风，或水不济火，心肝火盛，风助火威，风火相扇，灼伤气血，阴跷失养，故发子痫。产后因分娩用力，汗出，产创和出血，易亡血伤津，阴血骤下或阴血暴虚，阴跷与筋脉皆失阴血充养，血虚肝风内动，则发为产后痉病。素体肾虚，产后伤及肾气，耗伤精血，肾阴不足直接引起阴跷脉失养而致产后身痛。

二、疾病及其辨证

子痫之肝风内动，阴跷失养证，出现头痛，眩晕，突发四肢抽搐，昏不知人，牙关紧闭，角弓反张，时作时止，颜面潮红，口干咽燥，舌红，无苔或少苔，脉弦细数之症。产后痉病之阴血亏虚，阴跷失养证，症见头项强直，牙关紧闭，四肢抽搐，面色苍白或萎黄，舌淡红，少苔，脉虚细。肾阴不足引起阴跷脉失养，发为产后身痛之肾阴亏证、阴跷失养证，症见身体疼痛，四肢关节屈伸不利，腰膝疼痛，下肢乏力，足跟痛等。

三、用药经验

韩冰教授认为，调和阴阳跷脉法适用于跷脉阴阳之气失衡导致的以肢体运动障碍为表现的相关病证。因肾阴亏虚而致跷脉失养，临床上应以滋补肾阴之法来调和阴跷脉，又因肝肾同源，故常选用滋养肝肾及补髓续筋之品，如当归、鳖甲、狗脊、白芍、阿胶、龟甲、肉苁蓉、牛膝、杜仲、寄生、川断、穿山甲等。因阳跷失和引动肝风，常用清热平肝之品来调和阳跷脉，如羚羊角、牛黄、地龙、山栀子、川连、钩藤等。其中羚羊角能清解跷脉之热而止痉；《得配本草》记载，"防己入阳跷"，还常选用入太阳经之防己；当归、白芍养血柔肝；肉苁蓉、牛膝、狗脊、寄生、川断补肝肾、强筋骨；阴虚较重，酌加生龟甲、鳖甲、木瓜、白蒺藜、麦冬；肢体疼痛较重，畏寒者，加防己、威灵仙、透骨草、秦艽；引动肝风见痉挛、抽搐者，加羚羊角、钩藤、桑叶、菊花。

四、古籍记载

《杂病源流犀烛》曰："甘草干姜汤：（阴跷）甘草、干姜。"又谓，嵩崖治"夜发癫痫属阴跷者，用四物汤加柴胡、瓜蒌、半夏、南星、黄柏、知母、远志、枣仁、菖蒲"。又曰："治疗阴跷癫痫用升阳汤（连节麻黄、防风、苍术、炙甘草）。"

《续名医类案》曰："古人论虚痫之证……夜发责之阴跷虚损，用六味丸加鹿角胶，或用紫河车、当归、人参；昼发责之阳跷虚损，用十补汤加益智仁。"又曰，癫痫因"阴跷而兼阴维虚损，则于六味丸加鹿胶、鹿茸、人参、故纸、当归、河车、紫石英；若阳跷而兼阳维虚损，则于补中益气汤加桂枝、益智"。陈修园的《医学从众录》亦指出："痫证昼发灸阳跷，宜补中益气汤加益智；夜发灸阴跷，宜六味地黄丸加鹿胶。"

《素问·刺腰痛》曰："昌阳之脉令人腰痛，痛引膺，目䀮䀮然，甚则反折，舌卷不能言，刺内筋为二痏，在内踝上大筋前太阴后，上踝二寸所。"其为疼痛从跷脉论治的记载。《诸病源候论》曰，"肾至腰脚，而妇人以肾系胞，产则劳伤肾气，损伤胞络，虚未平复，而风冷客之"，指出产后身痛与肾虚的关系。

五、现代研究

研究表明，平肝息风，调和跷脉中药羚羊角、牛黄、地龙等，具有抗惊厥、降压、镇痛作用。羚羊角具有明显的中枢抑制作用，可对抗戊四氮所致的小鼠惊厥，羚羊角粉在给药2小时后痛阈值较蒸馏水对照组显著延长，腹腔注射冰醋酸小鼠扭体只数与次数较对照组显著减少，提示羚羊角具有镇痛作用。地龙耐热蛋白能显著降低自发性高血压大鼠的血压，且起效快、作用强、持续时间短，具有明显的镇痛作用。牛黄具有镇静及催眠作用，可延长尼可刹米对小鼠的惊厥潜伏期。栀子提取物栀子苷能延长热刺激所致小鼠的无痛觉反应时间，具有一定的镇痛作用，对大鼠脑、肾、心脏、肠系膜组织离体小动脉有松弛作用，提示栀子可能具有降压作用。黄连可降低自发性高血压模型大鼠血压，未见明显的耐药现象。钩藤醇提取液能明显抑制毛果芸香碱致痫大鼠的中枢神经系统突触传递，因而具有抗癫痫作用。

六、验案举隅

（一）子痫

病案1：袁某，女，23岁，无业。1997年8月2日初诊。

主诉：产后4天，突发全身抽搐。

现病史：患者生育第1胎后，即有手足抽搐、突发昏迷之症状。现产后4天，恶露未净，胸闷头昏，突发手足抽搐，刻下头晕目眩，腰膝酸软，面色苍白，神志清晰，由家属陪伴就诊急诊，舌红，苔薄黄，脉细数。查体：T 37.1℃，P 82次/分，BP

160/90mmHg，神清，心肺未闻及异常，腹软，无压痛，宫底耻上可及，下肢水肿（＋）。妇科检查：已婚经产型外阴，阴道通畅，有血，宫颈无裂伤，子宫增大如孕 3$^+$ 月大小，质软，无压痛，双附件区未及异常。辅助检查：血常规示 Hb 86g/L，尿常规示尿蛋白（＋）。

生育史：20 岁结婚，G_3P_2，分别 1995、1997 年顺产一女婴，期间曾行人流术 1 次，平素未避孕。

月经史：13 岁初潮，5 天/30 天，量中等，无痛经。

辨证：血虚肝旺，肝风内动，跷脉失调。

治法：养血平肝息风，调和阴阳跷脉。

方药：钩藤 20g，羚羊角粉 3g，天麻 3g，黄芩 10g，生地黄 15g，郁金 10g，远志 10g，酸枣仁 10g，青蒿 10g，枳壳 6g，白术 10g，陈皮 10g，茯苓 10g。3 剂，水煎服。

二诊（1997 年 8 月 5 日）：服药后症状好转，抽搐未再发作，头目渐清，胸闷亦好转，食欲稍增，唯感心悸怔忡，夜寐不安。辨为阴虚内热，血不养心。治当滋阴潜阳，平肝安神。

方药：钩藤 10g，茯神 10g，远志 10g，酸枣仁 10g，青蒿 10g，生地黄 15g，首乌 10g，郁金 6g，白术 10g，杜仲 10g，甘草 10g。

服药 7 剂后，夜寐佳，子痫未再发作。

按语：子痫是妊娠后期，或值产时、产后，骤然发作的全身肌肉痉挛性抽搐，颠仆昏厥，少顷即醒的病证，是妊娠晚期严重并发症之一。此证属于妇产科急症范畴，需及时治疗。本病患者素体阴虚，2 年内 3 次妊娠，数伤阴血，观其舌脉，为阴虚火热之象，因产时耗伤阴血，精血不足，阴跷失养，肝失所养，肝阳上亢，虚风内动，风火相扇，阳跷失和，则筋脉挛急，手足抽搐；精血不足，髓海不冲，故头晕目眩；阴虚火旺，热扰神明，故昏不识人；腰府失养，故腰膝酸楚。治之以养血平肝息风，调和阴阳跷脉。方中羚羊角清解跷脉之热而止痉，天麻、钩藤平肝潜阳，生地养阴清热，远志、酸枣仁宁心安神镇静，黄芩清热平肝，郁金、枳壳、陈皮利气畅经，茯苓、白术健脾养血柔肝，青蒿滋阴清虚热。二诊加茯神、远志、首乌以养血安神镇静，加杜仲补肾强腰膝，使阴血充盛，肝有所养，肝风自平。

病案 2：吴某，女，28 岁，已婚，工人。1984 年 9 月 14 日初诊。

主诉：孕 5 个月，下肢痉挛 1 天。

现病史：患者 2 年前妊娠 5 个月自觉头晕、耳鸣、四肢麻木、肌肉痉挛，以致坐立不稳，数日之后，突然双目视物不明，送某医院检查，发现血压升高，诊断为"子痫"。经引产后，其病方愈。今年患者又妊娠，孕仅 5 个月，果然旧病复发，症状如前，头晕耳鸣，双目有胀感而视物不清，颠顶胀痛，四肢麻木，小腿肚肌肉阵阵痉挛，并伴有口燥咽干，五心烦热，多饮少食等症，舌质淡红而无苔，脉细而数。入院治疗后查体：T 37.2℃，P 77 次/分，BP 170/90mmHg，神清，查体合作，心肺未闻及异常，腹软，无压痛，宫底平脐，未及宫缩，下肢水肿（＋）。辅助检查：血常规正常，尿常规示尿蛋白（＋），胎心 168 次/分。

生育史：24 岁结婚，G_2P_1，1984 年孕 5 个月时引产 1 次，平素工具避孕。

月经史：16 岁初潮，5 天/32 天，量中等，无痛经。

辨证：肝肾阴虚，肝风内动，跷脉失调。

治法：滋补肝肾，息风止痉，调和阴阳跷脉。

方药：生地黄 30g，生白芍 30g，麦冬 15g，枸杞 15g，首乌

15g，阿胶 12g，钩藤 12g，天麻 6g，炒龟甲 12g，炒鳖甲 12g，蝉蜕 5g，煅石决明 15g，生牡蛎 15g。

入院后予降压、解痉、利尿等对症处理，服上方 10 剂后诸症平息，遂出院，半年后来院查体，知晓孕 9 个月剖宫产一男婴。

按语：子痫病，危证也。《医学心悟》指出："此症必须速愈为善，若频发无休，非唯胎妊骤下，母命亦难保全。"此患者入院后，韩冰教授会诊，分析患者素体肝肾阴亏，肝阳偏亢，妊娠之后，肝肾之阴愈趋亏乏，体内精血愈觉不足，于是阴不潜阳，水不涵木，乃致肝阳失潜而暴涨，阴阳跷脉失养而挛急，故治疗以滋阴息风，用吴鞠通三甲复脉汤加减化裁。方中白芍、阿胶、麦冬、枸杞、首乌滋阴养血；龟甲、鳖甲、牡蛎滋阴潜阳；钩藤、天麻、石决明平肝息风。全方共奏育阴养血，柔肝息风之功。

（二）产后痉病

病案 1：李某，女，29 岁，已婚，职员。1991 年 10 月 4 日初诊。

主诉：产后发痉 1 天。

现病史：患者因前置胎盘行剖宫产术，术中出血多，术后 7 天，恶露量多，有血块，头晕，乏力，纳少，淋漓汗出，乳汁稀少，今突然头项强直，四肢拘急，牙关紧闭，面色苍白无华，声音低微，精神不振，心神不宁，心悸失眠，乳汁不下，舌质淡，无苔，脉细弱。查体：T 36.9℃，P 97 次/分，BP 130/80mmHg，神清，查体合作，心肺未闻及异常，腹软，无压痛，宫底脐下 4 指，下肢无水肿。血常规：Hb 73g/L，尿常规正常。

生育史：G_1P_1，7 天前剖宫产一女婴。

月经史：13 岁初潮，5 天/30 天，量中等，痛经。

辨证：血虚生风，跷脉失调。

治法：滋阴养血，柔肝息风，调和跷脉。

方药：当归 15g，川芎 10g，党参 15g，黄芪 15g，熟地黄 20g，阿胶 12g，山药 15g，白术 12g，柏子仁 10g，酸枣仁 10g，白芍 12g，钩藤 15g，龙骨 20g，牡蛎 20g，炙甘草 6g。3 剂，水煎服。

二诊（1991 年 10 月 6 日）：服药后诸症消失，但精神仍欠佳，仍用上方去龙骨、牡蛎、钩藤，加神曲 15g。连服 5 剂，诸症均消，嘱其再服 3 剂，以善其后。

按语：产后痉病乃新产妇人表现出筋脉挛急抽搐，甚至角弓反张，口噤不开等症。《证治准绳·女科》曰："陈临川云：凡产后口噤，腰背强直，角弓反张，皆名曰痉。"《妇人大全良方》云，"产后汗多变痉，因气血亏损，腠理不密，风邪所乘"，认为本病为产后阴血虚少，不能濡养筋脉，复感风邪，化燥伤津，筋脉失濡所致。本案患者正值新产，耗气伤津，正气愈虚，摄血无权，故恶露量多。心失血养，故心神不宁，心悸失眠，精神不振。气血亏虚，则不能养肝柔筋，故见头项强直、四肢拘急。《景岳全书·妇人规》云："产后发痉，乃阴血大亏症也……凡遇此症，速当查其阴阳，大补气血。"故本方滋阴养血，柔肝息风，调和跷脉，促使气血旺盛，神安精藏，津液充足，阴阳二跷脉得以滋养，阴平阳秘。药用党参、黄芪、当归、山药、白术益气健脾，白芍、阿胶、地黄滋阴养血，龙骨、牡蛎育阴潜阳，钩藤平肝息风，柏子仁、酸枣仁养心安神，使气血充盈，二跷和调，痉病解除。

病案 2：刘某，女，25 岁，已婚，工人。2000 年 5 月 11 日初诊。

主诉：产后抽搐 1 周。

现病史：患者新产之后 14 日，面白无华，全身痉挛麻木，口唇抽搐，鼓颌，语言时乱，心悸不眠，怔忡自汗，神志恍惚，夜寐不宁，精神疲乏，食欲不佳，患者既往癫痫病史 5 年，外院以癫痫病治疗半月，其病不愈。遂邀约会诊。患者舌淡苔白，脉细弱。查体：T 36.9℃，P 89 次/分，BP 105/60mmHg，神志恍惚，不能合作，心肺未闻及异常，腹软，无压痛，宫底脐耻之间，下肢无水肿。血常规：Hb 92g/L，尿常规正常。

生育史：G_2P_1，14 天前顺产一女婴。

月经史：14 岁初潮，3~5 天/32 天，量中等，无痛经。

辨证：血虚致风，阴阳二跷失于协调。

治法：气血双补，佐以息风，调和跷脉。

方药：党参 15g，炙黄芪 15g，白术 10g，茯神 12g，生白芍 15g，炙甘草 10g，当归 10g，炙远志 6g，龙眼肉 12g，枣仁 10g，黑芥穗 15g。

连服 10 剂，痉止悸平，神志清晰。继以归脾汤合磁朱丸，合制丸剂服之，调理 1 个月而愈。

按语：此产后血虚生风之证也，属产后痉病。盖新产之后去血过多，心失血养，则心神不宁，心悸失眠，甚则神志恍惚。血虚不能养筋，筋脉失养则拘挛抽搐或者麻木，口乃脾之窍，唇乃脾之华，搐以口唇见甚，是虚在脾也。此风动之证由血虚所生，"治风先治血，血行风自灭"，治当补益心脾，养血息风，取归脾汤去木香，加白芍、黑芥穗治之。产后痉病，首见于《金匮要略》，其云："新产血虚多汗出，喜中风，故令病痉。"由此可见亡血伤津是导致产后痉病的前提。本例患者症状表现复杂，其神志恍惚、痉挛抽搐之状近似癫痫。然仔细推敲，不是风火痰饮为患，而是产后心脾血虚。心主神明又主血脉，脾为气血生化之源泉，故以补养心脾之归脾汤为主方，阴跷脉得以滋养。又黑芥穗一味，华佗称之"愈风散"，用治产后中风抽搐、口噤、项强。《医学心悟》记载："用荆芥为末，以生姜汤调服，名曰古拜散，治产后受风，筋脉引急，或发搐搦，或昏愦不省人事，或发热恶寒，头痛目痛等症。"师其意而用之，每多奏效。

（三）产后身痛

病案 1：王某，女，27 岁，已婚，工人。1997 年 4 月 3 日初诊。

主诉：产后周身疼痛 1 年余。

现病史：患者 1 年前足月顺产一巨大儿，宫颈裂伤，产时出血多，产后 7 天出院，途中受寒，时值家中停止供暖，回家当晚即觉手足酸痛，自服生姜水及温敷后未缓解。间断口服中药汤剂及中药药浴浸泡手足，症状有所减轻。刻诊：腰膝酸痛，足跟痛，手足冰冷，疲乏无力，胃纳欠佳，舌淡苔白，脉弦细沉。身穿羽绒服，着棉裤、棉鞋，诉每晚需穿毛袜、热水袋暖足方可入睡。辅助检查：抗链"O"（＋），血沉 33mm/h，类风湿因子（－）。

生育史：G_2P_1，1 年前顺产一女婴，2 年前自然流产史。

月经史：17 岁初潮，7 天/40 天，量中等，偶有痛经。

辨证：肝肾亏虚，寒凝经脉，跷脉失调。

治法：补肾强筋，温经散寒，调和跷脉。

方药：寄生 20g，川牛膝 15g，肉桂 5g，秦艽 10g，独活 15g，黄芪 30g，白术 30g，鸡血藤 30g，当归 20g，川芎 10g，威灵仙 15g，淫羊藿 10g，透骨草 15g，茯苓 15g。7 剂，水煎服。

二诊：（1997年4月10日）：服药后身痛、畏寒显减，足跟痛消失，体力有加，体乏不再。现劳则身痛，以双膝为重，伴腰腿酸困。舌淡，苔薄白，脉沉细。上方加续断30g，继服7剂，水煎服。

三诊（1997年4月17日）：身痛基本消失，唯阴天下雨时身体不适，久行久站时足跟痛，时有自汗，微恶风寒。舌淡，苔薄白，脉沉细。即以上方出入，去肉桂，白术减量，继服7剂以为巩固。

按语：本例产后身痛是肝肾亏虚，寒凝经脉，跷脉失调所致。患者腰膝酸痛，足跟痛，手足冰冷，重度畏寒，知其疼痛必与风寒侵袭有关。病在产后，伴疲乏无力，知其疼痛必有肝肾亏损之为。《诸病源候论》曰，"肾至腰脚，而妇人以肾系胞，产则劳伤肾气，损伤胞络，虚未平复，而风冷客之""肾主腰脚，肾经虚损，风冷乘之，故腰痛也"。其论述了该病的另一病因病机为产劳伤肾，虚损未愈，风寒湿邪客之。女子以肝为用，肝肾同源，产后肝肾亏虚，气血不足，加之摄生不慎，意外受寒，致使风寒之邪乘虚而入，留滞筋脉关节，阻碍气血运行，致阴阳二跷失调，故肢体疼痛不舒。

本例应用扶正祛邪之法，以寄生、牛膝、淫羊藿肝补肾，以使肝血得生，肾精得充，则筋骨自健，关节络利。以趁痛散之散寒止痛、养血疏风为主，又分别加秦艽、独活增祛风散寒、通络止痛之力，用重剂四物汤加鸡血藤以加强养血之功。其中秦艽为风药中之润剂，祛风散寒而无燥伤气血之弊；因疼痛以下肢、足跟为重，故用独活祛风散寒；重用当归、鸡血藤、熟地黄、川芎等药，养血而兼有行血之功，既遵"治风先治血，血行风自灭"之意，又无闭门留寇之虞。

病案 2：孙某，女，34 岁，已婚，工人。1997 年 5 月 15 日初诊。

主诉：产后腰腿疼痛 1 年。

现病史：患者经常头晕耳鸣，腰膝酸软，有冷感，右下肢关节疼痛较重，时有关节痉挛，1 年前顺产一男婴，产后半年转经，月经量较前更为减少，下肢疼痛较前加重，现停经 2 个月未潮，舌质暗红，有瘀斑，苔薄白，脉沉细。辅助检查：血清抗链"O"、类风湿因子均阴性，血沉 17mm/h。

生育史：G_3P_1，1 年前顺产一男婴，2 年前人工流产、药物流产各一次。

月经史：13 岁初潮，2 ~ 3 个月一行，量少，色紫黑，无血块，伴腹痛。

辨证：肾虚血瘀，经脉瘀阻，跷脉失调。

治法：补肾活血，祛瘀通经，调和跷脉。

方药：当归 10g，赤芍 10g，白芍 10g，熟地黄 15g，川芎 10g，香附 10g，益母草 30g，王不留行 15g，穿山甲 10g，牛膝 10g，桂枝 10g，肉苁蓉 10g，狗脊 15g。7 剂，水煎服。

二诊（1997 年 5 月 21 日）：服药 7 剂后患者月经来潮，量多，有血块，伴腰酸腹痛，下肢疼痛，舌质紫暗，苔薄白，脉沉细。

方药：柴胡 10g，枳壳 10g，赤芍 10g，当归 10g，川芎 10g，生地黄 20g，桃仁 10g，红花 10g，牛膝 10g，云苓 10g，独活 10g，透骨草 15g，桑枝 10g，甘草 6g。7 剂，水煎服。

三诊（1997 年 5 月 27 日）：服药 1 周后，患者无耳鸣，下肢疼痛减轻，畏寒，舌质红，苔薄白，脉沉细。

方药：当归 10g，白芍 10g，威灵仙 30g，牛膝 10g，狗脊

15g，杜仲 10g，透骨草 15g，桂枝 10g，防己 30g。7 剂，水煎服。

服上方 10 余剂，并于经前加益母草 30g，腰腿疼痛已无，能正常行经。

1 年后随访，腰腿疼痛未见复发，月经周期基本正常。

按语：本例患者素体血瘀体质，房劳多产，数损肾气，冲任不足，故月经稀发量少，色紫黑。又值产后，气血亏损，跷脉失护，故见腰腿疼痛，甚则拘挛。初诊以当归、白芍等养血调冲，补肝肾精血，以肉苁蓉、牛膝、狗脊补肾强壮筋骨，以桂枝、穿山甲、王不留行温通血脉。如此补肾调冲，使经候如期。再诊月经来潮，舌脉见瘀血之象，故以血府逐瘀汤活血化瘀，通调血脉，加云苓、独活、透骨草、桑枝、桂枝、防己、白芷温通血脉，散寒除湿，从而使阴阳跷脉协调平衡，诸症自除。

产后遍身疼痛，属痹证范畴。产后不同平日，产后血虚，单纯祛风通络，不但痛不易去，且风药多燥，久服病反加剧。产后阴血本亏之骨节疼痛从肝肾两经入手，调和阴阳跷脉，本例产后因虚致瘀，经络阻滞，筋牵脉引，骨节不利，佐以活血、祛风通络。初病治肝为主，肝血能濡养筋络，血行风自灭，久病及肾，治肾为本，滋水涵木，筋骨得养，骨节疼痛自止，用羌活、独活、秦艽足矣。虚久致瘀，常用桃仁、红花、牛膝等药。久虚常走筋入骨，常用寻骨风、钻地风、鬼箭羽、千年健等药。肝肾充足，阴阳跷脉调和，气血流畅，营卫调和，风寒湿邪无所依附而痹痛自愈。

病案 3：郭某，女，33 岁，已婚，农民。2002 年 11 月 7 日初诊。

主诉：产后下肢疼痛 4 年余。

现病史：病起于 4 年前，患者时值盛夏生产，产后洪水殃及村落，身困洪水中数小时后得救，随后即发下肢疼痛，先在臀部疼痛，以后扩展到同侧下肢后方至足跟部，左右两侧交替发生，尤以阴雨天气为重。1 年前来津务工，从事早点买卖，深秋转凉，3 天前用冷水洗碗后，自觉寒凉自足跟起，上至项背，遂下肢疼痛不解，需服止痛药缓解，不能工作，痛苦万分，遂来院就诊。患者舌苔薄黄，脉弦细。

生育史：G_4P_1，4 年前足月顺产一女婴，孕 2 个月自然流产 3 次。

月经史：16 岁初潮，4 ~ 5 天/30 天，近半年月经周期延后至 40 ~ 45 天，经期出血淋沥 10 天，量少。

辨证：肝肾亏虚，寒湿凝滞，跷脉失调。

治法：调补肝肾，散寒除湿，调和跷脉。

方药：独活 10g，寄生 15g，牛膝 15g，杜仲 15g，桂枝 10g，细辛 10g，秦艽 10g，防风 10g，当归 10g，川芎 10g，白芍 10g，鸡血藤 30g，制附子 12g，黄芪 30g，木瓜 10g，薏苡仁 30g。7 剂，水煎服。

嘱经净 3 天后始服。

二诊（2002 年 11 月 22 日）：服药 2 周后下肢疼痛明显减轻，仍畏寒恶风，劳则肢体冷痛不适，遂于上方去附子、木瓜，加桑枝 30g。7 剂，水煎服。

三诊（2002 年 12 月 1 日）：疼痛消失，略感乏力，不耐劳作，且天气变化时肢体不适。上方去细辛、独活、桑枝等温经散寒通络之品，加益气养血之品，佐以疏风通络善其后。

按语：本例为产后身痛气血虚弱、肝肾不足、寒湿留滞之典型证候。本例患者 4 年前生产，3 次自然流产病史，古人有云，"小产重于大产"，可见小产对气血耗伤尤甚。分娩时伤血耗气，机体处于血气不足，虚损未复，百脉空虚的特殊状态，又屡生产与小产，气血耗损尤为严重，筋脉关节失于濡养。当此之时，气血营卫运行无力，抵御外邪能力明显下降，新产后身困洪水，寒湿邪乘虚而入，内伤气血。在此基础上，又触冒寒湿，冷水浸渍，寒湿邪气内侵，停滞肌肉关节、阴跷脉，阴阳二跷失调，导致产后身痛。肝肾不足，寒湿留恋，冲任虚损，胎元不固，而至反复流产。

本例所用方剂是独活寄生汤加减。独活寄生汤功能散寒除湿，通络止痛，调补肝肾，益气养血，与本证病机丝丝入扣。另加附子以增强温阳散寒之功；重剂鸡血藤养血活血，舒筋活络；薏苡仁、木瓜除湿通络，缓筋脉之急；党参易为黄芪，与当归相伍，仿当归补血汤意，益气生血。二诊寒象已减，下肢及足部拘挛基本消失，疼痛以上肢为重，故去附子之辛热，以桑枝易木瓜而通上肢经络。三诊疼痛基本消失，唯肢体乏力，不耐劳作，是邪气已去，正气尚未完全恢复之象，故用大剂量益气养血之品，佐以疏风通络善后。治疗本病既要紧紧抓住核心病理过程，又要突出解决每一阶段的主要矛盾，环环相扣，层次分明。

第二节　交通阴阳二跷法

交通阴阳二跷法是通过调补肾阴、肾阳使跷脉气血阴阳平衡的一种治法，适用于跷脉阴阳失调所致经断前后诸证、目闭、嗜睡等。

一、病因病机

妇人七七之年，肾阴不足，天癸渐竭。若素体阴虚，或多产房劳者，数脱于血，肝肾同居下焦，乙癸同源，复加忧思失眠，营阴暗耗，肾阴益亏，阴虚阳盛。阴跷脉禀足少阴肾经的脉气而别出，故肾阴不足，阴不维阳，虚阳上越，心肾不交，出现经断前后诸证之心烦不宁。

跷脉的功用是沟通阴阳，司人体睡眠与觉醒。跷脉又入脑，与脑共同主持眼目开合，维持人体正常睡眠，肾阴不足，阴不维阳，阳维偏亢，表现为失眠。若素体阳虚，或过用寒凉及过度贪凉，以致肾阳疲惫。命门火衰，阳气不能外达，经脉失于温煦，阳虚阴盛，阴跷不能司眼目闭合，阴阳二跷脉不得交通，故见目闭、嗜睡之症。

二、疾病及其辨证

跷脉阳虚阴盛证，由肾阳不足，阴跷偏盛，二跷不通所致，可表现为目闭嗜睡，下肢沉重，伴畏寒肢冷，神疲乏力，懒言，汗出，舌淡苔白，脉沉迟而弱。

跷脉阴虚阳盛证，由肾阴不足，阴跷失养，二跷不通所致，症见失眠多梦，精神抑郁，心烦不宁，眼睑难合，舌红，脉细数。

三、用药经验

韩冰教授对于跷脉阳虚阴盛者，常用益气温阳、健脾祛湿之品来调和阴阳二跷脉，如党参、黄芪、附子、肉桂、陈皮、菖蒲、云苓等。对于跷脉阴虚阳盛者，常用养阴清热之品来调和阴阳二跷脉，如川连、山萸肉、枣仁、五味子、熟地黄等。常用方剂：半夏、陈皮、云苓、白术、熟地黄、酸枣仁。方中半夏、云苓、陈皮、白术健脾祛湿，益气温阳；熟地、酸枣仁滋阴养血，安神除烦，使阳气能下交于阴，阴津能上承于阳，阴阳二跷脉得以交通。若兼痰湿阻滞经脉，而见胸闷等症，加菖蒲；若兼阴虚有热者，加川连、知母等。

四、古籍记载

半夏秫米汤为奇经辨证的第一首奇经方，治疗阳跷气陷，阴不入阳之目不瞑。《灵枢·邪客》曰："今厥气客于五脏六腑，则卫气独卫其外，行于阳不得入于阴，行于阳则阳气盛，阳气盛则阳跷满，不得入于阴，阴虚故目不瞑。黄帝曰：善。治之奈何？伯高曰：补其不足，泻其有余，调其虚实，以通其道而去其邪；饮以半夏汤一剂，阴阳已通，其卧立至……其汤方：以流水千里以外者八升，扬之万遍，取其清五升煮之，炊以苇薪火沸，置秫米一升，治半夏五合，徐炊，令竭为一升半，去其滓，饮汁一小杯，日三，稍益，以知为度。故其病新发者，覆杯则卧，汗出则已矣。久者，三饮而已也。"

《奇经八脉考》中指出："数说皆论目闭、目不瞑，虽不言及二跷，盖亦不离乎阴阳营卫虚实之理，可互考者也。"说明跷脉与营卫之气相关，主睡眠功能障碍。《灵枢·脉度》中记载："（阴）跷脉者……气并相还则为濡目，气不荣则目不合。"说明阴跷和阳跷的脉气并行回还，还能起到濡润眼目的作用。《灵枢·邪客》曰："卫气者……昼日行于阳，夜行于阴，常从足少阴之分间，行于五脏六腑。"说明阳跷脉气盛则清醒而目张，阴跷脉气盛则目合而入睡。如跷脉失调，可出现失眠或嗜睡。

五、现代研究

韩冰教授常用半夏、陈皮、云苓、白术、熟地黄、酸枣仁调和阴阳二跷脉，治疗失眠、心烦等症。研究表明，组方药物具有镇静、催眠、抗焦虑等作用。半夏提取物具有促进睡眠，延长睡眠时间作用，小鼠腹腔注射清半夏75%乙醇提取物可显著增加睡眠率，并有延长睡眠时间的趋势。陈皮的化学成分柠檬苦素类化合物有镇静催眠的作用。羧甲基茯苓多糖注射液具有催眠作用，能增强硫喷妥钠对小鼠中枢的抑制，使小鼠翻正反射消失持续的时间显著延长，增强麻醉效果。熟地黄有提高γ-氨基丁酸递质含量、增强其受体表达作用，与苯二氮䓬类有类似的抗焦虑作用。酸枣仁皂苷能明显抑制正常小鼠的活动次数，抑制苯丙胺的中枢兴奋作用，降低大鼠的协调运动，明显延长戊巴比妥钠阈剂量的小鼠睡眠时间，显著降低戊四氮引起的惊厥率。

六、验案举隅

失眠

李某，女，45岁，已婚，工程师。2013年12月20日初诊。

主诉：失眠、心烦4年。

现病史：4年前工作调动，由宁夏来津，工作忙碌，时常加班，生活起居不规律，倍感疲乏，每日失眠，中西药治疗后睡眠时好时坏。刻诊：心中烦热，坐卧不安，腰酸乏力，汗出，舌红，少苔，脉细数。

生育史：G_4P_3，1年前人工流产1次。

月经史：16岁初潮，4~5天/30天，近半年月经周期延后至

40~45 天，经期淋沥出血 10 天，量少。

辨证：心肾不交，阴阳二跷失调。

治法：养阴清热，交通阴阳跷脉。

方药：川黄连 10g，白芍 10g，半夏 10g，茯苓 10g，菖蒲 10g，生龙骨 30g，生牡蛎 30g，丹参 30g，生地黄 15g，柴胡 10g，酸枣仁 30g，夜交藤 30g，甘草 6g。7 剂，水煎服。

二诊（2013 年 12 月 27 日）：服药后能入睡，但多梦、易醒、乏力、纳少。原方加淫羊藿 10g，麦芽 30g。考虑原方较适宜，患者久病，又须缓图治之。14 剂，水煎服。

三诊（2014 年 1 月 10 日）：服药后心烦缓解，偶有头晕，每晚能安睡 3~4 小时，余症基本消失。前方去半夏、丹参、柴胡，加麦冬 10g，菊花 10g，钩藤 15g。7 剂，水煎服。

再以上方调理 10 余剂以巩固疗效，患者无不适。

按语：该患者工作压力大，劳伤心脾，又值七七之年，肾气渐虚，肾水亏虚，不能上济于心，心火亢盛，不能下交于肾。阴跷乃足少阴之别，阴虚阳亢，以致阴阳跷脉失和，从而形成阴阳不交证，故心烦不宁、失眠。方以茯苓、半夏健脾祛湿，益气温阳；熟地、酸枣仁滋阴养血，安神除烦，使阳气能下交于阴，阴津能上承于阳，阴阳二跷能得以交通；加丹参滋阴活血；川连清热降火；龙骨、牡蛎重镇安神；夜交藤养血安神；菖蒲化痰开窍；甘草调和诸药。如此阴跷得充，虚火乃平，而病得痊愈。

参 考 文 献

[1] 和中浚，郑洪，吴鸿洲，等．图说中医学史［M］．广西：广西科学技术出版社，2010．

[2] 孙广仁．中国古代哲学与中医学［M］．北京：人民卫生出版社，2009．

[3] 南京中医药大学．中医学概论［M］．湖南：湖南科学技术出版社，2013．

[4] 北京中医医院．刘奉五妇科经验［M］．北京：人民卫生出版社，2006：15－19．

[5] 罗元恺．中医妇科学［M］．上海：上海科学技术出版社，1984：21－22．

[6] 孟炜，董莉，谭蕾，等．朱南孙教授学术思想和经验总结［J］．中医药学刊，2006，24（12）：2165－2166．

[7] 佘靖，卫爱武．中国现代百名中医临床家丛书——韩冰［M］．北京：中国中医药出版社，2007，11．

[8] 秦淑芳，马平仲．韩冰教授"补肾调冲法"介绍［J］．天津中医学院学报，1999，18（2）：35－36．

[9] 李沛霖，侯莉莉，杜永红．补肾调冲含药血清对大鼠卵巢颗粒细胞体外分泌功能的影响［J］．时珍国医国药，2006，17（3）：354－355．

[10] 夏天，沈嵘，侯莉莉，等．补肾调冲方对大鼠卵巢颗粒细胞增殖与分泌及其 IGF－1mRNA 表达的影响［J］．辽宁中医杂志，2006，33（9）：941－944．

[11] 沈嵘，夏天，韩冰，等．补肾调冲含药血清对高雄激素培养的卵巢颗粒细胞 IGF－1、StAR mRNA 表达的影响［J］．辽宁中医杂志，2006，33（6）：748－750．

[12] 夏天，韩冰，侯莉莉．补肾调冲方含药血清对高雄激素培养的卵巢颗

粒细胞增殖与分泌的影响 [J]. 中国中西医结合杂志, 2006, 26 (4): 351 – 354.

[13] 夏天, 韩冰, 侯莉莉. 补肾调冲方含药血清对大鼠卵巢颗粒细胞增殖与分泌及其 FSHR mRNA 表达的影响 [J]. 中药药理与临床, 2006, 22 (2): 54 – 56.

[14] 杜永红, 李沛霖, 韩冰. 补肾调冲方对更年期综合征大鼠模型神经内分泌调节机制的研究 [J]. 甘肃中医学院学报, 2011, 28 (4): 8 – 10.

[15] 高慧, 杨涓, 夏天, 等. 补肾调冲方对卵巢早衰大鼠卵巢相关细胞因子 TNF – α、IFN – γ 蛋白和基因表达的影响 [J]. 国医论坛, 2008, 23 (2): 35 – 37.

[16] 阳伟红, 韩冰. 韩冰教授治疗卵巢早衰临证经验 [J]. 天津中医药, 2014, 31 (1): 5 – 7.

[17] 李沛霖, 韩冰, 侯莉莉, 等. 补肾调冲含药血清对离体卵巢颗粒细胞 Bcl – 2、P53 蛋白表达的影响 [J]. 天津中医药大学学报, 2007, 26 (1): 22 – 24.

[18] 宋殿荣, 刘亚琴, 张崴, 等. 补肾活血方中药对妊娠大鼠子宫内膜容受性的影响 [J]. 国际妇产科学杂志, 2009, 36 (2): 161 – 166.

[19] 王雅楠, 宋殿荣, 刘亚琴, 等. 补肾活血方提高妊娠大鼠胚泡着床率的实验研究 [J]. 天津中医药, 2009, 26 (3): 233 – 235.

[20] 杜永红, 李沛霖, 韩冰. 补肾调冲方对去卵巢大鼠性激素水平及下丘脑雌激素受体 α、雌激素受体 βmRNA 表达的影响 [J]. 天津中医药, 2011, 28 (3): 240 – 243.

[21] 元慧, 宋殿荣. 韩冰治疗多囊卵巢综合征所致不孕验案 1 则 [J]. 湖南中医杂志, 2014, 30 (11): 109 – 110.

[22] 秦淑芳. 韩冰教授治疗不孕症的临床经验 [J]. 中华中医药杂志, 2009, 24 (1): 58 – 60.

[23] 王素改, 田虎. 名老中医韩冰治疗继发性闭经经验举要 [J]. 甘肃中医学院学报, 2007, 24 (3): 4 – 5.

[24] 苍荣，夏天，王宝娟．韩冰教授运用补肾调冲方治疗卵巢储备功能下降性不孕症经验介绍［J］．云南中医中药杂志，2012，33（4）：7 – 8.

[25] 高慧，夏天，韩冰，等．中药补肾调冲方治疗卵巢早衰的临床研究［J］．辽宁中医杂志，2007，34（11）：1557 – 1159.

[26] 袁媛，赵志梅．韩冰教授运用寿胎丸化裁治疗胎漏经验拾零［J］．中医学报，2013，2（1）：88 – 89.

[27] 张英杰，郭瑞，胡文娟．益气固冲法对月经过多患者子宫内膜微环境的影响［J］．中医学报，2012，12（12）：1666 – 1667.

[28] 王海彬，王军舰，黄辉，等．黄芪注射液对雌激素受体的激活作用研究［J］．时珍国医药，2006，17（11）：2113 – 2115.

[29] 余旭东，杨季菱．茜草与茜草炭药理作用比较研究［J］．中国实验方剂学杂志，2007，9（25）：53 – 55.

[30] 郝庆秀，王继峰，牛建昭．熟地等4味中药的植物雌激素作用的实验研究［J］．中国中药杂志，2009，5（34）：620 – 622.

[31] 景冬樱，张文仁，卞俊，等．复凝粉止血作用实验研究［J］．解放军药学学报，2004，6（4）：445 – 447.

[32] 贝宇飞，陈钧，代剑平．壁钱炭等六种炭药抗炎、镇痛、止血活性的比较研究［J］．中成药，2009，31（11）：1722 – 1724.

[33] 郑曙琴，梁茂新，安然．黄芪潜在功能的药效学研究［J］．中华中医药杂志，2010，（9）：1510 – 1512.

[34] 李宗锋，李天新．阿胶的药理作用［J］．河南中医，1989（6）：28 – 29.

[35] 险峰彭，彭国平．附子的化学成分及药理研究进展［J］．中药材，2003，26（1）：66 – 68.

[36] 吴婷．荆芥现代研究概况［J］．江苏中医药，2004，25（10）：64 – 66.

[37] 郑军义，赵万州．地骨皮的化学与药理研究进展［J］．海峡药学，2008，20（5）：62 – 65.

[38] 郑晓珂，刘朝妍，张娜，等．地骨皮等四种中药雌激素样作用筛选的实验研究［A］．中国药学大会．2012年中国药学大会暨第12届中国

药师周论文集［C］．南京：中国药学会，2012：1－10.

［39］梁盆生．女贞子五倍子止血散在痔科的临床应用［J］．实用医技杂志，2004，11（6）：888－890.

［40］李娟，王玉香．墨旱莲化学成分及药理作用研究概况［J］．中国药师，2010，13（8）：1193－1194.

［41］孙晓波．柴胡多糖对实验性胃黏膜损伤的保护作用［J］．吉林中医药，1991，（6）：33－34.

［42］刘琳娜，梅其炳，程建峰，等．当归精油治疗痛经的药理研究［J］．解放军药学学报，2002，18（2）：77－78.

［43］周登余，徐星铭，戴宏，等．白芍总苷对大鼠系膜增生性肾小球肾炎的保护作用［J］．安徽医科大学学报，2006，41（2）：146－149.

［44］张孝友，谭毓治，赵诗云．野木瓜片镇痛抗炎作用的实验研究［J］．广东药学院学报，1998，14（3）：37－38.

［45］于一，杨玉玲，胡孝祯，等．白豆蔻汤和丁香汤对顺铂所致水貂呕吐模型的治疗作用［J］．泰山医学院学报，2011，32（1）：25－27.

［46］奥井由佳．半夏对大鼠迷走神经胃支传出活动的激活作用［J］．国外医学·中医中药分册，1995，17（4）：30－32.

［47］高扣宝．橘核不同炮制品镇痛作用研究［J］．南京中医药大学学报（自然版），2001，17（6）：364－366.

［48］纪青华，陆兔林．川楝子不同炮制品镇痛抗炎作用研究［J］．中成药，1999，21（4）：181－183.

［49］杜兰芳，杜永平，徐晖，等．延胡索乙素对大鼠外周镇痛作用的实验研究［J］．中国中医急症，2009，18（5）：781－783.

［50］许青媛．淫羊藿对大鼠性腺功能的影响［J］．中药药理与临床，1996（2）：22－24.

［51］吴姝．"芪归"催乳散促进动物泌乳的作用机理研究［D］．福建：福建林业大学，2001.

［52］杨光国，陈健华．猪蹄黄芪通草汤对产后小鼠血清激素含量的影响

[J]. 贵阳中医学院学报，2013，35（2）：43 - 44.

[53] 苗培. 王不留行提取液对实验大鼠的泌乳量和催乳素的合成与释放的影响［D］. 河南：河南农业大学，2007.

[54] 侯士良，赵晶，董秀华，等. 比较猪蹄甲、穿山甲泌乳作用实验研究［J］. 中国中药杂志，2000，25（1）：44 - 46.

[55] 宿树兰，华永庆，段金廒，等. 少腹逐瘀汤对小鼠离体子宫收缩模型的生物效应及物质基础评价［J］. 中国药科大学学报，2007，38（6）：544 - 548.

[56] 周卫，宿树兰，刘培，等. 蒲黄 - 五灵脂药对在少腹逐瘀汤活血化瘀效应中的贡献［J］. 中国实验方剂学杂志，2010，16（6）：179 - 183.

[57] 宿树兰，段金廒，王团结，等. 少腹逐瘀汤对寒凝血瘀大鼠模型血液流变性及卵巢功能的影响［J］. 中国实验方剂学杂志，2008，14（12）：41 - 43.

[58] 柴智，樊慧杰，王永辉，等. 逍遥散对雷公藤致大鼠肝损伤的预防作用及机制探讨［J］. 中国实验方剂学杂志，2013，19（23）：175 - 178.

[59] 郭洁. 名老中医辨治子宫内膜异位症经验举要［J］. 中国全科医学，2008，11（9B）：1696 - 1698.

[60] 苏晓华，宋殿荣，张崴，等. 子宫内膜异位症中子宫内膜间质细胞侵袭、转移能力的研究［J］. 天津医药，2014，42（12）：1163 - 1167.

[61] 苏晓华，宋殿荣，张英，等. 子宫内膜异位症中子宫内膜间质细胞血管生成能力的研究［J］. 国际妇产科学杂志，2015，42（1）：49 - 53.

[62] 秦淑芳. 韩冰教授治疗子宫内膜异位症的临床经验［J］. 天津中医，1995，12（6）：8 - 9.

[63] 常暖，韩冰，李同玺. 大鼠子宫内膜异位症模型的建立及其病理学观察［J］. 临床与实验病理学杂志，1998.14（1）：67 - 69.

[64] 常暖，韩冰，李同玺. 妇痛宁对大鼠实验性子宫内膜异位症异位内膜和在位内膜的影响［J］. 中国中西医结合杂志，1996（S1）：202 - 204.

[65] 常暖，韩冰，李同玺，等. 妇痛宁治疗子宫内膜异位症临床和实验研

究 [J]. 中医杂志，1997，26（3）：488 – 490.

[66] 陈英群，韩冰，李同玺. 妇痛宁对子宫内膜异位症免疫功能影响的实验研究 [J]. 天津中医，2001，18（3）：40 – 42.

[67] 曹立幸，韩冰，李同玺，等. 妇痛宁对大鼠子宫内膜异位症 CA125 水平影响的实验研究 [J]. 福建中医学院学报，2003，13（5）：31，64.

[68] 李淑萍，白淑芳，张果忠，等. 妇痛宁煎剂联合过继免疫疗法治疗子宫内膜异位症的实验研究 [J]. 中国中医药信息杂志，2000，7（12）：40 – 41.

[69] 李淑萍，白淑芳. 妇痛宁联合免疫法对子宫内膜异位症免疫功能的影响 [J]. 辽宁中医学院学报，2005，7（5）：442 – 443.

[70] 许丽芬，韩冰，李同玺. 活血化瘀、软坚散结法（妇痛宁）对子宫内膜异位症神经内分泌影响的实验研究 [J]. 天津中医，2002，19（1）：61 – 62.

[71] 李淑萍，白淑芳，吴晓凤，等. 中药妇痛宁煎剂对子宫内膜异位症模型鼠免疫功能的影响 [J]. 武警医学，2001（5）：271 – 273.

[72] 杜文欣，程倩倩. 妇痛宁颗粒治疗子宫内膜异位症 38 例临床分析 [J]. 中国煤炭工业医学杂志，2012，15（8）：1253 – 1254.

[73] 张继雯，宋殿荣. 韩冰教授从气血痰立论治疗子宫内膜异位症 [J]. 吉林中医药，2014，34（7）：679 – 681.

[74] 韩彩云，夏天，魏慧俊. 韩冰教授治疗子宫内膜异位症性不孕症经验 [J]. 吉林中医药，2013，33（4）：341 – 342.

[75] 苏慧森，马平仲. 活血化瘀、软坚散结法对子宫内膜异位症神径 – 内分泌 – 免疫网络的整体调节 [J]. 医学研究通讯，2005，34（11）：33.

[76] 曹立幸，韩冰，李同玺，等. 活血化瘀、软坚散结法对子宫内膜异位症自然杀伤细胞活性影响的实验研究 [J]. 河北中医，2004，26（4）：311 – 312.

[77] 曹立幸，韩冰，李同玺，等. 活血化瘀、软坚散结法对子宫内膜异位

症 IL – 6 影响的实验研究 ［J］. 河南中医学院学报, 2007, 22 (6)：19 – 20.

［78］韩冰, 李同玺, 常暖, 等. 活血化瘀、软坚散结法治疗子宫内膜异位症药效学研究 ［J］. 中国医学学报, 1995, 10 (4)：4 – 6.

［79］魏慧俊, 夏天, 韩彩云. 运用韩冰教授妇痛宁治疗内异症医案 2 则 ［J］. 云南中医中药杂志, 2013, 34 (4)：5 – 6.

［80］曹立幸, 韩冰, 李同玺, 等. 活血化瘀、软坚散结法对子宫内膜异位症细胞免疫和体液免疫功能影响的实验研究 ［J］. 天津中医药, 2003, 20 (4)：25 – 28.

［81］司徒仪. 补肾法在妇科方面的现代研究及应用 ［J］. 黑龙江中医药, 2000, 17 (3)：62 – 64.

［82］张立, 葛焕琦, 赵丽娟. 杜仲叶醇防治糖尿病合并去势大鼠骨质疏松的实验研究 ［J］. 中国老年学杂志, 2003, 23 (6)：270 – 372.

［83］李志强, 陈津岩, 赵慧, 等. 补中益气丸对脾虚证大鼠性激素水平的影响 ［J］. 河北中医, 2009, 31 (10)：1545 – 1546.

［84］孙婉娟, 胡华刚, 唐晓静, 等. 藏党参正丁醇萃取物对雌性大鼠血清性激素水平的影响 ［J］. 中国妇幼保健, 2013, 28 (27)：4524 – 4526.

［85］廖芳仪, 陈建霖, 张瑛玲, 等. 四物汤对永生化卵巢上皮细胞株 IOSE 的 GnRH mRNA 表现量的影响 ［J］. 成都中医药大学学报, 2010, 33 (3)：60 – 63.

［86］康开彪, 王贵霞, 王晓萍, 等. 四物汤免疫作用改善卵巢早衰症状的研究现状 ［J］. 西部中医药, 2013, 26 (2)：119 – 121.

［87］姚建平, 金国琴, 戴薇薇, 等. 右归丸对衰老大鼠下丘脑 – 垂体 – 肾上腺轴功能变化的影响 ［J］. 中药药理与临床, 2010, 26 (1)：8 – 10.

［88］张明发, 沈雅琴, 朱自平, 等. 辛温 (热) 合归脾胃经中药药性研究 (Ⅲ) 抗炎作用 ［J］. 中药药理与临床, 1998, 14 (6)：12 – 14.

［89］孟庆祥, 杜宝华, 董其庆. 藁本药理作用的初步研究 ［J］. 中草药, 1981, 12 (3)：17 – 19.

［90］袁晓琴，孙连芬，郑进．细辛的镇痛作用部位及机制研究［J］．上海中医药杂志，2009，43（5）：72 – 75.

［91］张明发，沈推琴，朱自平，等．羌活的镇痛抗炎抗血栓形成作用研究［J］．中医药研究，1996（6）：51 – 53.

［92］N，Miceli，Taviano MF，Giuffrida D，Trovato A，Tzakou O，Galati EM. Anti – inflammatory activity of extract and fractions from Nepeta sibthorpii Bentham［J］．Journal of Ethnopharmacology，2005，97（2）：261 – 266.

［93］刘纯，石莉萍，焦淑萍．天南星及炮制品镇痛作用与毒性相关性的实验观察［J］．北华大学学报（自然科学版），2001，2（6）：495 – 497.

［94］龚清华，柳晓莉．针刺督脉、背俞穴配合夹脊穴铺灸治疗排卵障碍性不孕［J］．中国优生优育，2014，3（20）：195 – 197.

［95］毋英杰，周杰，陈玉山，等．诱发生长的雌鹿茸与雄鹿茸药理活性比较［J］．特产研究，1996（1）：11 – 13.

［96］苏洁，陈素红，吕圭源，等．杜仲及菟丝子对肾阳虚大鼠生殖力及性激素的影响［J］．浙江中医药大学学报，2014，9（38）：1087 – 1090.

［97］李卓能，罗琼，吴晓旻，等．山茱萸多糖对高温致雄性大鼠生殖系统损伤的保护作用［J］．公共卫生与预防医学，2010，21（4）：4 – 6.

［98］邝安堃，陈家伦，陈名道，等．助阳中药对正常雄性大鼠肾上腺皮质、睾丸及甲状腺激素浓度的影响［J］．中西医结合杂志，1989，9（12）：737 – 710.

［99］许杜娟，陈敏珠．黄芪多糖对小鼠免疫功能的影响［J］．安徽医药，2003，7（6）：418 – 420.

［100］邓乾春，段会轲，谢笔钧．白果清蛋白对免疫功能低下小鼠的调节作用［J］．食品科学，2006，27（6）：195 – 199.

［101］Y，Sawano，Miyakawa T，Yamazaki H，Tanokura M，Hatano K. Purification，characterization，and molecular gene cloning of an antifungal protein from Ginkgo biloba seeds［J］．BiologicalChemistry，2007，

388（3）：273－280.

[102] 刘媛媛，陈友香，侯安继．羟甲基茯苓多糖对小鼠 T 淋巴细胞分泌细胞因子的影响［J］．中药药理与临床，2006，22（3，4）：71－72.

[103] 伊秀芝，浦卓，王冰梅，等．中药苍术抗真菌作用的研究及临床观察［J］．北华大学学报，2002，1（6）：492－494.

[104] Huang Y, Jiang C, Hu Y. Immunoenhancement effect of Rehmannia glutinosa polysaccharide onlymphocyte proliferation and dendritic cell［J］．Carbohydr Polym, 2013, 96（2）：516－521.

[105] 陶小军，闫宇辉，徐志立，等．薏苡仁油抗炎消肿作用研究［J］．辽宁中医药大学学报，2015，17（1）：45－46.

[106] 何美姗，孙小玉．正柴胡饮颗粒的解热及抗过敏作用［J］．中草药，2000，31（4）：284－286.

[107] 陈雷，王海波，孙晓丽，等．龙胆苦苷镇痛抗炎药理作用研究［J］．天然产物研究与开发，2008，20（11）：903－906.

[108] 李艳彦，周然，冯玛莉，等．蛇床子超临界萃取物的止痒作用和拮抗组胺释放作用的实验研究［J］．中国药物与临床，2003，3（4）：316－318.

[109] 杨洁，刘萍，武晓玉．苦参提取物对表皮葡萄球菌的体外抗菌活性研究［J］．中华医院感染学杂志，2007，17（11）：1357－1358.

[110] 林秀仙，李菁．超临界萃取地肤子油的抑菌作用研究［J］．中药材，2004，27（8）：603－604.

[111] 赵琳，王雅楠，宋殿荣．盆炎灌肠方对子宫内膜细胞炎症模型抗炎作用的实验研究［J］．天津中医药，2014，31（11）：681－685.

[112] 赵琳，宋殿荣．盆腔炎性疾病实验模型的研究进展［J］．医学综述，2013，19（10）：1787－1790.

[113] 安泓润，曹保利．中药盆炎灌肠方治疗盆腔炎性疾病的作用机制探讨［J］．天津中医药大学学报，2014，54（26）：71－73.

[114] 耿长山．黄芪的免疫药理作用研究［J］．中西医结合杂志，1986，

（1）：62 – 64.

[115] 晏永新，张丽，刘辉，等. 党参多糖口服液对小鼠免疫功能的影响 [J]. 中国兽医杂志，2013，47（3）：18 – 20.

[116] 边才苗，杨云斌，费杰，等. 五味子提取物体外抑菌作用初探 [J]. 浙江中医药大学学报，2009，33（1）：122 – 123.

[117] 苗明三. 怀山药多糖对小鼠免疫功能的增强作用 [J]. 中药药理与临床，1997，13（3）：25 – 26.

[118] Morikawa T, Matsuda H, Toguchida I. Absolute stereostructures of three new sesquiterpenes from the fruit of Alpinia oxyphylla with inhibitory effects on nitric oxide production and degranulation in RBL – 2H3 cells [J]. J Nat Prod, 2002, 65（10）: 1468 – 1474.

[119] 高治平. 熟地黄对雌性小鼠老化进程中雌、孕激素受体含量的上调作用 [J]. 山西中医学院学报，2000，1（4）：1 – 3.

[120] 王超，陈私强，李亚丽，等. 何首乌饮对快速老化小鼠卵巢功能的影响 [J]. 河北医药，2013，18（35）：2760 – 2761.

[121] 赵胜，孔德明. 单味中药女贞子、淫羊藿，女贞子合淫羊藿对更年期模型大鼠作用的实验研究 [J]. 贵阳中医学院学报，2007，29（2）：15.

[122] 俞瑾，孙月丽，邵公权，等. 补肾化痰治疗多囊卵巢综合征中对下丘脑 – 垂体 – 卵巢功能的调节 [J]. 中国中西医结合杂志，1986，6（4）：218 – 220.

[123] 李炳如，佘运初. 补肾药对下丘脑 – 垂体 – 性腺轴功能的影响 [J]. 中医杂志，1984，25（7）：63 – 65.

[124] 吴克明，刘敏如，谭万信，等. "产泰"对正常产妇血流变学指标的临床效应观察报告 [J]. 新中医，1997，29（4）：381 – 383.

[125] 刘红英，李文江，夏俊英. 生化汤对药物流产效果及其流产后出血和月经情况的影响 [J]. 青海医药杂志，2001，31（3）：621 – 623.

[126] 李喜香，罗燕梅，冯守文. 新生化汤口服液药效学研究 [J]. 中成

药，2000，22（10）：7371 – 7373.

[127] 洪敏，余黎，马骋，等.生化汤提取物对孕末期家兔子宫体及子宫颈
肌电活动的影响［J］.中国中药杂志，2003，28（12）：1162 – 1164.

[128] 肖移生，侯吉华，伍庆华，等.地龙对大鼠大脑局灶性脑缺血损伤
保护作用研究［J］.中药药理与临床，2009，25（6）：62 – 64.

[129] 白波.医学机能学实验教程［M］.第2版.北京：人民卫生出版社，
2005：110.

[130] 张保国.羚羊角化学成分和药理研究［J］.中华临床医药，2003，4
（20）：109 – 110.

[131] 徐淑梅，何津岩，林来祥，等.钩藤对致病大鼠海马脑片诱发场电
位的影响［J］.中国应用生理学杂志，2001，17（3）：259 – 261.

[132] 陈百泉，杜钢军，许启泰.酸枣仁皂苷的镇静催眠作用［J］.中药
材，2002，25（6）：429 – 431.

[133] 孙朝宗，孙震.《奇经八脉考》笺注［M］.北京：人民卫生出版
社，2013.